全国高等院校健康服务与管理专业规划教材

互联网健康服务与管理技术

（供健康服务与管理、公共卫生与预防医学类等专业用）

主　编　罗铁清　安　辉

U0353863

全国百佳图书出版单位

中国中医药出版社

·北 京·

图书在版编目（CIP）数据

互联网健康服务与管理技术 / 罗铁清，安辉主编 .
北京：中国中医药出版社，2025. 1. --（全国高等院校
健康服务与管理专业规划教材）.
ISBN 978-7-5132-9026-5

Ⅰ . R199.2

中国国家版本馆 CIP 数据核字第 20243EG178 号

融合教材服务说明

本教材为新形态融合教材，各教材配套数字教材和相关数字化教学资源（PPT 课件、视频、复习思考
题答案等）仅在全国中医药行业教育云平台"医开讲"发布。

资源访问说明

到"医开讲"网站（jh.e-lesson.cn）或扫描教材内任意二维码注册登录后，即可访问
相关数字化资源。

联系我们。

如您在使用数字资源的过程中遇到问题，请扫描右侧二维码联系我们。

中国中医药出版社出版

北京经济技术开发区科创十三街 31 号院二区 8 号楼
邮政编码　100176
传真　010-64405721
北京盛通印刷股份有限公司印刷
各地新华书店经销

开本 850×1168　1/16　印张 20.25　字数 518 千字
2025 年 1 月第 1 版　2025 年 1 月第 1 次印刷
书号　ISBN 978 - 7 - 5132 - 9026 - 5

定价　77.00 元

网址　www.cptcm.com

服 务 热 线　010-64405510　　微信服务号　zgzyycbs
购 书 热 线　010-89535836　　微商城网址　https://kdt.im/LIdUGr
维 权 打 假　010-64405753　　官 方 微 博　http://e.weibo.com/cptcm
天猫旗舰店网址　https://zgzyycbs.tmall.com

如有印装质量问题请与本社出版部联系（010-64405510）
版权专有　侵权必究

全国高等院校健康服务与管理专业规划教材

《互联网健康服务与管理技术》编委会

主　编

罗铁清（湖南中医药大学）

安　辉（福州理工学院）

副主编

俞　磊（安徽中医药大学）　　　　　王卫国（山东中医药大学）

叶远浓（贵州医科大学）　　　　　　唐子翔（湖南云医链生物科技有限公司）

马　斌（山西中医药大学）

编　委（以姓氏笔画为序）

王　丹（湖南工商大学）　　　　　　王大辉（杭州师范大学）

刘志平（黑龙江中医药大学）　　　　汤庆丰（安庆师范大学）

许朝霞（上海中医药大学）　　　　　孙灵芝（北京中医药大学）

李　丹（黑龙江中医药大学）　　　　李　娜（湖北中医药大学）

李坦英（江西中医药大学）　　　　　李佳颖（浙江大学）

邱慧娟（福州理工学院）　　　　　　冷鹏飞（浙江水利水电学院）

张　璐（河南中医药大学）　　　　　张冀东（湖南中医药大学）

陈美玲（浙江中医药大学）　　　　　林　任（武汉大学人民医院）

耿　丹（海南医科大学）　　　　　　高　翔（广西中医药大学）

黄春蓉（湖北文理学院附属襄阳市中心医院）　韩雪飞（天津中医药大学）

强东昌（中关村新智源健康管理研究院）　　燕　燕（辽宁中医药大学）

编写秘书

王　伟（湖北文理学院附属襄阳市中心医院）

李小智（湖南中医药大学）

全国高等院校健康服务与管理专业规划教材

专家指导委员会

审定专家（以姓氏笔画为序）

王　琦（中国工程院院士，国医大师，北京中医药大学教授）

吕文良（中国中医科学院教授，中国中西医结合学会副会长兼秘书长）

刘保延（中国中医科学院首席研究员）

孙光荣（国医大师，北京中医药大学教授）

张伯礼（中国工程院院士，国医大师，天津中医药大学名誉校长）

陈可冀（中国科学院院士，中国中医科学院首席研究员）

陈香美（中国工程院院士，中国人民解放军总医院教授、主任医师，中国中西
　　　　医结合学会会长）

武留信（中国人民解放军空军航空医学研究所研究员）

庞国明（全国名中医，河南省开封市中医院理事长）

侯卫伟（中国中医药出版社有限公司董事长）

郭　姣（广东药科大学教授，中国中西医结合学会副会长）

郭　清（浙江中医药大学教授，中华医学会健康管理专业委员会主任委员）

黄璐琦（中国工程院院士，国家中医药管理局副局长）

曾　光（中国人民解放军总医院教授，国家卫生健康委高级别专家组成员）

主任委员（总主编）

何清湖（湖南医药学院院长，湖南中医药大学教授）

副主任委员（副总主编）（以姓氏笔画为序）

李灿东（福建中医药大学校长、教授）

张光霁（浙江中医药大学党委副书记、教授）

赵　杰（大连医科大学校长、教授）

委　员（以姓氏笔画为序）

王　磊（南京中医药大学教授）

方　泓（上海中医药大学教授）

田小英（湖南医药学院教授）

史哲新（天津中医药大学教授）

朱燕波（北京中医药大学教授）

安　辉（福州理工学院教授）

孙贵香（湖南中医药大学教授）

阳吉长［谷医堂（湖南）健康科技有限公司董事长］

严小军（江西中医药大学教授）

苏　鑫（长春中医药大学教授）

李荣源（广西中医药大学教授）

李艳玲（天津中医药大学教授）

杨　芳（浙江中医药大学教授）

杨巧菊（河南中医药大学教授）

肖　炜（广东药科大学教授）

何　强（天津中医药大学教授）

沈敬国（广州柔嘉生物科技有限公司董事长）

张丽青（河南中医药大学教授）

张英杰（山东中医药大学教授）

张持晨（南方医科大学教授）

张俊杰（浙江中医药大学教授）

陈志恒（中南大学教授）

邵玉萍（湖北中医药大学教授）

尚　东（大连医科大学教授）

罗铁清（湖南中医药大学副教授）

金荣疆（成都中医药大学教授）

周尚成（广州中医药大学教授）

胡宗仁（湖南医药学院副教授）

饶利兵（湖南医药学院教授）

施洪飞（南京中医药大学教授）

骆　敏（湖南医药学院教授）

郭　清（浙江中医药大学教授）

唐春桥（湖南云医链生物科技有限公司董事长）

唐炳华（北京中医药大学教授）

曹　煜（贵州医科大学教授）

温红娟（长春中医药大学副研究员）

樊　旭（辽宁中医药大学教授）

鞠宝兆（辽宁中医药大学教授）

学术秘书

胡宗仁（湖南医药学院中西协同 5G 健康管理研究所副所长、副教授）

前　言

2016年8月，习近平总书记在全国卫生与健康大会上指出："没有全民健康，就没有全面小康。要把人民健康放在优先发展的战略地位，以普及健康生活、优化健康服务、完善健康保障、建设健康环境、发展健康产业为重点，加快推进健康中国建设，努力全方位、全周期保障人民健康。"根据习近平总书记的指示精神，中共中央、国务院于2016年10月25日印发并实施的《"健康中国2030"规划纲要》指出："积极促进健康与养老、旅游、互联网、健身休闲、食品融合，催生健康新产业、新业态、新模式。"应将健康融入人民衣食住行的各个产业，从而全方位、全周期地保障人民健康。

目前，医学模式已经由传统的疾病医学向健康医学转变。健康医学包含诊前、诊中、诊后的线上、线下一体化医疗服务模式。随着国民经济高质量发展，人民对健康的关注程度越来越高。加之人口老龄化加剧，慢性病发病率突增，医疗资源严重不足，目前急需从事健康服务与管理的人才。根据《"健康中国2030"规划纲要》的要求，到2030年我国每个千个常住人口会有医师3人，但即便是这个医师人数，也远不能满足人民群众对健康服务的需求。在健康医学模式下，未来需要大量的健康管理师来协助临床医师进行健康服务与管理。到2030年，我国健康服务业总规模将达16万亿元，这势必要求数量众多的具有一定医学专业知识的人才从事健康服务与管理。目前，社会对从事健康服务与管理工作的应用型人才需求急迫。

2016年2月16日，教育部发布《教育部关于公布2015年度普通高等学校本科专业备案和审批结果的通知》，正式批准设立健康服务与管理专业，专业代码为120410T，学位授予门类是管理学，修业年限为4年。这标志着我国健康服务与管理专业正式作为独立设置专业进入本科院校，健康服务与管理专业将成为支撑健康管理产业的核心专业之一。2016—2023年，教育部已批准全国147所本科院校开设健康服务与管理专业。

《"健康中国2030"规划纲要》指出："到2030年，中医药在治未病中的主导作用、在重大疾病治疗中的协同作用、在疾病康复中的核心作用得到充分发挥。""实施中医治未病健康工程，将中医药优势与健康管理结合，探索融健康文化、健康管理、健康保险为一体的中医健康保障模式。鼓励社会力量举办规范的中医养生保健机构，加快养生保健服务发展。"中医药在治未病、养生与慢性病调理等方面有独到的优势，国家对中医药在健康管理中的作用高度重视。健康服务与管理一定要与中医药融合，才能更好地为人民的健康服务。2021年5月，习近平总书记在河南南阳考察时发表了重要讲话："中医药学包含着中华民族几千年的健康养生理念及其实践经验，是中华民族的伟大创造和中国古代科学的瑰宝。要做好守正创新、传承发展工作，积极推进中医药科研和创新，注重用现代科学解读中医药学原理，推动传统中医药和现代科学相结合、相促进，推动中西医药相互补充、协调发展，为人民群众提供更加优质的健康服务。"总书记充分肯定了中医健康养生的作用，并强调要中西医协同，为人民群众提供更加优质的健康服务。

目前，对于健康服务与管理专业，还没有贯彻中西医协同理念的规划教材，这不能满足中国健康管理行业和医疗卫生事业发展的要求。因此，很有必要组织全国各大高校、医院的相关专家学者编写具有中西医结合特色的健康服务与管理专业规划教材。截至2023年，已有147所院校被批准设立健康服务与管理专业，未来将会有越来越多的高校开办本专业。因此，本套教材的编写适应时代要求，以推进健康中国建设为使命，将成为全国高等院校健康服务与管理专业规划教材。本套教材将体现医与管协同、中西医协同的思想，在推动我国健康服务与管理专业的发展和学科建设、规范健康服务与管理专业的教学模式、培养新时代健康服务与管理专业人才等方面起到重要作用。

健康服务与管理专业培养具备健康监测、健康评估、健康干预、健康教育、健康管理等技能，能够胜任互联网医院、医疗服务机构、社区卫生服务机构、健康保险机构、社会福利机构、健康体检和管理中心、养生保健中心、康养中心、功能食品和保健产品生产销售等企事业单位工作的复合型专业人才。因此，本专业的教材建设应以健康监测、评估、干预的核心技能为中心，坚持中西医协同理念。在此原则下，要做到科学性、实用性、先进性、系统性与协同性的结合。

本套教材包括《基础医学概论》《临床医学概论》《中医学概论》《中医临床辨治》《健康养生学》《健康管理学》《健康心理学》《健康营养学》《健康运动学》《康复医学》《健康服务与管理技能》《互联网健康服务与管理技术》《老年照护学》《健康药膳学》《社区健康服务与管理》《健康企业管理》《内经选读》《健康教育与健康促进》共18本，在国家中医药管理局的指导下进行编纂，由中国中医药出版社负责组织出版，依托中国中西医结合学会教育工作委员会、世界中医药学会联合会慢病管理专业委员会、中华中医药学会治未病专业委员会等学术团体，邀请湖南医药学院、湖南中医药大学、浙江中医药大学、南方医科大学、北京中医药大学、上海中医药大学、山东中医药大学、广州中医药大学、广东药科大学、广西中医药大学、辽宁中医药大学、大连医科大学、福建中医药大学、南京中医药大学、长春中医药大学、天津中医药大学、河南中医药大学、江西中医药大学、湖北中医药大学、贵州医科大学、成都中医药大学等全国各大高校，以及谷医堂（湖南）健康科技有限公司、湖南云医链生物科技集团、广州柔嘉生物科技有限公司等健康管理企业的相关专家学者进行编写。由于时间仓促，本套教材难免有不足之处，请业界同道多提宝贵意见，以便再版时修订完善。

何清湖

2023年8月

编写说明

《互联网健康服务与管理技术》是健康服务与管理专业的基础课程，其开设目的是通过本课程的学习，使本专业学生学习信息学与信息技术等基础知识，大数据、人工智能、物联网、移动互联网等新技术在健康服务与管理行业的实际应用，掌握利用计算机、通信技术、传感技术等进行健康数据采集、传输和存储的技能，并利用相关分析与评估模型对健康状况进行评估，在健康服务与管理工作的实施过程中获得相应的技术支撑。

本教材分基础篇、技术篇、应用篇和综合篇四部分。基础篇，讲述计算机、互联网、信息与信息化、网络与通信及软件工程相关基础知识，让学生对互联网技术有一个基础了解；技术篇，主要讲述大数据、物联网、人工智能及信息安全等信息技术，让学生对当前最新的信息技术发展和应用有一个明确的认知；应用篇，讲述健康信息的标准化与服务质量控制、健康监测技术、评估技术、干预技术、电子健康档案、云计算与健康管理平台等目前在健康管理中广泛应用或最新研制的技术成果；综合篇，主要介绍健康 APP、互联网医院、健康信息化的人文与伦理、健康管理适宜技术、健康管理真实案例等，旨在让学生了解企业级的技术方案。

本教材的创新点在于不是纯粹讲述计算机技术基础，也不是单纯地讲述大数据、物联网、人工智能及信息安全等专业技术，而是从服务和应用的视角来讲述和分析相关的基础知识和应用技术。本书供健康服务与管理专业本科教学使用，也可作为护理学、康复治疗学、公共卫生与预防医学专业学生和康复、护理、健康服务与管理工作者的参考用书。

本教材由全国 23 所高等院校和 4 个医院、健康中心或 IT 企业共 31 位具有丰富教学、临床或健康管理经验、IT 技术开发经验的专家、教授共同编写。其中第一章由王丹编写；第二章由李佳颖、张璐编写；第三章由高翔编写；第四章由俞磊编写；第五章由叶远浓编写；第六章由陈美玲、许朝霞编写；第七章由耿丹、韩雪飞编写；第八章由王卫国编写；第九章由强东昌、林任编写；第十章由王大辉、冷鹏飞编写；第十一章由安辉、李娜编写；第十二章由汤庆丰、刘志平、李丹编写；第十三章由燕燕、黄春蓉编写；第十四章由罗铁清编写；第十五章由邱慧娟编写；第十六章由马斌编写；第十七章由孙灵芝、李坦英编写；第十八章由张冀东编写；第十九章由唐子翔编写。编写秘书李小智、王伟参与所有内容的审稿、初稿校对工作。在编撰过程中，得到了本系列教材的总主编何清湖教授的指导，也得到了各编写单位的支持和帮助，在此一并表示感谢。

基于 IT 技术的飞速发展，本教材力求先进性与应用性相结合，使教材既符合新技术的特点，又适应健康服务与管理专业的需要。学科间的融合与发展是新的趋势，在本教材的编写过程中，编者充分结合临床、健康管理、康复的服务需求，力求契合健康管理的实际场景，尽管所有组织者和编写者竭尽所能、精心策划、认真编写、仔细校对，但因知识、能力与专业所限，以及本书框架、内容所具有的探索性和创新性，书中的错误和不妥在所难免，不当之处敬请提出宝贵意见，以便再版时修正提高。

《互联网健康服务与管理技术》编委会

2024 年 10 月

目录

扫一扫，查看本
教材全部配套数
字资源

第一部分　基础篇

扫一扫，查阅本模块PPT、视频等数字资源

第一章　绪论

学习目标

通过本章的学习，你应该能够：

熟悉　健康服务与管理的基本概念、常用技术。

了解　计算机与互联网发展简史；互联网健康服务与管理技术的发展现状、融合趋势。

章前引言

计算机被誉为20世纪以来人类伟大的发明之一，它的出现与发展，推动了人类社会的信息化进程。而伴随着计算机网络在各领域的广泛应用，以移动互联网、物联网、云计算等为代表的互联网新技术已经成为当今世界推动经济发展和社会进步的重要信息基础设施。学习计算机的基础知识、掌握计算机的应用技术已成为人们的迫切需求，更是现代大学生应具备的基本素质之一。同时，健康是人类生活的基本需求，是人类全面发展的必然要求，是经济社会发展的基础。在"万物互联"和"健康中国"战略背景下，掌握互联网健康服务与管理相关技能，开展多样化健康服务与管理工作，有效利用有限的医疗资源来达到最大的健康改善效果，对提高生命质量、降低疾病负担具有显著的针对性和重要性作用。

信息通信技术已经深刻地影响了社会生活的方方面面，尤其是互联网、移动通信、物联网、大数据、云计算等技术的迅猛发展，正在深刻地影响着包括健康医疗在内的各领域的业态，我们将本门课列为健康服务与管理专业的重要课程，希望能引起大家的重视，顺应时代发展，利用信息技术快速发展的红利，发挥信息技术对健康服务与管理学科的重要支撑作用，更好地进行守护健康、服务健康的实践。

本章作为互联网健康服务与管理技术一书的绪论部分，首先回顾了计算机与互联网的发展简史，然后对健康服务与管理的内涵、常用技术及发展趋势进行了概述，最后进一步将互联网健康服务与管理技术的发展现状与融合趋势进行了简述。本章的目的是使学生对互联网健康服务与管

理技术有一个基本的了解和总体的认识，引导学生思考和实践如何将互联网等信息通信技术更好地应用于健康管理服务工作之中，拓展服务能力，提升服务效率，优化或再造服务流程。

第一节　计算机与互联网发展简史

电子计算机从诞生至今，其演化经历了由简单到复杂、从低级到高级的不同阶段。1936年，英国剑桥大学著名数学家图灵发表了著名的《理想计算机》论文，图灵在该文中提出了现代通用数字计算机的数学模型，这种被称为图灵机的理论机器是电子计算机的雏形。1946年，世界上第一台数字电子计算机——电子数字积分器和计算机（Electronic Numerical Integrator And Computer，ENIAC）在美国的宾夕法尼亚大学诞生。ENIAC 的出现，标志着人类计算工具由手工到自动化产生了一个质的飞跃，为以后计算机科学的发展奠定了基础。1952年，普林斯特大学的数学教授冯·诺依曼设计了一台以存储程序方法为核心的全新电子计算机电子离散变量自动计算机（Electronic Discrete Variable Automatic Computer，EDVAC），其后计算机技术获得了突飞猛进的发展。

伴随着电子计算机技术的飞速发展，计算机硬件资源和数据资源只能自己使用的方式已经不能满足人们共享信息资源的需求，在这种需求的推动下，科学家将计算机技术与通信技术交叉融合，计算机网络（computer network）诞生了。到目前为止，根据计算机网络发展的轨迹，可以将其大致分为三个阶段。

一、计算机网络的形成与发展

计算机网络的形成与发展可追溯到 20 世纪 50 年代。这一阶段，计算机技术随着电子数字计算机的出现而高速发展，通信技术的发展则更早于计算机技术，两项技术的研究与应用均日趋成熟，为计算机网络的形成奠定了技术基础。而随着共享资源这一社会需求的出现，人们开始思考如何将计算机技术与通信技术交叉融合，并开展了一系列的新型网络通信技术研究，其关键在于网络拓扑结构与数据传输方式。对于数据传输方式，如果将传统通信中的电话交换网直接用于传输计算机的数字数据信号，存在利用率低、误码率高的问题，因此研究人员提出了分组交换的概念，从而为计算机网络的形成奠定了理论基础。1967 年，美国着力于计算机网络研究，关于广域网阿帕网（Advanced Research Projects Agency Network，ARPANET）的研究计划开始实施。

二、互联网的形成与发展

1983 年，ARPANET 研究人员提出的传输控制协议 / 互联网络协议（Transport Control Protocol /Internet Protocol，TCP/IP）正式成为 ARPANET 的网络协议。此后，所有使用此协议的计算机都能利用互联网相互通信，互联网自此诞生。ARPANET 的成功运行，一方面证明了分组交换理论的正确性，另一方面 TCP/IP 协议的成功及域名系统（Domain Name System，DNS）、电子邮件（E-mail）、文件传输协议（File Transport Protocol，FTP）、远程登录协议（TELNET）等应用的开发对促进网络技术发展和理论体系的形成产生了重要作用，并为互联网的形成奠定了基础。自 1985 年起，美国国家科学基金委（National Science Foundation，NSF）就围绕六个大型计算机中心建设计算机网络，即国家科学基金网 NSFNET。它是一个三级计算机网络，分为主干网、地区网和校园网（或企业网）。这种三级计算机网络覆盖了全美国主要的大学和研究所，并且成为互联网中的主要组成部分。

20 世纪 90 年代初期，商业应用的推动使因特网（Internet）进入发展的黄金时期，其规模不断扩大，用户不断增加，应用不断拓展，技术不断更新，Web 技术的出现更是促进了电子商务、电子政务、远程医疗与远程教育应用的发展，Internet 几乎渗入了社会生活的每个角落，成为一种全新的工作、学习与生活方式。应用需求与技术发展总是相互促进的。到 1993 年 9 月，美国公布了国家信息基础设施（National Information Infrastructure，NII）建设计划，NII 被形象地称为信息高速公路。随后，各国政府也纷纷开始制订自己的信息高速公路建设计划。到 2000 年前后，电信运营商纷纷将竞争重点和大量资金从广域网、骨干网的建设，转移到高效、经济、支持大量用户接入和支持多种业务的城域网建设中，出现了世界性的信息高速公路建设的高潮。

到 20 世纪 90 年代末，信息技术与网络应用成为衡量 21 世纪综合国力与企业竞争力的重要标准，移动互联网应用则已经成为信息产业新的增长点。移动 IP 技术与无线通信技术的研究为移动互联网的发展奠定了技术基础，移动通信网与互联网业务的融合为移动互联网开辟了广阔的发展空间。此后，智能手机、平板计算机与可穿戴计算设备的应用促进了移动网络应用的快速发展。

三、物联网的形成与发展

随着互联网技术的深入发展，物理世界与网络世界融合的需求促进了物联网概念的形成与研究的发展，感知技术、智能技术的发展与应用则为物联网的发展奠定了坚实的基础。1999 年，美国麻省理工学院（Massachusetts Institute of Technology，MIT）的自动识别实验室首先提出了物联网的概念。它是在 Internet 技术的基础上，利用传感器、无线传感器网络、射频标签等感知技术，自动获取物理世界的各种信息，构建覆盖世界上人与人、人与物、物与物的智能网络信息系统，从而促进了物理世界与信息世界的融合。

国际电信联盟（International Telecommunication Union，ITU）从 1997 年开始每年出版一份世界 Internet 发展年度报告，并于 2005 年提出了"物联网时代"的构想。世界上的万事万物，小到钥匙、手表、手机，大到汽车、楼房，只要嵌入一个微型的射频标签芯片或传感器芯片，通过 Internet 就能够实现物与物之间的信息交互，从而形成一个无所不在的"物联网"。世界上所有的人和物在任何时间、任何地点，都可以方便地实现人与人、人与物、物与物之间的信息交互。进入物联网时代，人类开始进入与外物互联的时代，对外部世界则具有"更全面的感知能力、更广泛的互联互通能力、更智慧的处理能力"。

总而言之，计算机网络正由小到大地发展壮大，由表及里地渗透到社会的各个角落，在与各行各业的跨界融合中，计算机网络推动着世界经济发展方式的转型与社会的发展。

第二节　健康服务与管理概述

一、健康服务与管理的内涵

20世纪50年代，健康管理最早在美国保险行业兴起。20世纪70年代中国也有了健康管理的概念，1976年7月29日，《医学研究通讯》杂志上刊登了题为《沈阳市和平区食品企业从业人员五级健康管理办法（试行）》的论文，可见健康管理在我国也有一定的历史。2005年，劳动和社会保障部发布健康管理师这个新职业，标志着健康管理行业已初步形成。2007年，中华医学会成立健康管理学分会，标志着健康管理学学科已初具雏形。2016年，我国开始批准高等院校开设健康服务与管理专业。由于健康服务与管理是在健康管理行业和健康管理师职业的催生下出现的，因此对于健康服务与管理的内涵，可以从职业、专业与学科3个层次进行理解。

1. 职业内涵

"健康服务与管理"包含健康服务和健康管理这两种职业行为。健康服务以提供保健、照护与健康教育等服务为主，健康管理以提供健康信息采集、监测、评估与干预、效果追踪等服务为主。二者不能完全区分，故一般统称为健康服务与管理。2008年公布的专家共识——《健康管理概念及学科体系》，将"健康管理"定义为以现代健康概念和新的医学模式及中医治未病为指导，通过运用管理学的方法和手段，对个体或整体健康状况及其影响健康的危险因素进行全面检测、评估、有效干预与连续跟踪服务的医学行为和过程，其目的是以最小的投入获取最大的健康效益。这个定义比较准确地阐明了健康管理的内涵及其以健康为中心的定位。

2. 专业内涵

为了适应社会需求，2016年2月16日，教育部发布《教育部关于公布2015年度普通高等学校本科专业备案和审批结果的通知》，正式批准设立健康服务与管理专业，专业代码为120410T，学位授予门类是管理学，修业年限为4年。从2016—2023年，教育部已先后批准全国147所本科院校设立健康服务与管理专业。健康服务与管理专业培养的是具备健康监测、健康评估、健康干预、健康教育、健康管理等技能，能够胜任医疗服务机构、社区卫生服务机构、健康保险机构、社会福利机构、健康体检和管理中心、养生保健中心、康养中心、功能食品和保健产品销售等企事业单位工作的复合型专业人才。

3. 学科内涵

健康服务与管理是一个新型管理学专业，它的出现必然会促进学科的发展。实际上，在健康管理行业出现以后，就已经有了健康管理学的概念。健康管理学是研究人的健康与影响健康的因素及健康管理相关理论、方法和技术的新兴学科，是对健康管理医学服务实践的概括和总结。由于本专业名称为健康服务与管理，因此学科名称定为健康服务与管理学更合适。健康服务与管理学是新兴学科，其本质是医学、信息学与管理学等融合后的交叉学科。其医学体系又包括临床医学、中医学、预防医学、康复医学等学科的基本理论与技术。

综合来看，健康服务与管理的内涵：一是一种关于如何理解、维护健康的理念；二是一种关于维护健康的技术创新；三是一种产业服务模式和业态的创新。

二、健康服务与管理常用技术

健康服务与管理技术是开展健康服务、提升健康管理水平的基本手段、工具及组织管理方法，主要包括人群健康服务与管理技术和健康服务宏观管理技能。

人群健康服务与管理技术是指依赖于预防医学、运动医学、营养学及相关学科技术方法的集成和应用，针对机体身心健康状态及其危险因素进行连续、动态的信息收集、风险评估与健康干预和效果评价。主要包括健康状态测量和监测技术、慢性病及功能风险评估技术、慢性病及健康功能干预技术（营养干预、运动干预、心理干预、行为干预、睡眠障碍干预、功能退化干预）、常用应急救护技术等。

健康服务宏观管理技能主要以管理技能、沟通技巧、公文写作能力等培养为基础，保证健康服务有效地开展，主要包括健康管理机构日常工作计划、干预方案、工作总结等文案写作；健康管理服务体系和模式构建、健康政策和健康城市建设规划等所需要的调查研究设计、研究分析、研究报告编制等技能；健康产业规划设计、健康经济评价技术应用、健康产品设计与营销等技能。

三、健康服务与管理技术发展趋势

随着健康意识的不断增强，人们对于健康服务与管理的需求已经不局限于医院或其他医疗机构，不受地域、时间、专业性限制的监测需求日益凸显。医学可佩戴技术、无线传感器网络、医学多参数监测和数据融合等技术的发展也使得健康服务与管理走向多元化。未来健康服务与管理技能发展将呈现智能化、融合化、无创化、网络化趋势。

第一，智能化。智能化即时监测技术是基于计算机技术、微电子技术与传感技术结合的产物，具有自动处理数据、判断、报警及自动传输的功能。特别是以"终端设备＋物联＋多参数＋人机交互"的智能可穿戴设备将成为健康服务与管理技术的主要发展方向。

第二，融合化。健康服务与管理技术融合主要有两种方式：多指标融合和多技术融合。很多疾病的健康监测和干预均需要通过多种人体生理参数来进行，如心肺疾病与心电、血压、血氧饱和度、呼吸等密切相关。此外，往往单一生理参数由于与多种因素相关联，如呼吸变化与疾病（睡眠呼吸暂停综合征）、人体运动、压力、情绪等，所以要正确评价患者的健康状态，必须在自然状态下对其进行多项生理参数的连续监测。

第三，无创化。对生物体不造成创伤或仅引起轻微创伤的监测方法被称为无创或微创监测。无创化监测因为不造成伤害或者伤害很小，更容易被人们接受。此外，该技术产品便于对被监测对象的生理、生活过程进行长期监测，可以实时获知被监测对象的生理状态，因此，能广泛用于健康促进、临床诊断、疾病康复和重症监测等领域，是生物医学检测技术重要的发展方向，也是健康服务与管理技术发展的一大趋势。

第四，网络化。随着物联网的快速发展，健康监测和健康干预网络化成为一个重要发展方向。以"互联网＋"实时健康监测智能穿戴设备＋云数据为基础，利用智能健康检测设备、无线通信、"互联网＋"实体、云计算＋人工智能等前沿技术，实现院外监测，通过后台数据的实时监控与分析，发现用户身体指标数据异常时，能及时提醒用户，并实现早期干预，避免发生危险。此外，通过对客户身体状况的长期监测与结果分析，可以为其健康状况及健康危险因素的改善提供解决方案，也便于疾病的早预测、早发现、早诊断和早治疗。

第三节   互联网健康服务与管理技术

随着世界各地互联网医院和区域医疗网络建设的不断加快，许多与医疗相关的互联网新技术和新应用也随之进入健康管理领域，这客观上为互联网健康服务与管理技术的产生和革新奠定了基础。同时，随着健康服务与管理实践的开展，人们逐渐意识到必须采取有效的技术手段提高健康服务与管理服务的效率，保障健康服务与管理的规范化和标准化。早在 2015 年发布的《国务院关于积极推进"互联网+"行动的指导意见》中就提出要推广在线医疗卫生新模式，促进智慧健康养老产业发展。2018 年 4 月 25 日，国务院办公厅印发《关于促进"互联网+医疗健康"发展的意见》，在医疗服务、公共卫生服务、家庭医生签约服务、药品供应保障服务、医疗保障结算服务、医学教育和科普服务、人工智能应用服务七个方面进行了指导，并就"互联网+医疗健康"的支撑体系做好了保障。2020 年 5 月 22 日，李克强总理在《2020 年国务院政府工作报告》中提出，重点支持"两新一重"（新型基础设施，新型城镇化，交通、水利等重大工程）建设。其中，新型基础设施建设就包括了 5G 基站、大数据中心、工业互联网等七大领域。如何借助互联网发展的东风进一步提高和普及健康服务与管理技术，如何在医疗健康的整体框架下构建"互联网+健康管理"的网络服务体系，进一步促进互联网服务与管理技术的融合发展，从而充分体现互联网技术在健康服务与管理实践中的优势和特点，需在健康服务与管理实施过程中遵循以下原则。

一、自动化原则

自动化主要体现在健康服务与管理的各操作环节中，如数据采集、数据存储、规范服务、科学决策等方面。互联网健康服务与管理是运用互联网、物联网、大数据等信息技术手段，推进智慧健康服务与管理应用系统集成，对接各级医疗机构及健康服务与管理资源，建立健康动态监测机制，整合信息资源，从而为人们提供智慧健康服务与管理。遵循自动化原则实现健康服务与管理技术与互联网融合，将大大提高健康服务与管理的质量和效率，降低服务成本，规范服务流程，减少人为因素导致的偏差。

二、标准化原则

标准化是实现自动化的前提和基础。互联网健康服务与管理是建立在健康数据平台的基础之上的，诊疗基础数据的传输和数据存储后形成的健康档案，都需要标准化。只有这样，才能在需要的时间和地点开展健康服务与管理工作，才能在海量的数据中进行数据挖掘，从中发现规律和趋势，为宏观的健康服务与管理决策提供数据基础，从而实现健康大数据的智能判读、分析和处理，提供精准、高效的健康服务与管理。

三、智能化原则

有了标准化的数据基础，还需要智能化的分析和数据处理。随着"互联网+"时代的到来，以及人工智能技术的飞速发展，健康服务与管理的开展越来越离不开互联网及人工智能。线上与线下干预相结合，开展智慧健康服务是未来健康干预的另一大趋势。此外，在遵循智能化的前提下，可以利用物联网、云计算、大数据、智能硬件等新一代互联网技术和产品，实现个人、家庭、社区、机构与健康服务资源的有效对接和优化配置，推动健康服务与管理智慧化升级，提升健康服务质量效率水平，从而在疾病风险评估和健康干预等方面发挥智能化的作用。

总而言之，互联网新技术已经成为当今世界推动经济发展和社会进步的重要信息基础设施。在"万物互联"和"健康中国"战略背景下，将互联网技术与健康服务和管理技术实现充分融合，有效利用医疗资源，从而预防、延缓疾病的发生发展，提高生命质量、降低疾病负担。

本章小结

计算机自诞生以来，一直快速地发展，尤其是与现代通信技术的结合，形成了计算机网络，由小到大地发展壮大，由表及里地渗透到社会的各个角落，在与各行各业的跨界融合中，推动着世界经济发展方式的转型与社会发展。健康服务与管理包含健康服务和健康管理这两种职业行为，呈现出智能化、融合化、无创化、网络化的未来发展趋势，离不开互联网信息通信技术的支撑。

本门课程从健康服务与管理的视角，大体介绍了互联网信息通信技术，希望能够提供参考，促进两门学科和技术的交叉应用，顺应时代发展，利用信息技术快速发展的红利，发挥信息技术对健康服务与管理学科的重要支撑作用，更好地进行守护健康、服务健康的实践。

练习题

一、填空题

1. _____的出现，标志着人类计算工具由手工到自动化产生了一个质的飞跃，为以后计算机科学的发展奠定了基础。

2. 健康服务与管理技术发展趋势可概括为四化：_____、_____、_____、_____。

3. NSFNET 是一个三级计算机网络，分为_____、_____和_____。

二、选择题

（　　）1. 20 世纪 90 年代初期，在____推动下，Internet 进入发展的黄金时期。

      A. 商业应用　　　　B. Web 技术　　　　C. ARPANET 研究　　　　D. TCP/IP 协议

（   ）2. 信息高速公路建设计划（NII）是____年提出的。

     A. 1983   B. 1993   C. 1997   D. 2005

（   ）3. 1999 年，____首先提出了物联网的概念。

     A. MIT   B. ITU   C. UPenn   D. Auto–ID

三、判断题（请在正确表述后面的小括号内打"√"，错误的打"×"）

1. 信息技术与网络应用是衡量 21 世纪综合国力与企业竞争力的重要标准。（   ）

2. 20 世纪 50 年代，健康管理最早在美国保险行业兴起。（   ）

3. 健康服务与管理技术主要包括人群健康服务与管理技术和健康服务宏观管理技能。（   ）

四、简答题

1. 什么是健康管理？

2. 健康服务与管理的常用技术有哪些？

3. 什么是物联网？

五、讨论题

1. 举例说明你身边都有哪些与互联网相关的健康服务。

2. 计算机与互联网的发展不断改变着我们的生活，请思考其在健康领域会带来哪些变革？

NOTE

第二章　健康信息与健康信息化

扫一扫，查阅本模块PPT、视频等数字资源

学习目标

通过本章的学习，你应该能够：

掌握　信息、健康信息的内涵和特征。

熟悉　DIKW模型；健康信息管理的内涵。

了解　健康信息的相关概念；健康信息化的国内外现状及发展趋势。

章前引言

健康管理包含不断的健康决策过程，科学的决策离不开信息的支撑。从信息学的角度来看，健康管理就是一个信息的收集、处理、展示、传播的过程。健康监测是健康数据的采集和整理，健康评估是对健康监测收集到的数据进行处理，转化为健康危险因素等健康信息，并将健康评估的结果、制定的健康干预目标、健康干预方案等信息进行人际和群体传播，在健康干预的过程中，进一步收集健康信息，对健康管理的效果、健康客户的现状进行评估，并据此动态调整健康干预的计划。健康信息的采集、处理、传播，再收集、处理、传播，就伴随着周而复始、螺旋上升的健康管理进程不断进行。

健康信息化是医疗卫生服务体系中不可或缺的重要部分，人口健康信息化和健康医疗大数据是国家信息化建设及战略资源的重要内容，是深化医药卫生体制改革、建设健康中国的重要支撑。"十三五"期间，我国大力推进健康中国、数字中国战略相融合，该举措对卫生健康事业高质量发展产生了积极影响和促进作用。据报道，2022年国家全民健康信息平台已初步建成，省统筹区域全民健康信息平台不断完善，实现各级平台联通全覆盖，总体而言，我国全民健康信息化建设成效显著。"十四五"时期是全民健康信息化建设创新引领卫生健康事业高质量发展的重要机遇期，要抢抓信息革命机遇，加快全民健康信息化建设，为实施健康中国战略、积极应对人口老龄化战略、构建优质高效的医疗卫生服务体系提供强力支撑。

《"十四五"全民健康信息化规划》中指出，要进一步畅通全民健康信息"大动脉"，以数据资源为关键要素，以新一代信息技术为有力支撑，以数字化、网络化、智能化促进行业转型升级，重塑管理服务模式，数字健康服务未来将成为医疗卫生服务体系的重要组成部分。面对云计算、大数据、5G、物联网、移动互联网、人工

NOTE

智能等新信息技术的兴起，全民健康信息化建设有了更为广阔的发展空间和机遇，同时也面临着数字化、智能化转型的巨大挑战。

全民健康信息化建设离不开海量健康医疗数据和信息，如何理解数据与信息、从而了解健康信息化及有关国家的健康信息化建设状况是本章重点介绍的内容。具体而言：首先对信息、健康信息、健康信息管理等概念内涵做阐述，为后续内容的学习奠定知识基础；其次对国内外健康信息化发展现状进行分析，为了解健康信息化的整体发展现状和把握未来发展趋势提供参考；最后通过安排实践操作环节，使学生能够对健康信息化的务实应用有更加深刻的理解。

第一节 数据与信息

一、数据、信息、知识和智慧

数据（Data）、信息（Information）、知识（Knowledge）和智慧（Wisdom）之间既有联系，又有区别，通常采用 DIKW 模型来描述它们之间的关系。DIKW 模型也被称为 DIKW 体系、DIKW 概念链模式、DIKW 金字塔（DIKW Pyramid），它是描述数据、信息、知识、智慧之间关系的模型，能够展示数据转化为信息、知识和智慧的方式。见图 2-1。

1. 概念

（1）数据（Data）：是对客观事物未经加工的原始素材，可以是数字、文字、图像、符号、语音、视频等，它直接来自事实，可以通过原始的观察或度量来获得。数据可以是定量的，也可以是定性的。数据是信息的表现形式和载体。

（2）信息（Information）：是有含义的数据，是通过某种方式组织和处理后有逻辑的数据，分析数据间的关系，数据就有了意义，形成信息。从本质上看，信息是对社会、自然界事物的特征、现象、本质及规律的描述。

（3）知识（Knowledge）：是信息的集合，它使信息变得有用。知识是人们对客观世界的认识成果，是从相关信息中过滤、提炼及加工而得到的有用资料。知识是一类高级的、抽象且具有普遍适用性的特殊信息（又叫规律），不是普通、粗糙、具体的信息，是一种稳定、有规律、可重复利用的信息，它是数据（包括旧知识）经过人脑加工处理后形成的新产物。柏拉图在知识的定义描述中强调，一条被验证过的、正确的、被人们相信的陈述才称得上是知识。

（4）智慧（Wisdom）：是人类所表现出来的一种独有的能力，主要表现为收集、加工、应用、传播知识的能力，以及对事物发展的前瞻性看法。智慧是在知识的基础上，通过经验、阅历、见识的累积，形成的对事物的深刻认识、远见，体现为一种卓越的判断力。从严格意义上讲，智慧属于知识层面，是人类大脑运用知识活动的产物，是运作和应用知识的知识，是人的最高思维能力。

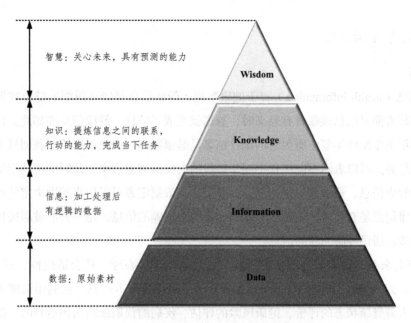

图 2-1　数据、信息、知识、智慧的概念示意图

2. 相关关系

数据、信息、知识和智慧是人类认识客观事物过程中不同阶段的产物，DIKW 模型展现了数据、信息、知识和智慧之间的关系。数据是金字塔的最底层，是形成信息、升级为知识、转化为智慧的支撑，是最原始的素材。经过处理、解释、具有逻辑关系的数据成为信息，信息对接受者具有意义。从信息中提炼、过滤、加工得到的有用资料可以被理解为知识，可形成完成任务实施行动的能力，知识通过推理和分析，可能产生新的知识。通过对知识的收集、加工、应用、传播，从而形成对事物未来发展的前瞻性看法或卓越判断力，即为智慧的体现。

数据转化为信息的过程能够表达特定背景下的"谁""什么""哪里"等问题；信息升级为知识的过程能够解释"怎么样"的问题；知识升华成为智慧的过程能够阐明"为什么"的问题（图 2-2）。

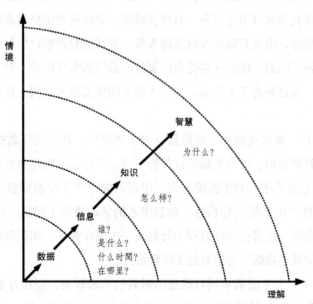

图 2-2　数据、信息、知识、智慧的关系示意图

二、健康信息及相关概念

1. 内涵

健康信息（health information）源于健康数据，健康信息是经过组织的健康数据。当组织后的数据在某方面对信息接收者有意义时，数据就变成了信息，健康信息亦如此。比如国家卫生健康委历年卫生统计年鉴中所包含的统计结果是健康数据，据此可以绘制我国城乡居民两周患病率变化趋势，可以表示不同年代不同年龄段的居民两周患病率，此时的统计年鉴数据就成为有意义的健康信息，是公共卫生研究人员和卫生政策制定者可以用来辅助决定的信息。对个人而言，健康信息是有关居民生理、心理和健康能力培养的信息，是一种能被居民接受且适用于居民的、涉及居民健康问题的信息。

从内容上来看，健康信息包括健康相关信息（生理、心理、社会适应性、营养与环境、运动与生活方式）、疾病相关信息、健康素质能力、健康寿命等信息。从利用角度来看，健康信息可用于人群健康状态的评价、健康风险的评估、疾病的预期诊断与预后判断、健康教育等健康管理服务。从信息来源上看，健康信息源自政府机构、医疗机构、研究机构、图书馆、大众传媒、公众等多种途径。健康信息范围涉及个别患者的医疗数据乃至整个国家的健康趋势。

2. 特征

健康信息是信息的一种，是社会信息的重要组成部分，它具备信息的基本特征，如依附性、可再生性、可存储性、价值性、共享性、时效性等，但同时也具有特殊性，具体如下。

（1）专业性和专用性　健康信息具有一定的专业性和专用性，体现为信息内容及信息服务技术手段等方面存在难以理解、掌握、科学利用的现象；信息服务水平和效果直接关乎公众健康和生命安全。

（2）信息不对称性　信息不对称是指交易中的各方拥有的信息不同。在社会政治、经济等活动中，一些成员拥有其他成员无法拥有的信息，由此造成信息的不对称。由于卫生健康服务专业的复杂性，消费者缺乏医学的知识和信息，因而难以判断自己是否患病及患何种疾病，也难以确定应该获得何种卫生服务，对所获得服务的质量和价格也难以判断。同时，由于疾病发生对健康的危害，消费者需要及时获得服务，致使消费者难以估计服务的数量和质量并对服务价格进行比较。因而，他们在接受医疗服务时必须依靠提供者，对卫生服务的利用往往带有一定的盲目性。从这种意义上来说，在卫生服务的供需双方之间，存在着明显的信息不对称性。

（3）数据来源广，数据规模大　健康信息的来源很广，其中医疗数据就主要包括医疗业务数据、医疗综合管理数据、综合数据统计分析三类，其核心是医疗业务数据，数据的产生和变化都是对患者状态的描述。对于医院方面，患者入院时产生原始信息（患者基本信息表），随着医疗流程的运转产生其他医疗信息，包括患者的活动情况（门诊、体检、住院收费等），财务、药品物资管理等。患者在诊疗过程中每触发一次医疗业务，相关部门的数据都将随之变化，形成以"患者的状态数据"为信号的关联数据群。

（4）数据更新快　卫生健康领域对数据的时效性要求较高，以医疗数据为例，患者的状态一旦发生变化，所有的数据都会随之改变。从入院挂号到登记化验，再到确诊和开药取药，整个流程中所有的数据都需要按步骤及时更新，否则将会出现业务中断的情况，甚至会导致医疗事故。例如患者在进行某项检查时，检验结果显示已经超过人体危急值，如果消息传递不及时，患者的生命就会受到严重威胁。患者在完成全部就诊流程后，要与医保中心进行账务结算。这些数据的变化都需要严格保持同步，否则可能导致严重不良后果，甚至可能导致医疗纠纷。

（5）数据价值高　健康信息来源于个人及群体的健康相关数据，具有很高的价值。如挖掘和探析针对某一种疾病病因、诊疗、用药等方面的关联关系，对疾病预警、诊断和治疗具有重要的意义。健康信息也可以用于精准医疗、健康管理、辅助科研、临床决策支持、医疗保障监管、医药研发等领域。

（6）数据结构多样，数据共享　健康信息有结构化表、非结构化或半结构化文本、影像等多种多样的数据存储形式。由于医院本身的体制现状，各地区私立医院、公立医院、军队医院竞争共存，各自的隶属关系不同，各医院的数据结构不同，地区间的发展水平不均衡，完成数据集中采集的前提条件是要实现数据共享，需要医疗机构和其他部门密切协作。

3. 人口健康信息

2014 年 5 月 5 日，原国家卫生计生委印发《人口健康信息管理办法（试行）》（国卫规划发〔2014〕24 号），其中明确指出人口健康信息的范畴，是指依据国家法律法规和工作职责，各级各类医疗卫生计生服务机构在服务和管理过程中产生的人口基本信息、医疗卫生服务信息等人口健康信息。人口健康信息主要包括全员人口、电子健康档案、电子病历及人口健康统计信息等。

4. 健康医疗大数据

大数据是以容量大、类型多、特征多、存取速度快、应用价值高为主要特征的数据集合，正快速发展为对数据进行采集、存储和关联分析，从中发现新知识、创造新价值、提升新能力的新一代信息技术和服务业态。

健康医疗大数据是健康医疗领域的大数据，是指健康医疗活动产生的数据集合，包括个人从出生到死亡的全生命周期过程中，因免疫、体检、治疗、运动、饮食等健康相关活动所产生的大数据，涉及医疗服务、疾病防控、健康保健和食品安全、养生保健等方面。健康医疗大数据是国家重要的基础性战略资源，《"健康中国 2030"规划纲要》提出要加强健康医疗大数据应用体系建设，大力推进健康医疗大数据的应用。"健康中国"背景下的健康医疗大数据可以划分为健康生活大数据、健康医疗服务大数据、医疗医药保障大数据、环境与安全大数据、健康产业大数据、配套与管理大数据。

三、信息管理

从微观信息管理主体的性质和范围来看，信息管理包括个人层次的信息管理（又称"个人信息管理"）和组织层次的信息管理（又称"组织信息管理"）。

1. 个人信息管理

（1）个人信息管理的内涵　个人信息管理（Personal Information Management，PIM）是个人为了方便学习、工作和生活，有效地运用各种工具和方法，对个人信息活动过程中所涉及的各种要素进行的计划、组织、控制等活动，具体包括对个人信息内容、个人信息设备、个人信息资金、个人信息安全、个人隐私、个人网站、个人档案、个人图片、个人视频等的管理。

NOTE

个人信息管理强调以个人为中心，以信息为基础，以知识共享与创新为目标，将信息与知识看作一种可以开发与利用的资源，对其实施科学管理。它是一种有效的管理方法和手段，帮助个人获取信息与知识，并进行组织与整序，有目的、及时、高效地更新自己的知识和技能。它是一种新的管理理念和方法，能将个人拥有的各种资料、随手可得的信息变成更有价值的知识。通过个人信息管理，人们可以养成良好的学习习惯，提高信息素养和自身竞争力。

（2）个人信息管理的工具　个人信息以文件、电子邮件、网页等信息形式存放于多处，当前随着现代信息技术的发展，智能信息工具给 PIM 带来了新的发展机遇，智能手机、平板电脑等越来越多地应用于实现 PIM 功能。

个人信息管理需要对个人所有信息单元进行输入、存储（组织）和输出一系列交互操作，可以根据实际情况选择个人信息管理软件、第三方信息管理平台等不同类型的管理工具。

2. 组织信息管理

（1）组织信息管理　组织信息管理是指某个社会组织（通常是非信息组织）为了实现自己的战略目标，运用各种手段与方法，对组织信息活动所涉及的各种要素进行的计划、组织与控制等活动，具体包括信息内容、信息人员、信息技术、信息设备、信息系统、信息网络、信息资金、信息过程、信息网站、信息机构、信息安全、信息战略、信息风险、信息政策等的管理，以及对文件、文书、记录、档案和图书等的管理。个人信息管理是信息内容管理的源头，而组织信息管理是信息资源管理的源头。

（2）管理信息系统　信息系统（Information System，IS）是以提供信息服务为主要目的的数据密集型、人机交互的计算机应用系统，信息系统贯穿整个信息管理过程中。信息系统借助计算机、网络通信等现代信息技术对信息进行加工处理，通过信息的采集、转换、组织、存储、加工、检索、传递、利用等环节，对信息内容资源进行开发和利用。

管理信息系统（Management Information System，MIS）常被信息系统替代，采用信息系统这一简洁表达已得到学界的广泛认同。MIS 是一个由信息、信息技术与设备和人等要素组成的，能进行信息收集、传递、存储、加工、维护和使用的人机系统。MIS 在提高组织运行效率、支持组织管理决策、促进生产经营管理等方面发挥作用，信息系统的建立和应用最终能够提升组织的生存和竞争能力，实现组织战略目标。

组织信息管理中涉及的组织类型包括企业、学校、协会、政府机构及医院等多种类型，如医院信息系统是有代表性的组织信息管理系统之一，是现代化医院建设中不可缺少的基础设施与支持环境。

四、健康信息管理

健康信息管理（Health Information Management，HIM）有广义和狭义之分。狭义的健康信息管理只是对健康信息的管理，广义的则是对健康信息资源的管理。健康信息资源是指人类在医疗健康活动中所积累的、以健康相关信息为核心的各类信息活动要素的集合；它不仅指健康信息或数据，还包括各种各样的健康信息系统和平台，甚至包括健康信息生产者和管理人员、设备设施和资金等。以下分别从个人和群体两类信息资源管理主体对象介绍健康信息管理内容。

1. 个人健康信息管理

（1）个人健康信息　个人健康信息是个人信息的组成部分，是指一个人从出生到死亡的整个过程中，其健康状况的发展变化情况，以及所接受的各项卫生服务记录的综合。个人健康信息的收集结果可用于分析、评价其健康状况和危险因素，还可用于进行健康管理效果的评价。

（2）个人健康信息管理　个人健康信息管理（Personal Health Information Management，PHIM），指人们使用个人健康信息（Personal Health Information，PHI）对健康状况进行监测和评估，并做出与健康相关的决策和计划，从而进行疾病治疗和预防。PHIM 是个人信息管理的特殊形式，由多种交互关系的用户、复杂的健康信息，以及先进的技术和系统构成。用户维度主要研究其行为动机、行为模式、情绪等；工具维度主要探究用户如何使用工具，对工具性能进行评估和改进；健康信息维度主要研究信息的类型、安全和隐私问题。

个人健康信息管理是关于信息交互、使用、检索和存储的活动，对于疾病的预防、诊断和治疗有着重大意义，更是个人信息管理的一个重要组成部分。个人健康信息管理主要包括 3 种活动：第一，在管理个人健康信息的过程中协调来自不同信息提供者和不同环境的信息；第二，参与个人的健康状况监控并与临床医生交流；第三，在可用范围内选择关于治疗的健康状况监控和信息。在人的一生中，需要管理该注意哪些健康信息、保存哪些健康信息、预防哪些疾病、什么时候进行健康检查等。因此，必须加强对个人健康信息的管理。

随着信息技术的快速发展，电子工具已成为人们管理个人健康信息的主要形式，如血压计、运动器械、应用软件、社交媒体（如微信等）、移动健康（如智能手机、健康类 APP、可穿戴设备等），各式各类健康管理工具的使用为用户健康行为的有效干预、疾病诊治与个人健康管理带来了新的发展和助力。

2. 群体健康信息管理

（1）群体健康信息　群体健康信息通常经由健康管理者通过定性与定量调查研究收集而得，通过科学、客观地分析、汇总和评估，做出社区诊断，分析主要健康问题、危险因素和目标人群，为制订干预计划提供依据，为企业、机关、团体提供群体健康的指导建议和相关的健康需求参考资料，通过讲座、咨询、个别重点对象的针对性指导、服务等方式，切实有效落实干预措施，以达到最大的防治疾病和健康改善效果。群体健康信息提供的基础数据和结果数据，也可用于评价人群健康效果，如行为因素流行率、知识 – 态度 – 行为（Knowledge–Attitude–Behaviour，KAB）改变率、患病率等，以促进健康管理工作的完善和发展。

（2）群体健康档案管理　群体公共健康信息管理是为了达到对公共健康信息的最佳采集、加工、存储、流通和服务效果的一种管理，也是对信息本身实行的计划预算、组织引导、培训和控制。公共健康信息管理也是一种将各种专门管理适应于标准管理程序和控制，来实现公共健康信息活动价值和效益的一种管理。面向公众开展的居民健康档案管理即为群体健康信息管理的体现。

居民健康档案是居民健康管理过程的规范、科学记录，是社区顺利开展各项卫生保健工作、满足社区居民预防、医疗、保健、康复、健康教育、生育指导"六位一体"的卫生服务需求及提供经济、有效、综合、连续的基层卫生服务的重要保证。居民健康档案是以个人健康为核心，动态测量和收集生命全过程的各种健康相关信息，满足居民个人和健康管理需要建立的

NOTE

健康信息资源库，分为个人健康档案、家庭健康档案和社区健康档案。

健康档案是居民健康信息的载体，其建立的主体为乡镇卫生院（社区卫生服务中心）或村卫生室（社区卫生服务站）的门诊部、住院部等科室医务人员，遵循自愿为主、多种方式相结合的原则；健康档案需体现健康管理和连续性服务的特点；健康档案需遵循科学性和灵活性相结合的原则。良好的健康档案可以帮助健康管理者更加全面、系统地了解现状，精准开展健康管理服务工作。

随着信息技术的快速发展，电子健康档案（Electronic Health Records，EHR）概念产生，其主要面向区域卫生，是承载区域化共享的健康信息。电子健康档案又称电子健康记录，从内容上强调完整的个人健康信息，从时间跨度上覆盖个人从生到死的整个生命周期，可用于促进居民自我保健、改进健康管理、支持健康决策、促进提升居民健康水平。

第二节　国内外健康信息化发展现状

一、我国健康信息化发展现状

健康信息化指卫生健康系统中各类组织，利用现代网络与计算机技术对健康信息进行搜集、整理、存储、使用，以提供服务，并对卫生健康领域的信息活动和各种要素（包括信息、人、技术与设备等）进行合理组织与控制，以实现信息及相关资源的合理配置，从而满足卫生健康行业信息服务与管理需求过程的统称。

健康信息化的特点包括以下三个方面：①互联网化，"互联网＋"融入健康信息化的各个环节，使健康服务更便捷，使居家养老、慢性病管理成为常态。②精准化，基于对健康大数据的深度利用，医疗单位的内部管理实现精准化，而且公众就医与健康管理也实现精准化，进而推动形成个性化的健康管理模式。③智能化，人工智能将快速提升健康信息化的智能化水平。

我国健康信息化经过多年的发展，已成为卫生健康事业发展与医改的重要支撑手段。我国高度重视公民健康问题，越来越提倡利用技术手段构建"预防型"健康管理体系。其中，健康管理信息化的内涵是以目标人群或特定个体全生命周期的健康为服务对象，通过互联网、物联网、大数据、云平台、软件平台、硬件设备等技术以信息化、数字化为载体方式记录并评估健康信息、建立健康档案，指导健康干预的活动。目的是提高目标人群或特定个体健康水平、为实现"健康中国"国家战略提供信息支撑。近年来，随着我国卫生健康行业政府职能的转变，全民健康信息化概念经历了从卫生信息化、人口健康信息化到全民健康信息化的演变。不同于最初的技术推动下的医疗卫生信息化，全民健康信息化更强调全面发展和以人民健康为中心。

（一）我国健康信息化的发展历程

1. 健康信息化发展阶段

我国健康信息化发展大致可以分为四个阶段：起步阶段、重点建设阶段、全面建设阶段与高质量发展阶段。具体地，我国全民健康信息化发展历程与关键时间节点如下。

（1）第一阶段：起步阶段　1983年，以医疗机构信息化的兴起为起点，卫生信息化经历了从无到有的过程，逐步建成国家、省、市 3 级卫生信息平台，覆盖公共卫生、医疗服务、新农合、基本药物制度、综合管理 5 项业务应用，形成电子健康档案和电子病历 2 个基础数据库，联通 1 个卫生专用网络。

（2）第二阶段：重点建设阶段 2003 年，"非典"暴发后，以公共卫生和"数字医院"建设为重点的业务信息系统快速发展。

（3）第三阶段：全面建设阶段 2009 年，新医改将信息化作为重要支撑之一。4 月，中共中央、国务院下发《关于深化医药卫生体制改革的意见》，国务院下发《医药卫生体制改革近期重点实施方案（2009—2011 年）》，提出卫生信息化建设是"四梁八柱"制度框架中"保基本、强基层、建机制"的八项关键支柱之一。

2013 年，卫生信息化在原有基础上增加了人口和计划生育的相关内容，演变为人口健康信息化。

2014 年，原国家卫生计生委提出卫生信息化的"46312 工程"，见图 2-3。

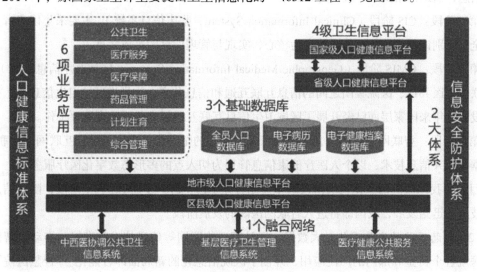

图 2-3 国家卫生信息化的"46312 工程"

2016 年，中共中央、国务院印发《"健康中国 2030"规划纲要》，明确将发展健康产业作为"健康中国"建设五大任务之一，积极促进大数据技术与健康医疗服务的深度融合与应用。

（4）第四阶段：高质量发展阶段 2017 年，科技部发布《"十三五"卫生与健康科技创新专项规划》，国务院印发《新一代人工智能发展规划》，将人工智能上升到国家战略高度。在新一代信息技术的推动下，步入高质量发展阶段。

2018 年 3 月，国家卫生健康委员会成立，我国卫生健康事业工作重点从以治病为中心转变为以人民健康为中心，全民健康信息化概念正式确立，强调基于新型技术为人民群众提供全方位全周期智慧健康服务。同年 4 月，《国务院办公厅关于促进"互联网医疗健康"发展的意见》（国办发〔2018〕26 号）明确指出，鼓励医疗机构应用互联网等信息技术拓展医疗服务空间和内容。

2018 年 4 月 13 日，在《医院信息平台应用功能指引》和《医院信息化建设应用技术指引》基础上，国家卫生健康委员会制定了《全国医院信息化建设标准与规范（试行）》。

2019 年，《健康中国行动（2019—2030 年）》鼓励研发推广健康管理类人工智能和可穿戴设备，充分利用互联网技术，对健康状态进行实时、连续监测，实现在线实时管理、预警和行为干预，运用健康大数据提高大众自我健康管理能力。

2020 年 1 月，新型冠状病毒疫情在全球范围内全面暴发，疫情防控空间隔离的要求促进了在线医疗、远程医疗等各种形式的互联网医疗快速发展，推动了健康信息化进程。

2022 年 11 月，国家卫生健康委、国家中医药管理局、国家疾控局三部门印发《"十四五"全民健康信息化规划》，到 2025 年，我国将初步建设形成统一、权威、互联互通的全民健康信息平台支撑保障体系。

2. 我国医院信息化发展历程

（1）我国医院信息化的发展阶段　医院信息化是健康信息化的重要组成部分，能够反映健康信息化的整体进程。整体而言，医院信息化进程经历了以下四个阶段。

第一阶段：HIS 阶段（Hospital Information System，医院信息系统），主要采集收费相关的财务信息，借助网络实现医院内部人、财、物等资源的调配，服务于医院管理。

第二阶段：CIS 阶段（Clinical Information System，临床信息系统），主要采集以患者为中心的全院级别诊疗信息，以临床信息为核心，实现与管理信息的集成共享。

第三阶段：GMIS 阶段（Geographic Medical Information System，区域医疗信息系统），实现医联体、医共体、医院集团之间的信息互联互通和信息共享。为推进区域卫生信息化、标准化建设，近年来国家层面已经开展了区域卫生信息互联互通标准化成熟度测评工作。

第四阶段：智联网医院阶段，实现以患者为中心的全场景信息化。融合互联网、物联网、大数据等新兴信息技术，以个人医疗健康信息管理为切入点的多形态数字化医疗服务。

目前，我国医院信息化发展阶段的主流划分是 HIS、CIS 与 GMIS 三个阶段，随着信息通讯等技术的迅猛发展，我国即将进入智联网医院的发展阶段。

（2）智慧医院的发展现状　大数据、云计算、物联网等信息技术的发展，推动了智能技术在医院各个科室和部门的广泛应用，开创了医院信息化的新局面即智能化。"智慧医院"作为新概念，逐渐成为医院信息化建设的趋势。

目前，医疗机构主要通过"以评促进"的方式提升信息化水平，推动智慧医院建设。2021年以来，形成了智慧医院的三大评级标准体系：《电子病历系统功能应用水平分级评价方法及标准》（EMRs 0-8 级）、《医院智慧服务分级评估标准体系（试行）》（4S 0-5 级）、《医院智慧管理分级评估标准体系（试行）》（HM 0-5 级），为医疗机构信息化建设提供具体指引。这三大评级标准分别对应智慧医院建设中的智慧医疗、智慧服务、智慧管理建设三方面，见图 2-4。此"三位一体"的顶层设计将指导各医院评估院内信息化建设，规范开展智慧医院建设。

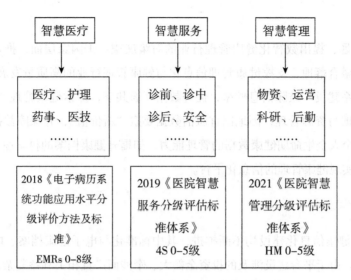

图 2-4 医院信息化的"三位一体"顶层设计

（二）"十四五"全民健康信息化规划

为推动全民健康信息化发展，国家卫生健康委、国家中医药管理局、国家疾控局于 2022 年 11 月制定并印发《"十四五"全民健康信息化规划》。规划的主题是引领支撑卫生健康事业高质量发展，促进全民健康信息服务体系化、集约化、精细化发展。同时，规划部署了八大主要任务、五项重点工程及八大优先行动。

1. 主要任务

规划列出了八个方面主要任务：①集约建设信息化基础设施支撑体系；②健全全民健康信息化标准体系；③深化"互联网＋医疗健康"服务体系；④完善健康医疗大数据资源要素体系；⑤推进数字健康融合创新发展体系；⑥拓展基层信息化保障服务体系；⑦强化卫生健康统计调查分析应用体系；⑧夯实网络与数据安全保障体系。

2. 重点工程

规划指出了要实施的五项重点工程：①全民健康信息新基建强化工程；②数字化智能化升级改造工程；③新一代信息技术应用促进工程；④基层信息化能力提升工程；⑤关键信息基础设施安全保护工程。

3. 优先行动

规划包括八大优先行动：①互通共享三年攻坚行动；②健康中国建设（行动）支撑行动；③智慧医院建设示范行动；④重点人群智能服务行动；⑤药品供应保障智慧监测应对行动；⑥数字公卫能力提升行动；⑦"互联网＋中医药健康服务"行动；⑧数据安全能力提升行动。

（三）我国健康管理信息化的机遇与挑战

目前，我国健康信息化制度规范的顶层设计已基本形成，互联互通的平台基础逐步夯实。国家级全民健康信息平台在基础设施、应用支撑、共享交换、资源管理、业务应用、标准安全等方面的建设均取得了一定的成效，但健康管理信息化目前仍面临一些机遇与挑战。

整体而言，健康管理信息化在实践中存在以下问题：①尽管四级平台在构建政务信息共享交换体系方面发挥了重要作用且已经取得显著成效，但缺乏对健康管理信息化的关注。②业务需求多样但健康信息标准不够统一、存在信息壁垒。③数据治理能力较弱，如健康档案的利

NOTE

用率较低。

　　针对以上问题，提出数智化健康管理行业的对策展望：①国家层面，推进健康中国、数字中国两大战略融合落地，支撑健康管理信息化与健康管理行业的高质量发展。②行业层面，夯实标准安全体系建设。破除信息壁垒，促进数据互通共享，探索健康管理"新范式"。③机构层面，汇聚数据与资源管理，因地制宜激活数据要素"新价值"，并保障数据安全。提升医疗健康等机构对个人全生命期健康数据的管理能力，如提升健康档案的科学性和利用率，使健康档案真正成为实现健康管理的信息化平台。

二、国外健康信息化

　　世界各国的健康信息化建设均不断推进，其中标准化与电子健康档案、电子病历是各国公认的建设重点。由于平台建设涉及的投资金额大、牵涉面广且相关利益复杂，所以平台的开发主体多为政府，但同时也有一些商业模式的尝试。总之，各国的健康信息化建设情况主要与国家医疗体制、经济发展水平、信息化发展程度密切相关。

1. 美国

　　健康信息化始于医疗信息化。1996 年美国生命与健康委员会开始医疗信息标准化建设；1996 年至 2004 年处于探索阶段；根本转折点在 2004 年 4 月 27 日，美国总统布什发布第 13335 号总统令，明确要求 10 年内在全美实现电子病历；2009 年美国总统奥巴马发布HITECH 法案（Health Information Technology for Economic and Clinical Health，卫生信息技术促进经济与临床健康法案），将医疗信息化列为美国医疗改革的重要组成部分；2010 年签署《患者保护与平价医疗法案》，随后出台"联邦医保及联邦医助 EHR 奖励计划"；2015 年全国范围内展开医疗服务信息化建设；2016 年，美国医疗信息化本土标准制定完成。同时，2011年至 2016 年分三步走实现了"有效使用电子健康档案"（Meaningful Use of Electronic Health Record，MU EHR）。

　　不同于大部分国家，美国侧重于利用市场机制推进健康信息化建设。例如，谷歌、微软、英特尔等巨头及新兴科技公司（美国最大的医师在线社交网络平台 Doximity、肿瘤及癌症治疗领域的医疗大数据技术公司 Flatiron Health、医疗机构辅助决策的平台 Cloud Medx）对健康管理远程互动的布局。

2. 欧洲

　　近年来欧洲医疗信息化战略围绕着电子病历、通信架构和网络、标准化安全和隐私等主题已取得长足发展，但仍有部分欧洲国家对医疗信息化的重视不足。英国、德国、荷兰、瑞典及西班牙共同制定了行动照护健康计划，旨在健康照护领域开发、试验新型的增值服务，帮助病患恢复健康。关于各个国家的情况，英国健康信息化相关的法律法规主要包括《数据保护法》（1998 年）、《电子签名法令》（2000 年）、《电子信息交流条例》（2003 年）等。德国的远程医疗系统自 21 世纪初进入普及阶段，相关法律主要为《社会法典（V）（P290—291）》，相关条例不仅保障居民电子健康卡的使用和管理，还保护了居民个人的信息与隐私。其中，移动健康是健康信息化的重要组成部分，也是发展趋势之一。欧洲已出台一系列健康信息化政策规范，见表 2-1。

NOTE

表 2-1 欧洲移动健康发展相关政策规范

时间	政策规定名称	内容
2011 年	《国际医疗器械监管者论坛》	将移动健康应用软件列为医疗器械管理范畴
2012 年	《数据保护规定》	对数据、隐私保护提供技术保障。正式确立数据融合和保护的基本框架，减少《一般数据保护规定（GPDR）》的模糊地带，明确要求患者数据加密、不同层级和性质医疗机构对数据使用和管理的权限
2012 年 9 月	《针对在医疗器械监管框架下仅用于医疗保健系统的软件的技术指南》	确保患者安全的基础上，促进医疗器械和体外诊断医疗器械的创新研发。明确了上述软件和应用工具的资质、标准和风险分级
2012 年	《电子健康行动计划（2012—2020 年）》	建立长期可持续的欧洲电子健康体系
2013 年	《欧盟患者跨境医疗权利指令》	明确了欧洲公民享有跨境医疗服务的权利，包括远程医疗等
2014 年 4 月	《移动健康绿皮书》	初步评估欧洲健康行业发展的潜力和障碍，就法律框架、卫生体系中定位、市场潜力、患者安全、信息透明度、数据使用和保护、医保报销和责任分担等提出战略设想

3. 日本

日本民间的医疗信息化始于 20 世纪 60 年代。日本的整个医疗信息化发展得到了政府的大力支持，并由政府积极组织研究和开发，从小诊所到大医院都在构建电子病历，同时，医疗、管理和服务三条线的数字化得到充分重视和推进。同时，日本政府依托日本电气（NEC）、日立（Hitachi）、东芝（Toshiba）、欧姆龙（Omron）和松下（Panasonic）等知名公司，广推"高质生活"的家庭移动医疗护理概念，力争在家庭层面分散医疗护理需求的压力，提升居家健康管理水平。

第三节 实践操作：口腔健康管理状况调研

通过《健康信息与健康信息化》这一章的学习，大家已经了解了我国健康信息化的发展状况，掌握了健康信息等基本知识。本章属于教材的基础篇，利用数据处理与分析工具进行健康信息分析的实践操作非常重要，比如对手工填写的问卷如口腔健康信息实现数据采集、汇总、查对、分析的电子化转变。请大家基于下面的思路，收集相关健康信息，完成口腔健康信息的数据分析。

1. 调查表

调查表也称问卷，是调查过程中收集与研究有关信息的主要测量工具，一般包括自填调查表和访问调查表两类。调查表制定应遵循标准的流程，一般要经过效度与信度等方面的评价。

调查表的标题即调查研究的主题。标题应简单明了，如"社区口腔的健康管理状况调查表"。引导语一般在问卷开头，主要是向被访者说明本次调研的目的、填表方法与注意事项等，以打消被访者顾虑。调研正文主要包括基本情况与调查条目两部分。

在收集数据的时候需要对调查表中的问题首先进行编码（A01、A02，B01、B02 等），见表 2-2。

表 2-2　社区口腔的健康管理状况调查表

一、基本情况

A01. 您的年龄：_____ 岁

A02. 您的性别：A. 男　B. 女

A03. 您的民族：A. 汉族　B. 其他民族

A04. 您的家庭居住地：A. 农村　B. 城市

A05. 您是否为独生子女？ A. 是　B. 否

A06. 您每月的生活费：_____ 元

A07. 您每月的口腔保健支出：_____ 元

A08. 您的父母中，受教育程度最高的一方的学历为：A. 小学及以下　B. 初中至高中　C. 专科　E. 本科及以上

A09. 您是否患过口腔疾病？ A. 是　B. 否

A10. 您认为自己目前的口腔状况如何？ A. 很好　B. 较好　C. 一般　D. 较差　E. 很差

二、自我管理现状调查

（一）认知维度

下列说法您是否了解？

B01. 刷牙时牙龈出血是不正常的
　　A. 完全不了解　B. 不了解　C. 一般了解　D. 了解　E. 十分了解

B02. 刷牙可以预防牙龈出血
　　A. 完全不了解　B. 不了解　C. 一般了解　D. 了解　E. 十分了解

B03. 细菌可以引起牙龈发炎
　　A. 完全不了解　B. 不了解　C. 一般了解　D. 了解　E. 十分了解

B04. 细菌可以引起龋齿
　　A. 完全不了解　B. 不了解　C. 一般了解　D. 了解　E. 十分了解

B05. 吃糖可以导致龋齿
　　A. 完全不了解　B. 不了解　C. 一般了解　D. 了解　E. 十分了解

B06 氟化物可以保护牙齿
　　A. 完全不了解　B. 不了解　C. 一般了解　D. 了解　E. 十分了解

（二）行为维度

请结合自身实际情况选择符合您行为现状的选项。

C01. 每天刷牙至少两次
　　A. 从不　B. 偶尔　C. 有时　D. 比较经常　E. 一直如此

C02. 每次刷牙至少三分钟
　　A. 从不　B. 偶尔　C. 有时　D. 比较经常　E. 一直如此

C03. 每三个月换一次牙刷
　　A. 从不　B. 偶尔　C. 有时　D. 比较经常　E. 一直如此

C04. 使用含氟牙膏
　　A. 从不　B. 偶尔　C. 有时　D. 比较经常　E. 一直如此

C05. 不喝含糖饮料
　　A. 从不　B. 偶尔　C. 有时　D. 比较经常　E. 一直如此

C06. 每天吃蔬菜水果
　　A. 从不　B. 偶尔　C. 有时　D. 比较经常　E. 一直如此

C07. 饭后使用牙线清洁
　　A. 从不　B. 偶尔　C. 有时　D. 比较经常　E. 一直如此

C08. 每年至少做一次口腔检查
　　A. 从不　B. 偶尔　C. 有时　D. 比较经常　E. 一直如此

C09. 每年至少洁牙一次
　　A. 从不　B. 偶尔　C. 有时　D. 比较经常　E. 一直如此

C10. 牙齿不舒服时主动求医
　　A. 从不　B. 偶尔　C. 有时　D. 比较经常　E. 一直如此

2. 数据录入与分析

（1）选择 MICROSOFT EXCEL 将采集到的数据汇总到表格中。请核对汇总信息是否正确，如核对性别占比是否与调研时一致。

（2）在样本中筛选出 18 岁以下的青少年口腔健康管理状况。

（3）将数据导入软件 IBM SPSS 中，进行全样本和部分样本（如 18 岁以下的青少年）的描述性分析与推断性分析。

本章小结

本章首先通过 DIKW 模型对数据、信息、知识、智慧之间的关系进行了解释；进而对健康信息、人口信息、健康医疗大数据等相关概念进行了阐述；对健康信息管理的不同类型分别进行了介绍。其次，对美国、欧洲、日本等国外的健康信息化做出简要介绍；对我国健康信息化发展历程、面临的机遇和挑战现状等做了详细解读。最后，通过针对口腔健康管理状况调研问卷的电子化操作，体会健康医疗数据处理和分析的信息化实践。

练习题

一、填空题

1. DIKW 指的是_____、_____、_____、_____四个方面。

2. 健康信息源于_____，健康信息是经过_____的健康数据。

3. 人口健康信息主要包括全员人口、_____、_____及人口健康统计信息等。

4. 从微观信息管理主体的性质和范围来看，信息管理包括_____层次和_____层次的信息管理。

5. 个人健康信息管理是指人们使用_____对健康状况进行监测和评估，并做出与健康相关的决策和计划，从而进行疾病治疗和预防。

二、选择题

（　　）1. 美国健康信息化过程中，提出有效使用电子健康档案，英文简称是____。

　　　　A. MU EHR　　　　　B. EHR　　　　　　　C. MU EMR　　　　D. EMR

（　　）2.____是国家重要的基础性战略资源。

　　　　A. 医疗健康改革　　　B. 健康医疗大数据　　C. 健康中国　　　　D. 远程医疗

（　　）3.____不属于问卷调研中的步骤。

　　　　A. 信息编码　　　　　B. 信息校对与存储　　C. 问卷设计　　　　D. 结构化访谈

（　　）4. 群体健康信息脱敏的基础数据和结果数据，不能用于评价____。

　　　　A. 人群健康效果　　　　　　　　　　　　B. 个体健康状况

　　　　C. 老年人某病患病率　　　　　　　　　　D. 病死率

三、判断题（请在正确表述后面的小括号内打"√"，错误的打"×"）

1. 英国侧重于利用市场机制推进健康信息化建设。（　）

2. 健康信息有别于其他社会信息，具有较明显的专业性和专用性。（　）

3. 管理信息系统与信息系统是完全不同的两个概念，不存在表达上的互相替代现象。（　）

4. 广义的健康信息管理是对健康信息的管理，狭义的健康信息管理是对健康信息资源的管理。（　）

5. 居民健康档案是居民健康管理过程的规范、科学记录，是社区顺利开展各项卫生保健工作、满足社区居民卫生服务需求及提供基层卫生服务的重要保证。（　）

四、简答题

1. 简述健康信息的内涵和特征。

2. 举例说明你身边的健康信息都有哪些。

3. 比较分析中美健康信息化的差异。

五、讨论题

1. 信息通讯技术的发展在未来如何进一步推动健康管理信息化？

2. 查阅美国与德国健康信息化的相关文献，总结其可借鉴之处。

第三章　计算机网络与通信

扫一扫，查阅本模块PPT、视频等数字资源

学习目标

通过本章的学习，你应该能够：

掌握　计算机网络的定义、分类、基本组成与体系结构；Internet 的概念、组成和功能；现代通信技术的基本概念与种类；HTML 的基本概念、优缺点与基本结构；移动互联网的定义、特点及应用场景；利用网页工具获取信息的能力。

熟悉　计算机网络的拓扑结构、IP 地址、域名、URL 等基本概念；有线通信与无线通信的常用设备与技术；HTML 静态网页的版面风格与表单设计；移动互联网的发展历程与趋势。

了解　以物联网、云计算、人工智能为代表的新一代信息通信技术；CSS、JavaScript 等主流网页设计工具。

章前引言

互联网等信息技术的不断发展，推动了传统健康管理服务模式的深刻变革，互联互通的计算机网络、Internet 及移动互联网，消除了时间与空间的距离与障碍，帮助人们随时随地享受专业的健康管理服务。计算机网络与通信，是互联网健康管理的基础设施，掌握与了解计算机网络相关基本工作原理，对有效开展互联网健康服务与管理多有裨益，也是对新时代健康服务与管理从业人员信息素养的基本要求。

Internet 的出现彻底改变了人们的生活方式，使得数据信息的流转更为便捷，因特网包含了海量的健康信息，为获取专业的健康管理服务提供了便利。移动互联网的出现提升了互联网健康服务与管理的质量，智能手机等移动互联设备可以开展各类即时健康监测，为健康服务方案提供了一手的信息数据，也方便了健康从业者及时为用户提供针对性的服务。近年来，新涌现出的物联网、云计算、人工智能、区块链等新一代信息通信技术全方位改变了互联网健康服务与管理的业态，健康管理行业也必将搭乘信息技术的东风，开创健康管理新的格局。

相关研究报告显示，健康产业已成为全球最大的新兴产业之一。人口老龄化、慢性病和肿瘤的高发病率、社会压力、环境恶化和就医难题等困扰着现代人的健康问题，健康服务有着巨大的发展前景，而互联网又是现代人交互的重要渠道和平台，通过"互联网＋"健康管理，

NOTE

对疾病由消极防御（治疗为主），转变为积极防御（管理为主），通过可穿戴设备、健康管理适宜技术、云计算等，实现线上健康咨询、健康监测、健康指导、体检预约等。

大量持续的健康数据是后续开展精准化、个性化的用户健康服务的基础，数据的传输与储存必须依托计算机网络这一基本基础设施，计算机网络在不断发展过程中，产生了 Internet、移动互联网等为代表的应用平台及不断更新的现代通信技术，更好地为健康管理提供了技术支撑。

本章将从计算机网络、HTML 基础与移动互联网三个方面介绍计算机网络与通信技术，最后通过互联网对通信技术发展历史和"5G"特点的信息检索，完成本章的实训。

第一节　计算机网络、Internet 及现代通信技术

计算机网络与 Internet 是互联网健康服务与管理技术中最基本的基础设施，是健康数据与信息传输和存储最重要的载体。

一、计算机网络基础知识

1. 计算机网络的定义

计算机网络是将分布在不同地理位置上的具有独立功能的计算机通过通信设备和传输介质相互连接，并遵守共同的协议，实现相互通信、资源共享和协同工作。

计算机网络的功能主要表现在资源共享、网络通信、提高可靠性、负载均衡与分布式处理、集中控制等方面。

2. 计算机网络的分类

按照网络规模大小和通信距离远近可以划分为广域网（Wide Area Network，WAN）、城域网（Metropolitan Area Network，MAN）和局域网（Local Area Network，LAN）。

按照网络中计算机所处的地位可以划分为对等网络、基于客户机 / 服务器模式网络。

3. 计算机网络的基本组成

计算机网络由网络硬件系统和网络软件系统构成。从拓扑结构上讲，计算机网络由一些网络节点和连接这些节点的通信链路构成；从逻辑功能上讲，计算机网络由资源子网和通信子网两个子网组成。

4. 计算机网络的拓扑结构

计算机网络的拓扑结构是指网络节点和通信线路组成的几何形状。常见的计算机网络拓扑结构有总线型结构、环型结构、星型结构、树型结构、网状结构和混合型结构（图 3-1）。

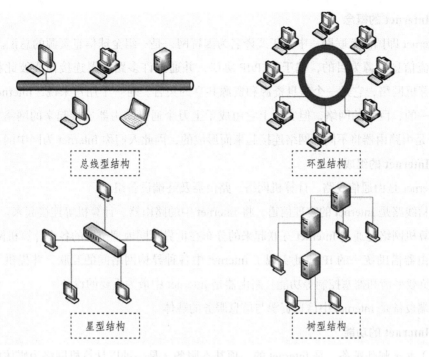

图 3-1　计算机网络拓扑结构

5. 计算机网络的体系结构

计算机网络体系结构是指通信系统的整体设计，它为网络硬件、软件、协议、存取控制和拓扑提供标准。

（1）OSI/RM 开放系统互联参考模型　为了实现不同制造商计算机产品之间的相互通信，国际标准化组织和国际电报电话咨询委员会在 1979 年共同制定了开放系统互联的参考模型 OSI/RM（Open System Interconnection/Reference Model），通常称为七层网络通信模型。它的颁布促使所有计算机网络走向标准化，从而具备了开放和互联的条件，即只要遵循 OSI 标准，一个系统就可以与位于世界上任何地方、遵循同样标准的其他系统进行通信。

（2）TCP/IP 网络协议　网络间的互联需要网络用户共同遵守一个协议，这个协议就是网络协议。作为因特网使用的协议，TCP/IP 协议是目前被广泛使用的网络协议。TCP、IP 协议都不是 OSI 标准，但它们是目前最流行的商业化协议，并被公认为当前的工业标准。TCP/IP 网络协议主要包括 IP 网际协议、TCP 传输控制协议、UDP 用户数据报协议、ICMP 网际控制报文协议、ARP 地址解析协议等。

OSI/RM 参考模型与 TCP/IP 网络协议均为层次结构；OSI 参考模型包括了七层，TCP/IP 模型只有四层；TCP/IP 作为 Internet 上发展起来的协议，已成为网络互联的事实标准；目前尚未有按 OSI 实现的网络产品，OSI 模型仅作为理论的参考模型被广泛使用。

二、Internet

出于军事研究目的，20 世纪 60 年代，美国国防部高级研究计划局着手开发了 ARPAnet，该网于 1969 年投入使用，当时仅连接了 4 台计算机。之后，ARPAnet 又通过新的方法将不同的计算机局域网互联，形成"互联网"。研究人员称为"Internetwork"，简称"Internet"。这个名词一直沿用到现在。

NOTE

1. Internet 的概念

Internet 即国际互联网，中文正式译名为因特网，是一组全球信息资源的总汇。Internet 以相互交流信息资源为目的，基于 TCP/IP 协议，并通过许多路由器连接而成彼此相互通信的大型计算机网络，它是一个信息资源和资源共享的集合。对一个用户来说，Internet 看上去像一个单一的、巨大的网络，但实际上它由成千上万个通过路由器连接起来的网络构成。因为 Internet 是由路由器将不同的网络连接起来而形成的，因此人们称 Internet 为网中网。

2. Internet 的组成

Internet 是由通信线路、计算机网络、路由器及终端设备组成。

通信线路是 Internet 的物理信道，将 Internet 中的路由器、计算机等连接起来。

计算机网络是通过 Internet 互联起来的分布在世界不同地理位置的各个计算机网络。

路由器借助统一的 IP 地址实现了 Internet 中各种异构网络间的互联，并提供了最佳路径选择、负载平衡和拥塞控制等功能。路由器是 Internet 中最为重要的设备。

终端设备是 Internet 中信息资源与信息服务的载体。

3. Internet 的功能

（1）电子邮件服务　是 Internet 的一项基本服务。是一种以计算机网络为媒体的信息传输方式。电子邮件服务采用客户机/服务器工作模式，用户发送和接收邮件需要借助于安装在客户机中的电子邮件应用程序来完成。电子邮件应用程序应具有如下两个最为基本的功能：①创建和发送电子邮件；②接收、阅读、管理邮件。

（2）文件传输服务　通过文件传输协议（Flie Transfer Protocol，FTP），可以在 Internet 上传输任何类型的文件。FTP 客户程序接收用户从键盘输入的命令，并根据命令发送或接收数据；FTP 服务程序接收并执行客户程序发过来的命令，与客户建立 TCP 链接，完成与客户机交换文件的功能。

（3）WWW（World Wide Web，万维网）服务　WWW 服务以超文本标记语言（Hyper Text Mark-up Language，HTML）与超文本传输协议（Hyper Text Transfer Protocol，HTTP）为基础，为用户提供界面一致的信息浏览系统，可以开展信息查询服务和建立信息资源服务。

（4）远程登录　使用 Telnet 命令与远程主机建立连接，使用远程主机的资源和应用程序。

此外 Internet 还提供电子公告栏（Bulletin Board System，BBS）、新闻组（Usenet）、IP 电话等服务。

4. IP 地址

要使 Internet 上主机间能正常通信，必须给每个计算机一个全球都能接收和识别的唯一标识，它就是 IP 地址。IP 地址是按照 IP 协议规定的格式，为每一个正式接入 Internet 的主机所分配的、供全世界标识的唯一通信地址。目前全球广泛应用的 IP 协议是 4.0 版本，记为 IPv4，由于地址的枯竭，替代它的将是 IPv6。

（1）IPv4 地址　IPv4 地址（图 3-2）用 32 位二进制编址，包含 4 个字节，由网络号（net ID）和主机号（host ID）两部分构成；网络号确定主机所在的物理网络，它的分配必须全球统一；主机号确定了在某一物理网络上的一台主机，可由本单位内部分配，无须全球一致。

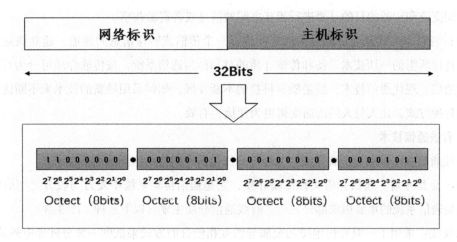

图 3-2 IPv4 地址

（2）IPv6 地址　IPv6 地址长度为 128 位，相较 IPv4，地址空间增大了 2 的 96 次方倍；IPv6 采用灵活的 IP 报文头部格式，使用一系列固定格式的扩展头部取代了 IPv4 中可变长度的选项字段；IPv6 的安全性得到了显著提高，身份认证和隐私权是 IPv6 的关键特性；IPv6 还允许协议继续演变，增加新的功能，使之适应未来技术的发展。

5. 域名

网络上主机通信必须指定双方机器的 IP 地址，尽管 IP 地址能够唯一地标记网络上的计算机，但 IP 地址是一长串数字，记忆十分不方便，于是人们又发明了另一套字符型的地址方案，即所谓的域名（Domain Name，DN）。将域名翻译为对应 IP 地址的过程称为域名解析，域名的解析工作由域名服务器（Domain Name Server，DNS）完成，域名解析采用分层的管理模式，加入因特网的各级网络依照域名服务器的命名规则对本网内的计算机命名，并在通信时负责完成域名到各 IP 地址的转换。Internet 中一台计算机可以有多个用于不同目的的域名，但只能有一个 IP 地址。

6. URL（Uniform Resource Locator，统一资源定位器）

WWW 服务的一个重要特点是采用了统一资源定位器（URL），URL 用来唯一标识网络信息资源的位置和存取方式的机制，给资源的位置提供了一种抽象的识别方法，并用这种方法给资源定位。URL 由以冒号隔开的两大部分组成，即 < 连接模式 >：< 路径 >。连接模式是资源或协议的类型，目前支持的有 http、ftp、news、telnet 等。路径一般包含主机名称、端口号、类型和文件名、目录号等。具体格式为：

< URL 的访问方式 >：//< 主机 >：< 端口 >/< 路径 >/< 文件名 >

例如：https：//ggxy.gxtcmu.edu.cn/Item/74.aspx

连接模式为 https，主机域名为 ggxy.gxtcmu.edu.cn，路径为 Item，文件名为 74.aspx。URL 激活文件资源名时，表示将定位于 asp 动态网页。

三、现代通信技术

1. 概述

在人类的生产和社会生活中离不开信息的交流与传递。在这种交流和沟通过程中，不同的人采用不同的方式，比如面对面交流、固定电话、移动电话、电子邮件、即时通信软件等，他们之间交流和沟通的目的是要进行相互之间的信息或者资源共享。

通信的基本形式是在信源与信宿之间建立一个传输或转移信息的通道。建立该通道，实现信息传递所需的一切技术设备和传输介质的总和称为通信系统，按传输介质可分为有线通信和无线通信。现代通信技术，就是随着科技的不断发展，如何采用最新的技术来不断优化通信系统的各种方式，让人与人的沟通变得更为便捷、有效。

2. 有线通信技术

有线通信技术即利用金属导线、光纤等有线通信介质传送信息的通信技术。

（1）通信介质　通信介质又称传输介质，它是通信传输系统中发方与收方之间的物理路径，也是通信系统的重要组成部分之一。有线通信介质主要有以下三种（图 3-3）。

双绞线：采用了一对互相绝缘的金属导线互相绞合的方式来抵御一部分外界电磁波干扰。把两根绝缘的铜导线按一定密度互相绞在一起，可以降低信号干扰的程度，每一根导线在传输中辐射的电波会被另一根线上发出的电波抵消。"双绞线"的名字也是由此而来。双绞线常见的有 3 类线、5 类线和超 5 类线，以及最新的 6 类线，前者线径细而后者线径粗。目前，双绞线可分为非屏蔽双绞线（Unshilded Twisted Pair，UTP）和屏蔽双绞线（Shielded Twisted Pair，STP）。屏蔽双绞线电缆的外层由铝箔包裹，以减小辐射，但并不能完全消除辐射，屏蔽双绞线价格相对较高，安装时要比非屏蔽双绞线电缆困难。

同轴电缆（Coaxial Cable）：指有两个同心导体，而导体和屏蔽层又共用同一轴心的电缆。它是计算机网络中使用广泛的另外一种线材。由于它在主线外包裹绝缘材料，在绝缘材料外面又有一层网状编织的屏蔽金属网线，所以能很好地阻隔外界的电磁干扰，提高通讯质量。

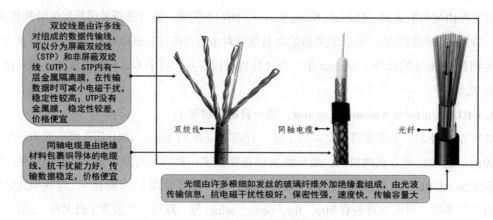

图 3-3　有线通信介质的实物外形

光纤：光导纤维，是一种利用光在玻璃或塑料制成的纤维中的全反射原理而达成的光传导工具。微细的光纤封装在塑料护套中，使得它能够弯曲而不至于断裂。通常，光纤一端的发射装置使用发光二极管（Light Emitting Diode，LED）或一束激光将光脉冲传送至光纤，光纤另一端的接收装置使用光敏元件检测脉冲。包含光纤的线缆称为光缆。在日常生活中，由于光在光导纤维的传导损耗比电在电线传导的损耗低得多，通常被用作长距离的信息传递。随着光纤的价格日渐降低，其也被用于医疗和娱乐。

（2）常用通信设备

集线器（Hub，图 3-4）：是一种工作在物理层的设备，它的主要功能是对接收到的信号进行再生整形放大，以扩大网络的传输距离，同时把所有节点集中在以它为中心的节点上，它并不提供数据交换的功能。

　　网桥（Bridge）：也称桥接器，是连接两个局域网的存储转发设备，用它可以完成具有相同或相似体系结构网络系统的连接。

　　路由器（Router，图 3-4）：处理网络层的数据，因此它们更容易互联不同的数据链路层，如令牌环网段和以太网段。路由器有较高的网络适应性，性价比高，现在广泛应用于局域网间，以及局域网与广域网的连接上。

　　交换机（Switch，图 3-4）：与桥接器一样，按每一个包中的 MAC（Media Access Control Address，媒体存取控制位址）地址相对简单地决策信息转发。而这种转发决策一般不考虑包中隐藏的更深的其他信息。

　　网关（Gateway）：是连接两个协议差别很大的计算机网络时使用的设备。它可以将具有不同体系结构的计算机网络连接在一起。

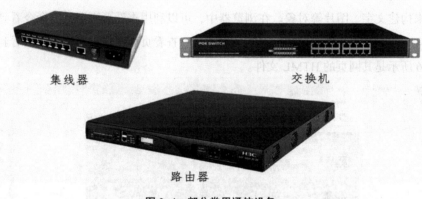

集线器　　　　交换机

路由器

图 3-4　部分常用通信设备

3. 无线通信技术

　　无线通信是指多个节点间不经由导体或缆线传播进行的远距离传输通信，利用收音机、无线电等都可以进行无线通信。

　　（1）Wi-Fi（无线局域网）　Wi-Fi 是一个国际无线局域网（WLAN）标准，全称为 Wireless Fidelity，又称 IEEE802.11b 标准。Wi-Fi 是一种可以将个人电脑、手持设备（PDA，手机）等终端以无线方式互相连接的技术，能够在数百英尺范围内支持互联网接入的无线电信号。Wi-Fi 局域网不再使用电缆将计算机与网络进行连接，而是用无线访问节点（Acess Point，AP）进行网络访问，从而使网络的构建和终端的移动更加灵活。

　　（2）蓝牙　所谓蓝牙（Bluetooth）技术，实际上是一种短距离无线电技术，利用"蓝牙"技术，能够有效地简化掌上电脑、笔记本电脑和移动电话手机等移动通信终端设备之间的通信，也能够成功地简化以上这些设备与因特网之间的通信，从而使这些现代通信设备与因特网之间的数据传输变得更加迅速高效，为无线通信拓宽道路。蓝牙采用分散式网络结构及快跳频和短包技术，支持点对点及点对多点通信。

　　（3）紫蜂　紫蜂（ZigBee）是一种短距离、低功耗的无线通信技术名称。这一名称来源于蜜蜂的八字舞。其特点是近距离、低复杂度、低功耗、低数据速率、低成本。主要适合传感控制应用、自动控制和远程控制领域，可以嵌入各种设备。ZigBee 具有大规模的组网能力，每个网络可高达 60000 个节点。

NOTE

第二节　HTML 基础

一、HTML 简介

1. 概念

HTML 是 Hypertext Marked Language 的缩写，主要用来制作超文本文档的简单标记语言。它主要是在原来文本文件的基础上，增加一系列的标识符来描述其格式，形成网络文件。用户使用浏览器下载时，把这些标识符解释成应有的含义，按一定的格式将这些被标识的文件显示在屏幕上。

网页的原始内容不只是由许多图片和文字组合而成的，而是由语言程序构筑成的，利用语言程序来构建文字、图片等对象。在浏览器中，可以利用查看页面源代码命令看到构筑这个网页的语言。例如，图 3–5 所示的网页页面，通过“查看页面源代码”命令可以看到其语言构成，图 3–6 所示是其网页的 HTML 文件。

图 3–5　原始网页页面

```
view-source:https://www.gxtcmu.edu.cn
OCTYPE html PUBLIC "-//W3C//DTD XHTML 1.0 Transitional//EN" "http://www.w3.org/TR/xhtml1/DTD/xhtml1-transitional.dtd">
ml xmlns="http://www.w3.org/1999/xhtml">
ad>
ta http-equiv="Content-Type" content="text/html; charset=utf-8" />
ta content="广西中医药大学" name="Keywords" />
ta content="广西中医药大学" name="Description"/>
tle>广西中医药大学</title>
nk href="/Template/Default/Skin/module.css" rel="stylesheet" type="text/css" />
nk href="/Template/Default/Skin/default.css?i=1" rel="stylesheet" type="text/css" />
nk href="/Template/Default/Skin/index.css?i=1" rel="stylesheet" type="text/css" />
ript type="text/javascript">
 var siteSetup = {sitePath: '/',ajaxPath: '/ajax.aspx',skinPath: '/Template/Default/Skin/'};
cript>
ript language="javascript" type="text/javascript" src="/js/jquery.pack.js"></script>
ript language="javascript" type="text/javascript" src="/js/jquery.peex.js"></script>
ript language="javascript" type="text/javascript" src="/Template/Default/Skin/js/jquery.SuperSlide.js"></script>
ript language="javascript" type="text/javascript" src="/Template/Default/Skin/js/js.js"></script>
nk rel="icon" href="/favicon.ico" type="image/x-icon" />
nk rel="shortcut icon" href="/favicon.ico" type="image/x-icon" />

- <script src="/Template/Default/Skin/js/slider.jquery.js" type="text/javascript"></script> -->

ead>
dy>

 <div id="wrap">

 <div id="header">
     <div class="logoBar">

            <h1 title="广西中医药大学" id="logo"><a href="/"><img id="logoImg" src="/Template/Default/Skin/images/logo.png" /></a></h1>

            <div class="pic"></div>
```

图 3–6　HTML 文件

NOTE

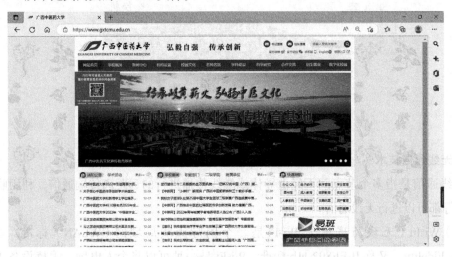

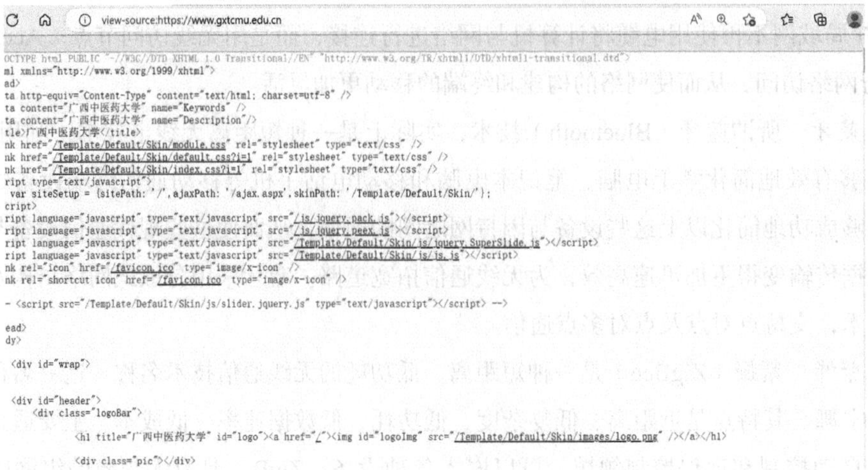

2. 优点

HTML 文档制作不是很复杂，且功能强大，支持不同数据格式的文件镶入，这也是 HTML 盛行的原因之一，其主要优点：①简易性，易于编写，美观，纯文字内容，要进行编修及阅读并不困难，无须特殊软件，只需要一个字符编辑器即可。②可扩展性，HTML 语言的广泛应用带来了加强功能、增加标识符等要求，HTML 采取子类元素的方式，为系统扩展带来保证。③平台无关性，HTML 独立于平台，对多平台兼容，可以使用在广泛的平台上。

3. 缺点

使用 HTML 作为开发语言也存在一些潜在的缺点：①由于 HTML 是一种标记语言，它的表现力不如 JavaScript 或 PHP 等编程语言，这意味着用 HTML 开发复杂的网页应用程序或页面可能更具挑战性。② HTML 不是一种非常安全的语言，必须仔细编码保证输入正确，防止安全漏洞。③ HTML 有很多不同的元素和语法规则，不同浏览器的显示也可能不一样，这给新手制造了一定的学习障碍。

4. 基本结构

一个完整的 HTML 文档必须包含三个部分：主体标签、头部区域和主体区域。

主体标签是 HTML 开始和结束的标记，其结构形式：<html>…</html>。

<html> 和 </html> 是网页的第一个和最后一个标签，网页的其他所有内容都位于这两个标签之间。这两个标签告诉浏览器或其他阅读该页的程序，此文件为一个网页。

HTML 文件的头部标签不包括网页的任何实际内容，而是提供一些与网页有关的特定信息。比如本网页的标题、创作工具、背景等。通常将其两个标记之间的内容统称为 HTML 的头部，其结构形式：<head>…</head>。

HTML 文件的主体区标签，绝大多数 HTML 内容都放置在这个区域里面，通常位于 </head> 标记之后，</html> 标记之前，其结构形式：<body>…</body>。

<body> 标示出文件主体区，主体区是网页的主要部分，如网页中显示的新闻、图片、音乐、视频等内容，都是 <body> 和 </body> 之间的部分。通过 <body> 标签可以设置主体部分的背景颜色、文字大小、链接颜色等属性。见图 3-7（可以尝试用记事本保存为 HTML 文件，再用浏览器打开，看得到什么样的界面）。

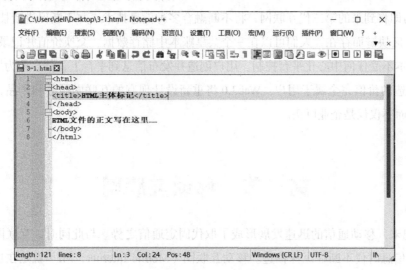

图 3-7　HTML 基本结构

5. HTML5

HTML5 是超文本标记语言第 5 代（Hyper Text Markup Language 5）的缩写。HTML5 是构建 Web 内容的一种语言描述方式。HTML5 由不同的技术构成，结合了 SVG（Scalable Vector Graphics，可缩放矢量图形）的内容。这些技术在网页中可以更加便捷地处理多媒体内容。

HTML5 具备良好的跨平台性能。新增了内容元素 header、nav、section、article、footer，表单控件 calendar、date、time、email、url、search，绘画 canvas，媒体元素 video、audio，DOM Storage 和 Web SQL Database 两种存储机制，地理位置、拖曳、摄像头、多线程、Web Socket 等特性；canvas 元素的使用，使得浏览器无须 Flash 或 Silverlight 等插件就能直接显示图形或动画图像；对音频、视频文件的支持使得浏览器摆脱了对插件的依赖；通过创建一个 Web Worker 对象就可以实现多线程操作；Web Socket 技术的支持，可以实时响应后端数据变化。

二、Web3.0

1994 年，静态网页出现，代表着 Web1.0 时代的到来，由于互联网在网速、光纤基础设施和搜索引擎等方面都取得了发展，用户对社交、音乐、视频分享和支付交易的需求大幅上升，这些社交属性的需求催生了 Web2.0 的诞生。

Web1.0 的页面为静态页面，能够对信息进行简单管理。使用到的技术是 HTML、XML、CSS 等。Web1.0 平台创造并发布信息，信息存在于平台服务器上，因此平台拥有信息的控制权，代表性的平台有雅虎、新浪、网易等。

Web2.0 的页面为动态页面，主要的功能是用户与用户之间，以及用户与网络服务器之间的交互。使用到的技术包括 AJAX、前端框架等。Web2.0 平台收集用户创造的信息并发布，信息所产生的价值由平台制定协议与用户分配，信息存在于平台服务器上。代表性的平台有微信、Youtube、Google 等。

Web3.0 是人类所期待的下一代互联网。Web3.0 从 2006 年起就受到了产业界、学术界、媒体界及公众的广泛关注，但对于 Web3.0 的定义及概念还不够统一和明确，一些学者认为未来网络是具有虚实融合功能的沉浸式互联网及具有安全可信特点的去中心化互联网。而 Web3.0 作为即将到来的第三代互联网，将不断融合多种信息技术，并不断促进新技术的出现。Web3.0 基于区块链而存在，人们可以在一个共享账本中储存数据、交换价值并记录交易活动，而且这个账本不受任何中心化平台控制，用户创造并发布信息到平台上，信息作为用户的数字资产，所创造的价值完全属于用户。Web3.0 将重新设计现有的互联网服务和产品，使其能够利好于大众而不仅仅是企业巨头。

第三节　移动互联网

20 世纪末，移动通信的迅速发展形成了取代固定通信之势。与此同时，互联网技术的完善和进步将信息时代不断往纵深推进。移动互联网（Mobile Internet，MI）就是在这样的背景下孕育、产生并发展起来的。移动互联网通过无线接入设备访问互联网，能够实现移动终端之间的数据交换，是计算机领域继大型机、小型机、个人计算机、桌面互联网之后的第五个技术发展周期。作为移动通信与传统互联网技术的有机融合体，移动互联网被视为未来网络发展的核心和最重要的趋势之一。

一、移动互联网简介

1. 定义及特点

尽管移动互联网是目前 IT 领域最热门的概念之一，然而业界并未就其定义达成共识。

目前认可度比较高的定义是中国工业和信息化部电信研究院在 2011 年的《移动互联网白皮书》中给出的：移动互联网是以移动网络作为接入网络的互联网及服务。它包括 3 个要素：移动终端、移动网络和应用服务。该定义将移动互联网涉及的内容主要概括为以下 3 个层面：①移动终端，包括收集、专用移动互联网终端和采用数据卡方式的便携计算机等。②移动通信网络接入，包括 2G、3G、4G、5G 甚至 6G 等。③公众应用服务，包括 Web、WAP 方式等。移动终端是移动互联网的前提，移动网络是移动互联网的基础，而应用服务则成为移动互联网的核心。

综合以上，我们也提出一个参考性定义：移动互联网是指以各种类型的移动终端作为接入设备，使用各种移动网络作为接入网络，从而实现包括传统移动通信、传统互联网及其各种融合创新服务的新型业务模式。

与传统互联网相比，移动互联网结合了移动通信的优势，其特点主要体现在以下几个方面。①终端移动性：相对于固定互联网，移动互联网灵活、便捷、高效。移动终端体积小且易于携带，移动互联网里包含了各种适合移动应用的各类信息，用户可以随时随地进行采购、交易、咨询、决策、交流等各类活动。②个性化：移动互联网创造了一种全新的个性化服务理念和商业运作模式。对于不同用户群体和个人的不同爱好与需求，为他们量身定制出多种差异化的信息，并通过不受时空地域限制的渠道，随时随地传送给用户。③业务及时性：用户使用移动互联网能够随时随地获取自身或其他终端的信息，及时获取所需的服务和数据。④服务便利性：由于移动终端的限制，移动互联网服务要求操作简便，响应时间短。⑤业务使用的私密性：在使用移动互联网业务时，所使用的内容和服务更私密，如手机支付业务等。⑥融合性：移动语音和移动互联网业务的一体化促进了业务融合，手机终端趋向于变成人们随身携带的唯一电子设备，其功能集成度越来越高。

2. 发展历程

我国的移动互联网发展经历了通信阶段、传统互联网移动化、移动互联网三个时期，从单纯的电话、短信到工作应用的 5 个阶段。表 3-1 展示了移动互联网的发展历程。

表 3-1　移动互联网发展历程

3 个时期	5 个阶段	基本能力	支撑能力	典型应用	应用时间
通信阶段	打电话		号码存储、黑白名单	主叫显示、来电提醒、呼叫转移	
	发短信		短信编辑、转发、存储	定时发送	

NOTE

续表

3个时期	5个阶段	基本能力	支撑能力	典型应用	应用时间
传统互联网移动化	手机上网	手机具备上网功能	高像素、摄像功能、媒体播放	新闻浏览、手机游戏、无线音乐、移动微博	碎片时间
移动互联网	生活应用	4G、5G高速上网、支持客户端	号码认证、移动定位、移动支付、二维码	微信、美团、支付宝等	日常生活时间
	工作应用	4G、5G高速上网、支持客户端、大屏幕	号码认证、移动定位、二维码	移动OA、企业彩云、资料云、统一通讯录、会务通知等	移动办公时间

3. 发展趋势

2022 年 6 月发布的《中国移动互联网发展报告（2022）》，截至 2021 年 12 月底，中国手机网民规模达 10.29 亿人，移动电话用户总数达到 16.43 亿户。2021 年，移动互联网接入流量达 2216 亿 GB，全年移动互联网月户均流量（DOU）达 13.36GB/户·月。移动互联网步入"流量提升"时代，活跃用户数持续增长。

移动互联网已渗透到社会生活的方方面面，产生了巨大的影响，目前移动互联网的发展逐渐趋于平稳和规范，元宇宙代表的虚实融合发展将成为近几年移动互联网的主要发展趋势。

5G 行业应用创新赋能产业体系升级。随着 5G 与各行各业的融合逐步深入，其在基础软硬件、终端、网络、安全等各环节都会推动产业升级，甚至与各行业共同变革催生新的产业体系。未来，5G 能力开放平台及行业基础能力平台，将成为产业升级的发力点和突破点。5G 行业应用解决方案将成为 5G 赋能行业发展的集中体现和最大亮点。

元宇宙产业应用融合进一步深化。元宇宙代表了虚拟空间与现实世界的融合发展趋势。当下的应用场景主要在社交和娱乐领域，未来有可能拓展至金融、工业、教育、文艺、科学等领域。虽然元宇宙发展形态尚不确定，但是进一步增强元宇宙核心技术基础能力，推动产业应用融合，有利于数字经济发展。与此同时，元宇宙相关技术标准与风险防范体系也有待建立与完善，投资热将逐渐趋于理性。

反垄断推动市场环境健康有序。强化反垄断与反不正当竞争、互联互通、数据安全等领域的监管，将进一步塑造公平、开放、共赢、包容的移动互联网发展环境，网民权益将得到进一步保障。合规经营成为移动互联网企业发展的基线，坚持技术创新驱动发展，强化融合应用引领发展，积极参与国际竞争，成为其长远发展方向。

移动互联网红利进一步全民普及。移动互联网红利将进一步下沉至三、四线城市及广大农村地区，老年人等群体使用移动互联网的数字鸿沟将进一步弥合，大家可以共享移动互联网的"数字红利"。随着产业互联网的快速推进，移动互联网进一步赋能千行百业，推动数字技术与实体经济深度融合发展。

数字乡村与数字政府建设进程提速。数字政府建设将作为优化营商环境的重要举措，这一举措力求以数字政府建设倒逼改革，积极推动政府数据资源开放共享。积极将教育、医疗、农技、政务服务等通过信息平台延伸至乡村，切实提升乡村数字化水平。预计数字政府与数字乡村建设将不断提速，赋能经济发展，进一步提升政务服务水平与社会治理能力现代化水平。

二、移动通信技术

近年来，世界电信行业发生了巨大的变化，移动通信迅速发展，使用户彻底摆脱终端设备的束缚，实现完整个人移动性、可靠性传输手段和接续方式。21 世纪，移动通信逐渐演变成社会发展和进步必不可少的工具。移动通信技术日新月异，先后经历了第一、第二、第三、第四代移动通信技术的兴起与淘汰，完成了第五代移动通信技术的快速覆盖与普及。

1. 第一代移动通信技术

第一代移动通信技术（1G）是指最初的模拟、仅限语音的蜂窝电话标准，其特点是业务量小、质量差、安全性差和速度低。1G 主要基于蜂窝结构组网，直接使用模拟语音调制技术，传输速率仅为 2.4Kb/s。我国在 20 世纪 90 年代初流行的"大哥大"手机及 BP 机等就是这一代技术的产物。

2. 第二代移动通信技术

第二代移动通信系统（2G）开始于 20 世纪 80 年代末，完成于 20 世纪 90 年代末，1992 年第一个全球移动系统网络开始商用。2G 基于数字传输，其传输速率可达 64Kb/s。2000 年人们又推出了一种新的 2G 通信技术 GPRS（general packet radio service，通用分组无线业务），标志着移动用户和数据网络之间有了一种链接，给移动用户提供了高速无线 IP 和分组数据接入服务。

3. 第三代移动通信技术

第三代移动通信系统（3G）开始于 20 世纪 90 年代末，3G 采用不同的移动技术标准，使用高频带和 TDMA（Time Division Multiple Access，时分多址）技术传输数据，以此来支持多媒体业务。3G 不仅提供从 125Kb/s 到 2Mb/s 的传输速率，而且能够提供多种宽带业务。与之前的 1G 和 2G 相比，3G 拥有更大的带宽，不仅能传输语音，还能传输数据，从而提供快捷、方便的无线应用，如可视电话、彩铃等多媒体业务。

4. 第四代移动通信技术

第四代移动通信技术（4G）集 3G 与 WLAN 于一体，能够快速传输数据、音频、视频和图像等。4G 能够以 100Mb/s 以上的速率下载，能够满足几乎所有用户对于无线服务的要求。此外，4G 可以在宽带网络没有覆盖的区域部署，扩展到整个区域。很明显，4G 有着 3G 不可比拟的优越性。

5. 第五代移动通信技术

随着第四代移动通信技术（4G）的快速发展及广泛应用，人们开始意识到移动通信技术给自身生活带来的巨大变化。互联网和物联网的快速发展，需要有更强大的通信系统作为支持。在技术的不断发展和人们理念不断更新的前提下，第五代移动通信技术（5G）受到人们的广泛关注。5G 通信系统具有时延短、速度极快（下行速率可达到 10Gb/s）、可靠性高、频谱利用率高、网络耗能低、数据流量和联网设备数量增长幅度大、峰值速率高等技术特征，可以满足高清视频、虚拟现实等大数据量传输；空中接口时延水平在 1ms 左右，满足自动驾驶，远程医疗等实时应用；超大的网络容量，提供千亿设备的连接能力，可以满足全球 70 亿物联网设备的接入通信。5G 和以往通信技术存在很大的不同，是对以往通信技术的改进。从某些角度来讲，5G 是将互联网和物联网快速、高效链接的一种新式通信技术。

NOTE

以 5G 为代表的现代移动通信技术正在快速推进医疗健康服务的智能化，2021 年 9 月《关于公布 5G+ 医疗健康应用试点项目的通知》共有 987 个项目立项，项目涉及急诊救治、远程诊断、远程治疗、远程重症监护、中医诊疗、医院管理、智能疾控、健康管理 8 个方向。健康管理领域有了更加坚强的技术支撑，健康管理领域与 5G 结合的研究方兴未艾，2021 年，中华医学会健康管理学分会主委郭清教授领衔申报的"如何创建 5G+ 三早全周期健康管理系统？"被列为中国科学技术协会发布的 2021 年十大工程技术难题之一。

三、移动互联网应用

1. 移动互联网应用场景

移动互联网应用主要体现在智能终端上。由于智能终端除了通话功能外还有 Wi-Fi、GPS、速度传感器、NFC、相机、多点触控、手写输入等诸多先进功能，所以基于这些功能的应用就应运而生了。其主要体现在以下几个方面。

（1）移动社交   移动社交是指用户以手机、平板电脑等移动终端为载体，以在线识别用户及交换信息技术为基础，通过移动网络来实现社交应用功能。与传统的 PC 端社交相比，移动社交具有人机交互、实时场景等特点，能够让用户随时随地创造并分享内容，让网络最大限度地服务于人们的现实生活。

（2）移动支付   移动支付也称手机支付，就是允许用户使用其移动终端（通常是手机）对所消费的商品或服务进行账务支付的一种服务方式。单位或个人通过移动设备、互联网或者近距离传感直接或间接向银行金融机构发送支付指令，产生货币支付与资金转移行为，从而实现移动支付功能。

（3）移动视频   移动视频业务是通过移动网络和移动终端为移动用户传送视频内容的新型移动业务。随着 5G 网络的部署和终端设备性能的提高，使用移动视频业务的用户越来越多。目前，国内各大视频网站都推出了基于智能移动终端的应用，以抖音、快手为代表的短视频服务提供商逐渐占据了移动互联网的重要位置。

（4）移动游戏   随着智能终端 CPU 处理能力及手机内置显卡功能的增强，智能手机及智能终端的显示效果与之前相比不可同日而语。继计算机游戏后，手机游戏背后展现出诱人的潜在市场与价值。

2. 移动社交应用

社会交往是人的重要活动，也是人的重要属性。随着时代的进步和社会的发展，近年来移动开发技术取得了重大进步，社交功能可以在移动手机上实现。移动社交网络（Mobile Social Networks）就是利用移动终端设备，将社交活动的媒介从传统网页转移到移动 APP 中。这种转移使人们逐渐将线下生活中更完整的信息流转移到线上来进行低成本管理，从而发展为大规模的虚拟社交，形成虚拟社会与真实社会的深度交织。由于移动网络和移动设备的特征，移动社交网络具有社交网站所没有的 4 个特色功能。①交互式通信：交互式通信支持交互的移动社交网络信息与其他移动电话进行通信的功能，如短信和电子邮件。移动社交网络用户能够通过互联网或蜂窝服务向他们的朋友发送社交信息。②个人状态更新：该功能允许移动社交网络用户通过互联网自动或手动上传或共享由传感器产生或从其他移动应用收集的信息，用户的朋友可以迅速通过社交网络获取信息。③广告：基于用户的活动，移动社交网络的内容和服务提供商可以分发个性化广告和定制广告给移动社交网络用户。由于大量人群随时随地在移动设备上使用移动社交网络应用，广告为内容和服务的提供商带来了较多收入。④定位服务：与传统的社交网站不同，移动用户可以通过 GPS、网络或蜂窝网络等方式从智能手机中获得位置信息。定位服务不仅使移动用户获取他们当前的位置信息，并将这个信息通知他们的朋友，也可以开创许多与其他服务相关的新功能。例如通过位置服务帮助移动用户找到附近的朋友。目前国内移动社交应用的模式除了传统的 KOL（Key Opinion Leader，关键意见领袖）社交平台微博、微信外，还有陌生人社交升级模式的小红书，以及如爱奇艺泡泡社区等依托其他平台的"社交功能 +"模式与增强社交属性的社交类手游王者荣耀等模式。

3. 移动支付应用

关于移动支付，国内外移动支付相关组织都给出了自己的定义，行业比较权威的移动支付论坛（Mobile Payment Forum）的定义：移动支付也称手机支付，是指交易双方为了某种货物或者服务，以移动终端设备为载体，通过移动通信网络实现的商业交易。移动支付所使用的移动终端可以是手机、PDA、移动 PC 等。

移动支付将终端设备、互联网、应用提供商及金融机构相融合，为用户提供货币支付、缴费等金融业务。移动支付主要分为近场支付和远程支付两种。所谓近场支付，就是用手机刷卡的方式进行支付。远程支付是指通过发送支付指令（如网银、电话银行、手机支付等）进行的支付方式。目前，尚未有明确统一的支付标准。目前国内的移动支付有以第三方移动支付为代表的支付宝与微信，利用 NFC 技术的苹果 apple pay，以及中国移动集团依托手机 sim 卡的 sim pass 移动支付。

4. 移动流媒体应用

移动流媒体是在移动设备上实现视频播放功能，一般情况下移动流媒体的播放格式是 3GP 格式，在智能手机上可以下载流媒体播放器实现流媒体播放。

移动流媒体应用形式可以简单分为 3 类：点播型应用、直播型应用和会议型应用。

（1）点播型应用　在点播型应用中，一般点播内容存放在服务器上，根据需要进行发布。在同一时间可多点点播相同或不同的节目，即多个终端可在不同的地点、不同的时间，实时、交互式地点播同一流文件，用户可以通过门户查看和选择内容进行点播。典型代表有从网站平台衍生而来的优酷、腾讯视频、爱奇艺等应用，也有随着 5G 技术发展迎来大爆发的抖音、快手等短视频应用平台。

（2）直播型应用　在直播服务模式下，用户只能观看播放的内容，无法进行控制。

（3）会议型应用　会议型应用类似于直播型应用，但是两者有不同的要求（如双向通信等）。两者都要有媒体采集的硬件和软件，还有流传输技术。会议应用有时不需要很高的音 / 视频质量。典型代表有腾讯会议、zoom 等。

5. 移动互联与健康服务

移动互联网技术是目前全球范围内最具创新性的技术，在不同行业迸发着活力。随着人们对健康的愈发重视，移动互联网在与健康管理的结合中，亦呈现出巨大发展潜力：移动健康和移动医疗走入越来越多人的视野，各类穿戴式设备爆发式出现。以移动健康和移动医疗为代表，渗透着穿戴设备的新一代互联网技术，势必将会系统性地支撑健康管理服务超越传统医疗服务对于人的价值，迎来"移动健康管理"时代。

NOTE

移动互联具有分散与即时的特性，使得"健康风险诊断"突破"疾病诊断"成为可能。在疾病治疗时代的健康服务，把人分为两类："有病"和"没病"。这种基于百年前急性病高发时代的"疾病诊断"体系，严重滞后于时代发展。在慢性非传染性疾病成为人类健康主要问题的今天，人的健康状况处于持续变化中，"健康风险诊断"依赖于持续的健康数据收集和即时判断。在过去，缺乏信息技术手段的"健康风险诊断"体系限于操作性，其有效性甚至难以赶上基于症状主诉的"疾病诊断"体系。物联网和移动互联网技术的分散、即时特性，将带来"健康风险诊断"体系的突破。

借助移动互联网技术的新趋势，健康管理获得了新的发展空间。基于预防医学的健康管理事前机制和行为干预，对于慢性非传染性疾病的理论作用毋庸置疑，但是长期以来囿于技术手段的不成熟，无法真正起到对民众健康服务的主导作用。得益于移动健康监测和大数据及云计算等新技术，在慢性病诊断前能够有效发现高风险期并及时干预和挽回。一部智能手机就能完成绝大部分的健康数据收集。而借助智能手机及穿戴式设备，无论是跑步还是走路，甚至是睡眠中，血氧、心率、体温、心电等生命指标的采集每时每刻都可以进行。这也使得健康管理终于可以走入慢性病监控领域，借助移动互联网技术带来的提升，真正做到避免慢性病"戴帽"或恶化，从而降低人的患病风险。

基于移动互联网技术的健康管理，时效性和准确性都得到了极大加强。疾病管理讲究对慢性病生命体征的持续性监测，以往的技术手段只能做到24小时的心电监测，对其他生理数据如血糖、血压等无法做到全天候实时监测。新型物联网，特别是移动健康和移动医疗新技术的诞生使这一切变为可能，也由此为慢性病管理带来质的飞跃。以往医生无法获取患者的即时数据，只能凭借经验进行判断，而如今互联网技术能够给予医生更多反馈，有助于医生做出个性化诊断和提出治疗方案。同时，穿戴设备及手机对行为方式的干预，相较过去呼叫中心式的应用也更为及时有效，弹出、震动效果等途径使得干预的效率更高。

人类疾病谱的变化，决定了当代人类健康服务体系需要从"治病"体系向"健康管理"体系进化。在移动互联技术的支撑下，具备持续性监测和即时处理能力的健康管理将能够借助其对身心健康的全方位覆盖及个性化干预，颠覆传统医疗以"治病为主"的模式，成为人类健康服务方式的下一代主流形式和基础平台。

本章小结

本章主要介绍了互联网技术的基础设施——计算机网络与通信，包括计算机网络基础、Internet 和现代通信技术的基本概念，HTML 基础和 HTML 的基础设计，另外还介绍了给健康服务管理行业带来变革的重要技术——移动互联网，包括移动互联网的定义与发展，移动通信技术及移动互联网应用等。

练习题

一、填空题

1. 计算机网络是将分布在不同地理位置上的计算机通过_____和_____相互连接。

2. 按照网络规模大小和通信距离远近可以将计算机网络划分为_____、_____和_____。

3. URL 由以冒号隔开的两大部分组成，即_____、_____。

二、选择题

（   ）1. OSI/RM 开放系统互联参考模型分为____层，TCP/IP 模型分为____层。

    A. 7，7　　　　　　B. 7，3　　　　　　C. 7，5　　　　　　D. 7，4

（   ）2. IPv6 地址长度为____位。

    A. 32　　　　　　　B. 128　　　　　　　C. 8　　　　　　　D. 6

（   ）3. 在以下有线通信介质当中，____传输速率最快。

    A. 双绞线　　　　　B. 同轴电缆　　　　　C. 光纤　　　　　D. Wi-Fi

（   ）4. ____不属于移动互联网应用场景。

    A. 移动社交　　　　B. 移动支付　　　　　C. 移动视频　　　　D. 移动存储

三、判断题（请在正确表述后面的小括号内打"√"，错误的打"×"）

1. IP 地址是按照 IP 协议规定的格式，为每一个正式接入 Internet 的主机所分配的、供全世界标识的唯一通信地址。（   ）

2. Internet 由通信线路、路由器及终端设备组成。（   ）

3. 集线器（Hub）是连接两个协议差别很大的计算机网络时使用的设备。（   ）

4. 网页的原始内容不只是由许多图片和文字组合而成，而是由语言程序构筑成的，利用语言程序来构建文字、图片等对象。（   ）

5. "5G"是第五代移动通信技术的简称。（   ）

四、简答题

1. Internet 可以向用户提供哪些服务？

2. 有哪些常用的有线通信设备，它们的主要作用分别是什么？

3. "5G"技术的出现在哪些方面给互联网健康服务与管理技术带来了新的机遇与变革？

五、讨论题

请在应用商店中找到一款健康管理 APP 并对其试用，并简述该款 APP 的特点、优势与劣势。

NOTE

扫一扫，查阅本
模块PPT、视频
等数字资源

第四章　软件工程概述及程序设计的基本概念

学习目标

通过本章的学习，你应该能够：

掌握　软件工程的概念与目标、软件过程、程序设计的基本概念、程序基本结构。

熟悉　程序开发环境简述、软件与软件危机、软件开发模型。

了解　程序设计语言发展简史、程序设计语言的选择、接口与数据共享的设计与实现技术。

章前引言

我们知道，要使计算机按人的意图运行，就必须使计算机懂得人的意图，接受人的命令。人要和机器交换信息，就必须解决语言问题。为此，人们给计算机设计了一种特殊语言，这就是程序设计语言。程序设计语言是一种形式语言。语言的基本单位是语句，而语句又由确定的字符串和一些将其组织成为有确定意义的组合规则所组成。

程序设计语言是人们根据实际问题的需要而设计的。在计算机科学发展的早期阶段，一般只能用机器指令来编写程序，这就是机器语言。由于机器语言直接用机器指令编写程序，无论是指令还是数据，都须用二进制数码表示，需要耗费大量的时间和精力，给程序编制者带来了很多麻烦。为解决这个问题，使程序既能简便编制，又易于修改和维护，于是出现了程序设计语言。程序设计语言一般分为低级语言和高级语言。低级语言较接近机器语言，它用由英文字母的助记符代替指令编码，用英文字母和阿拉伯数字组成的十六进制数代替二进制数，从而避免了令人烦恼的二进制数码问题，其过去常用来表示指令、地址和数据。典型的低级语言是汇编语言。正因为汇编语言是低级语言，所以它对机器依赖性较大。不同的机器有不同的指令系统，所以不同的机器都有不同的汇编语言。

高级语言则是独立于指令系统而存在的程序设计语言，比较接近人类的自然语言。用高级语言编写程序，可大大缩短程序编写的周期。高级语言比汇编语言和机器语言简便、直观、易学，且便于修改和推广。

　　目前，世界上已有多种程序设计语言。由于计算机本身只认识其自己的机器指令，所以对每个程序设计语言都要编制编译程序或解释程序。编译程序、解释程序是人和计算机之间的翻译，负责把程序员用高级语言编写的程序翻译成机器指令。这样，计算机才能认识此程序，此程序方可上机运行。

　　本章将从程序设计语言概述、程序基本结构、软件工程、接口与数据共享的设计与实现技术四个方面展开介绍，最后以健康体检系统的功能扩增为例，完成本章的实训。

第一节　程序设计语言概述

一、程序设计语言简介

　　程序设计语言是用于书写计算机程序的语言。语言的基础是一组记号和一组规则。按照规则由记号构成的记号串总体就是语言。在程序设计语言中，这些记号串就是程序。

　　程序设计语言包括三大类：机器语言、汇编语言和高级语言。

　　机器语言和汇编语言统称为低级语言。

　　机器语言是由二进制0、1代码指令构成，不同的CPU具有不同的指令系统。机器语言程序难编写、难修改、难维护，需要用户直接对存储空间进行分配，编程效率极低。这种语言已经渐渐被淘汰。

　　汇编语言指令是机器指令的符号化，与机器指令存在着直接的对应关系，所以汇编语言同样存在难学难用、容易出错、维护困难等缺点。但是汇编语言也有自己的优点，如可直接访问系统接口，汇编程序翻译成的机器语言程序效率高。从软件工程角度来看，只有在高级语言不能满足设计要求，或不具备支持某种特定功能的技术性能（如特殊的输入输出）时，汇编语言才被使用。

　　高级语言是接近自然语言的一种计算机程序设计语言，可以更容易地描述计算问题并利用计算机解决问题，具体包括C、C++、Java、Python、SQL等。高级语言的一个命令可以代替几条、几十条甚至几百条汇编语言的指令。因此，高级语言易学易用，通用性强，应用广泛。高级语言按照计算机执行方式的不同可分成静态语言和脚本语言两类。静态语言采用编译方式执行，如C语言等；脚本语言采用解释方式执行，如JavaScript语言、PHP语言等。

　　编译是将高级语言编写的源代码转换成目标代码，执行编译的计算机程序称为编译器。计算机可以立即或稍后运行这个目标代码。图4-1展示了编译过程。

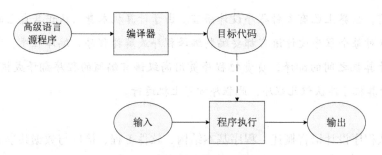

图 4-1　程序的编译和执行过程

解释是将高级语言编写的源程序逐条转换成目标代码的过程，执行解释的计算机程序称为解释器，图 4-2 展示了解释过程。

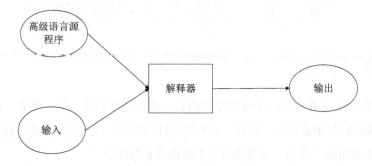

图 4-2　程序的解释和执行过程

编译和解释的区别在于，编译是一次性地将源程序转换成目标代码，一旦程序被编译，就不再需要编译程序或者源程序；解释则在每次程序运行时都需要解释器和源程序。

二、程序设计语言的选择

程序设计语言特点不同，适用领域也不同，以下从不同角度介绍选择的方法。

1. 项目应用领域

科学工程计算。需要大量的标准库函数，以便处理复杂的数值计算，可供选用的语言有 FORTRAN 语言、C 语言等。

数据处理与数据库应用。SQL 为 IBM 公司开发的数据库查询语言，4GL 称为第 4 代语言。

实时处理。实时处理软件一般对性能的要求很高，可选用的语言有汇编语言、Ada 语言等。

系统软件。编写操作系统、编译系统等系统软件时，可选用汇编语言、C 语言、Pascal 语言和 Ada 语言。

人工智能。要完成知识库系统、专家系统、决策支持系统、推理工程、语言识别、模式识别等人工智能领域内的系统，应选择 Prolog 语言、Lisp 语言。

2. 软件开发的方法

有时编程语言的选择依赖于开发的方法。如若用快速原型开发方法，要求能快速实现原型，宜采用 4GL。若是面向对象方法，宜采用面向对象的编程语言。

3. 软件执行的环境

良好的编程环境不但能有效提高软件生产率，而且能减少错误，有效提高软件质量。

4. 算法和数据结构的复杂性

科学计算、实时处理和人工智能领域中的问题，算法较复杂，而数据处理、数据库应用、系统软件领域的问题，数据结构较复杂，因此选择语言时可考虑是否有完成复杂算法的能力，或者有构造复杂数据结构的能力。

5. 软件开发人员的知识

编写语言的选择与软件开发人员的知识水平及心理因素有关，开发人员应仔细分析软件项目的类型，敢于学习新知识，掌握新技术。

三、程序设计的基本概念

程序设计是用户根据具体的工作任务编写出能让计算机高效地完成该任务的程序的过程。程序设计一般包括以下几个部分。

1. 分析问题

对于接收的任务要进行认真分析，研究所给定的条件，分析最后应达到的目标，找出解决问题的规律，选择解题方法，完成实际问题。

2. 设计算法

即设计出解题的方法和具体步骤。

3. 编写程序

根据确定的算法，使用选择的计算机语言编写程序代码。

4. 运行程序，分析结果

运行可执行程序，得到运行结果。能得到运行结果并不意味着程序正确，要对结果进行分析，看它是否合理。不合理要对程序进行调试，即通过上机发现和排除程序中的故障。

5. 编写程序文档

许多程序是提供给别人使用的，如同正式的产品应当提供产品说明书一样，正式提供给用户使用的程序，必须向用户提供程序说明书。程序文档内容包括程序名称、程序功能、运行环境、程序的载入和启动、需要输入的数据和得到的结果，以及使用时的注意事项等内容。

四、程序开发环境简述

在做编程开发时需要用到的指定软硬件要求、对应的系统，以及应用程序工具等，这个整体就是程序开发环境。具体来说，在软件开发中，程序开发环境是指用于开发、测试和调试应用程序的过程和工具的集合。例如 PHP 网站开发就需要搭建 LAMP 或 LNMP 的服务器及 PHP 运行环境，这样网站才能够正常开发和预览使用。除此之外，还包括支持开发的硬件环境要求，如对 CPU、内存、网络带宽等方面的要求等。

第二节　程序基本结构

结构化程序由若干个基本结构组成。每一个基本结构可以包含一个或若干个语句。有以下三种基本结构。

顺序结构：见图 4-3。先执行 A 操作，再执行 B 操作，两者是顺序执行的关系。

NOTE

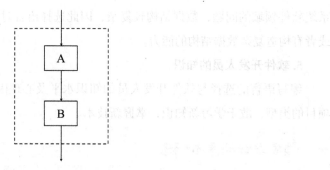

图4-3　程序的顺序结构

选择结构：见图4-4。P代表一个条件，当P条件成立（或称为"真"）时执行A，否则执行B。注意，只能执行其中之一。两条路径汇合在一起然后出口。

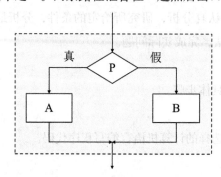

图4-4　程序的选择结构

循环结构有两种：①当型循环结构，见图4-5。当P条件成立（"真"）时，反复执行A操作。直到P为"假"时才停止循环。②直到型循环结构，见图4-6。先执行A操作，再判断P是否为"假"，若P为"假"，再执行A，如此反复，直到P为"真"。

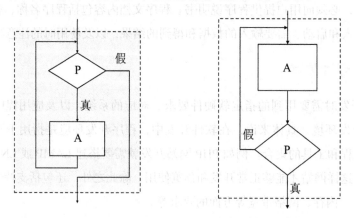

图4-5　程序的当型循环结构　　**图4-6　程序的直到型循环结构**

由选择结构可以派生出另一种基本结构：多分支选择结构，见图4-7。根据K的值（k1，k2，…，kn）不同而决定执行A1，A2，…，An之一。

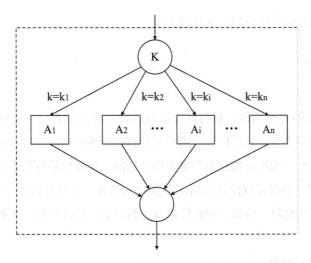

图 4-7　程序的多分支结构

　　已经证明，由以上基本结构组成的程序能处理任何复杂的问题。图 4-3 至图 4-8 中，方框中的 A、B、A1、An 等可以是一个简单的语句，也可以是一个基本结构。例如，图 4-8 是一个顺序结构，它由两个操作顺序组成。虚线框内是一个当型循环结构，可以用"B"表示，因此图 4-8 就可以理解为图 4-3 所示的顺序结构。

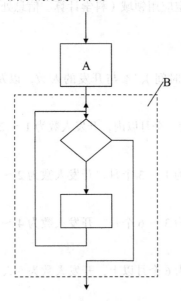

图 4-8　程序结构的混合使用

　　需要特别强调说明的是，在今后的程序设计中，均应当采用结构化程序设计方法，即保证程序是单入口、单出口。

第三节　软件工程

　　21 世纪，计算机走进千家万户，计算机软件的应用已渗透到日常生活的各个方面。软件应用为人们带来便利的同时，也带来了层出不穷的问题。要开发出一款好的软件，必须结合软件自身特点来研究软件开发活动，由此诞生了一门重要学科——软件工程。下面，本节就从软

NOTE

件危机、软件过程等方面简单介绍一下软件工程。

一、软件与软件危机

（一）软件定义

软件是一种抽象的逻辑实体，是与计算机系统操作相关的程序、规程和规则，以及相应的文件、文档及数据的集合。软件已成为用户与计算机硬件的媒介，用户通过软件与计算机硬件进行信息交流。其中，程序是按照用户事先设计好的、能够提供所要求功能及性能的一组指令集合或计算机代码。数据是程序运行时所要操作的对象。文档是用来记录或描述程序开发、维护及使用的相关图文材料。所以，对软件最普通的定义：软件 = 程序 + 数据 + 文档。

（二）软件分类

1. 按照实现的功能划分

（1）系统软件：用来管理计算机资源的软件。如操作系统，各类计算机的监控管理与调试程序，各种语言处理程序（编译程序、汇编程序、解释程序），以及各类硬件设备驱动程序。

（2）支撑软件：辅助用户从事软件设计的一系列软件开发平台、开发环境、中间件、软件辅助设计或测试类软件等。

（3）应用软件：为某一特定应用领域（科学计算、信息处理、休闲娱乐等）或使用目的的需要而设计开发的软件。

2. 按照开发的规模划分

主要按照软件开发周期（时间）、参与开发的人数，以及编写程序代码的行数多少来划分。

（1）微型软件：开发周期为 1 个月以内，开发人数为 1 ～ 2 人，编写程序代码的行数一般不超过 1000 行。

（2）小型软件：开发周期为 1 ～ 3 个月，开发人数为 2 ～ 4 人，编写程序代码的行数在 1000 ～ 10000 行。

（3）中型软件：开发周期为 3 ～ 6 个月，开发人数为 4 ～ 6 人，编写程序代码的行数在 10000 ～ 100000 行。

（4）大型软件：开发周期为 6 个月以上，开发人数为 6 人以上，编写程序代码的行数在 100000 行以上。

一般而言，小型及以上规模软件的开发需要遵循相应的文档及设计规范（约束），按照统一的软件工程方法进行有效管理。微型软件一般对设计规范的要求不是太严格，但是也要注重与其他程序的接口设计规范。

（三）软件危机

软件危机是指落后的软件开发方法导致软件在开发与维护过程中出现了一系列严重的问题，无法满足迅速增长的计算机软件需求。"软件危机"一词最早于 1968 年在联邦德国举办的计算机学术会议上提出。自 20 世纪 60 年代中后期开始，随着计算机高级编程语言的出现，以及计算机硬件性能和计算速度的大幅度提高，软件开发规模日益增大，软件体系结构也越来越复杂。但是，由于缺乏规范的软件开发与管理手段，软件的可靠性越来越低，致使很多软件开发项目因自身质量问题造成了相当大的损失。与此同时，对软件进行日常维护的工作量也越来越大，维护成本远远超出软件开发成本。落后的软件开发方式已不能满足人们对软件日益增长的应用需求，这一尖锐矛盾最终造成了软件危机的爆发。

在软件自身复杂性无法规避的背景下，统一规范地组织、管理、协调各类人员的工作，采取工程化的原则与方法指导软件开发全过程，是解决软件危机的主要方法。软件工程学科也正是从技术与管理两个角度规范进行软件开发与维护的学科。

二、软件工程的概念与目标

1. 软件工程的概念

1968 年，在提出软件危机的学术会议上，"软件工程"的概念也被首次提出，即为了获得可靠的能够在计算机上有效运行的软件而建立与使用的完善的工程原理。1993 年，美国 IEEE 组织把软件工程定义为"把系统化的、规范的、可度量的途径运用于软件开发，运行与维护的过程"。从 20 世纪后期至今，不少软件组织机构或专家学者从不同角度阐述了软件工程的概念，但总体来说，在软件开发过程中树立工程化思想是软件工程概念的核心。所以，采用工程化的思想（概念、原理、技术、计划等）开发、维护与管理软件，通过规范的管理手段与最佳技术实践相结合，以经济的成本获得能够在计算机上运行的可靠软件的方法，已成为现代软件企业对软件工程概念的统一认识。

2. 追求的目标

自从"软件工程"一词被正式提出后，很多软件技术专家和软件组织机构相继探讨过软件工程所遵循的目标、法则或信条。其中具有代表意义的是美国著名软件工程领域专家 Barry W. Boehm 在其丰富的开发经验基础上，于 20 世纪 80 年代提出一个著名的"软件工程目标 7 原理"，内容如下：①用分阶段的生命周期计划严格管理。②坚持阶段评审。③实行严格的产品控制。④采用现代程序设计技术。⑤结果必须受到严格与规范的审查。⑥开发人员应该少而精。⑦承认不断改进软件工程实践的必要性。

三、软件过程

软件过程又称为软件生命周期过程，是软件生命周期内为达到一定目标而必须实施的一系列相关过程的集合。它是围绕软件的活动序列而提出的，不包括财务、市场等活动。从提出设计某种软件产品的构想开始，一直到该产品被淘汰，软件产品经历了一个完整的软件生命周期。在传统的软件工程中，软件产品的生命周期一般可以划分为以下 6 个阶段，这也是开发一个软件所要经历的基本阶段。具体如下。

1. 可行性分析

可行性分析指从经济、技术（设备）、社会、法律等多方面调研该软件项目或产品的开发是否具备相应可行性。投资人、软件开发机构、客户代表等一系列项目相关人员进行深入合作与探讨，对计算机软硬件设施、人力、物力、财力、技术等一切可利用资源、开发成本、风险、取得效益等作充分评估，制订出完善的开发计划、进度或项目开发方案。本阶段结束，需完成提交《可行性分析报告》。

2. 需求分析

需求分析是从用户的需求出发，明确用户需要"做什么样的软件"，以用户的思维方式去考虑，知道"这个软件要实现怎样的功能"。软件开发方不但要从功能、行为、数据等方面逐次描述并细化软件的功能性需求，也不能遗漏软件的一些非功能性需求，例如，软件运行速度方面的要求、设计方案的约束、用户操作界面的规定等。本阶段结束，需要编写出规范的《软件需求规格说明书》提供给相关方分析与评审。

3. 软件设计

简单地说，软件设计就是把需求文档中描述的功能变得可操作，解决"怎么做软件"的问题，分为概要设计（又叫总体设计）和详细设计两个阶段。概要设计旨在建立系统的总体结构，而详细设计关注每个模块的内部实现细节，为后续的编码工作提供最直接的依据。本阶段结束，须分别提交《软件概要设计说明书》和《软件详细设计说明书》。

4. 编码

编码就是编写程序代码，即把详细设计文档中对每个模块实现过程的算法描述转换为能用某种程序设计语言实现的程序。在规范的软件开发过程中，编码必须遵守一定的规则，这样有助于团队开发，同时能够提高代码的质量。

5. 软件测试

软件测试是保证软件质量的手段，按照一定的测试准则验证与确认所开发的软件是否满足客户的需求、是否以正确的方式完成了"客户所期望做的事"。本阶段结束，须完成《软件测试分析报告》。随着近几年软件产业的迅猛发展，对软件产品质量的要求、控制与管理已逐步成为软件工程领域中的核心内容。作为软件质量保障的重中之重，软件测试已受到当前软件产业界的高度重视。

6. 软件维护

已交付的软件正式投入使用后，由于软件开发阶段中存在的错误，软件所依赖运行的环境（硬件、系统、平台等）出现变化，或是用户对软件的某个功能提出新的要求等因素，需要对其不断维护。软件维护贯穿软件运行期间，工作量很大，需同步撰写《软件维护报告》。所以在软件开发初期，为了使软件应用时间更为持久，达到加长软件生存周期的目的，就要采用规范与先进的软件开发方法，使得开发出的软件具有良好的可维护性。

四、软件开发模型

软件开发模型（Software Development Model）是指软件开发全部过程、活动和任务的结构框架。软件开发包括需求分析、设计、编码和测试等阶段，有时也包括维护阶段。软件开发模型能清晰、直观地表现软件开发的全过程，明确规定了要完成的主要活动和任务，用来作为软件项目工作的基础。对于不同的软件系统，可以采用不同的开发方法、使用不同的程序设计语言、安排不同技能的人员参与工作、运用不同的管理方法和手段，以及允许采用不同的软件工具和不同的软件工程环境等。

典型的开发模型有：瀑布模型（Waterfall Model）、快速原型模型（Rapid Prototype Model）、增量模型（Incremental Model）、螺旋模型（Spiral Model）、喷泉模型（Fountain Model）等。每种开发模型都有各自的特点，在不同开发场景中，运用的模型不尽相同。下面给大家介绍几种较为常见的软件开发模型。

1. 瀑布模型

在这种模型基础上，软件开发一般按照计划－需求分析－软件设计－编码撰写－代码测试－运行维护等环节进行。当前活动需要接受上一项活动的工作结果，才能完成所需的工作内容。当前活动的工作结果需要进行验证，如验证通过，则该结果作为下一项活动的输入，继续进行下一项活动，否则返回修改。这种开发模式缺乏灵活性，需要到最后阶段才能得到运行的软件版本，比较适合具有明确开发需求的项目。

2. 快速原型模型

这种模型是通过建造一个快速原型，实现客户或未来用户与系统的交互。通过用户或客户对原型进行评价，进一步细化待开发软件的需求，后续再逐步调整产品原型满足客户的需求。这种开发模型可以帮助获取用户需求，加强对需求的理解，尽可能发现软件中的错误，而且支持需求的动态变化调整，实现难以确定的系统，不过这种开发模型不支持风险分析。

3. 增量模型

增量模型又称为渐增模型，也称为有计划的产品改进模型，它从一组给定的需求开始，通过构造一系列可执行中间版本来实施开发活动。第一个版本纳入一部分需求，下一个版本纳入更多的需求，以此类推，直到系统完成。每个中间版本都要执行必需的过程、活动和任务。增量模型是瀑布模型和快速原型模型的综合，它对软件过程的考虑是在整体上按照瀑布模型的流程实施项目开发，以方便对项目的管理；但在软件的实际创建中，则将软件系统按功能分解为许多增量构件，并以构件为单位逐个创建与交付，直到全部增量构件创建完毕，并被集成到系统之中交付用户使用。

4. 螺旋模型

螺旋模型采用一种周期性的方法来进行系统开发，这一模型强调风险分析，特别适用于庞大、复杂并具有高风险的系统。其基本做法是在"瀑布模型"的每一个开发阶段前引入非常严格的风险识别、风险分析和风险控制。它把软件项目分解成一个个小项目，每个小项目都标识一个或多个主要风险，直到所有的主要风险因素都被确定。

5. 喷泉模型

喷泉模型适用于面向对象的软件开发过程。该模型认为软件开发过程自下而上周期的各阶段是相互迭代和无间隙的，各个阶段没有明显的界限，开发人员可以同步进行开发。其优点是可以提高软件项目开发效率，节省开发时间。但由于喷泉模型在各个开发阶段是重叠的，在开发过程中需要大量的开发人员，因此不利于项目的管理。此外这种模型要求严格管理文档，使得审核难度加大，尤其是面对可能随时加入各种信息、需求与资料的情况。

第四节　接口与数据共享的设计与实现技术

一、接口设计与实现技术

软件系统结合业务、功能、部署等因素将软件系统逐步分解到模块，那么模块与模块之间就必须根据各模块的功能定义对应的接口。概要设计（总体设计）中的接口设计主要用于子

NOTE

系统/模块之间或内部系统与外部系统之间进行各种交互。接口设计的内容应包括功能描述、接口的输入/输出定义、错误处理等。软件系统接口的种类及规范很多，可以有API、服务接口、文件、数据库等，所以设计的方法也有很大差异。但总体来说，接口设计的内容应包括通信方法、协议接口调用方法、功能内容、输入/输出参数、错误/例外机制等。从成果上来看，接口一览表及详细设计资料是必需的资料。

接口设计一般包括3个方面：①用户接口。用来说明将向用户提供的命令及其语法结构，以及软件回答信息。以健康管理系统为例，用户接口包括用户健康信息录入、查询条件、用户名、密码、更新后的数据项等。②外部接口。用来说明本系统同外界的所有接口的安排，包括软件与硬件之间的接口、本系统与各支持软件之间的接口关系。以健康管理系统为例，外部接口包括医保系统、药店管理系统等。③内部接口。用来说明本系统内的各个系统元素之间的接口安排。以健康管理系统为例，内部接口包括对健康信息的数据输入、输入审查、数据查询、数据更新等。

二、数据共享的基本概念、价值与意义

数据共享就是让在不同地方使用不同计算机、不同软件的用户能够读取他人数据并进行各种操作、运算和分析。数据共享是数据库和文件系统的重要区别之一。实现数据共享，可以使更多的人更充分地使用已有数据资源，减少资料收集、数据采集等重复性劳动和相应费用，而把精力重点放在开发新的应用程序及系统集成上。

由于不同用户提供的数据可能来自不同的途径，其数据内容、数据格式和数据质量千差万别，给数据共享带来了很大困难，有时甚至会遇到数据格式不能转换或数据转换格式后信息丢失的棘手问题，严重地阻碍了数据在各部门和各软件系统中的流动与共享。

总的来说，数据共享可以带来如降低运营成本、增强业务能力、提高效率、集中访问数据以减少重复数据集、促进组织间的沟通与合作，以及加强参与组织之间的联系等益处。

三、我国健康医疗数据共享基本原则设计

基于我国数据共享现状，从促进健康医疗数据共享行为发生的角度，将数据共享的基本原则提炼为价值、尊重、信任、公平与公正、可评估与评估、规范性、问责制、安全8项。下面针对一般情况下健康医疗数据共享活动，对8项基本原则应重点关注的核心要素作具体阐述。

1. 价值原则

健康医疗数据共享活动应阐明其社会价值，如为实现我国全民健康提供信息和改进，或服务于区域分级诊疗、医生能力显著增强、医疗卫生系统有效监管、传染病风险及时管控等；明确目标价值，如支持完成某项科学研究或产品开发等。现阶段对于健康医疗数据共享价值原则，更多强调的是能产生价值，包括但不限于实现数据的可共享可交换、保证共享数据质量等。就健康医疗数据共享参与者而言，共享行为的价值产生和价值回馈等措施有利于激励健康医疗数据共享的参与。因此，无论是公益性的无偿共享还是有偿共享，都应考虑体现参与各方的需求和价值期望。

2. 尊重原则

在健康医疗数据共享中，尊重原则必不可少。健康医疗大数据是个体患者信息的集成，对个体患者而言，个人健康信息属于隐私信息。隐私权是公民的基本人权，健康医疗数据共享和技术进步不应以牺牲个人隐私为代价，因而在数据共享活动中必然要有严格的隐私安全保护要求。此外，数据共享活动的开展依靠多方的共同参与，为保证健康医疗数据主体参与共享的可持续性，面向数据主体应保障其共享数据本身应有的基本权益。尤其在推动健康医疗科学实验数据共享时，保护个人知识产权是促进价值性数据共享的根本措施。

3. 信任原则

信任关系的建立和维持是促进健康医疗数据流通共享的动力源泉。健康医疗数据共享的开展通常建立在共享活动参与者之间互相了解、互为诚信的基础之上，数据共享流程的标准化和透明性有利于合作者之间的信任增进，进而促进健康医疗数据共享活动的密切进行。因此，在个人或组织层面建立一些必要措施以增强信任，将有助于共享环境的健康发展。在跨区域、跨领域开展健康医疗数据共享时，遵循信任原则显得尤为必要。

4. 公平与公正原则

对于数据共享利益分配的公平与公正体现，是促进健康医疗数据共享长足发展的关键。健康医疗数据共享面向所有参与者应做到公平与公正，这意味着数据共享方的权责配位和利益保障，即健康医疗数据的共建共享和风险共担；数据受赠方的权责匹配和获取公平，即健康医疗数据的共享共担和有权获取。以此为基础，在公平与公正原则指导下制定数据交换共享规则和利益分配的规则，使得数据的共享和利用透明化，实现互惠互利以促成健康医疗数据交换与共享，增强参与方共享意愿。

5. 可评估与评估原则

可评估与评估原则强调对数据共享的评估及评估内容的落地性和可操作性。"可评估"体现在基于法律和道德标准建立并标准化的一般及特殊情况下的健康医疗数据共享流程参照，以及所有步骤中配备相应专业人员的职责与权限，据此实现健康医疗数据共享的可追溯、可评估。"评估"体现在针对健康医疗数据共享活动开展在事前、事中、事后的行为步骤合理划分和指标性规范，以便共享行为的及时追溯和数据共享计划的适时调整。

6. 规范性原则

规范性原则更多强调健康医疗数据共享在执行层面应遵守的法律规范、行为和流程规范。合法是健康医疗数据共享活动的基本遵循，任何健康医疗数据共享的实施皆应确认其法律背景。例如，在国内开展健康医疗数据共享应遵循《中华人民共和国网络安全法》《中华人民共和国民法典》等，跨境开展健康医疗数据共享应遵循欧盟《通用数据保护条例》（GDPR）、美国《健康保险携带和责任法案》（HIPAA）等。此外，鉴于数据共享相关法律法规不甚完善，健康医疗数据共享操作规范等的制定与遵循可成为健康医疗数据共享活动规范开展的有效补充。

7. 问责制原则

问责制的建立可有效促进数据共享活动中各个角色承担者对职责义务、法律遵循及数据共享活动订立规则的恪守。我国相关法律法规提供了数据共享活动中可能产生的违法犯罪行为进行问责的基本依据。对于在法律法规上不尽完善但又必要的地方，伦理委员会等机构在多方共识下形成的伦理道德层面的问责补充条款可作为调解问责的补充依据。

8. 安全原则

安全是健康医疗数据共享开展的重要前提。按比例有序开放是当前维稳健康医疗数据共享开放的最佳机制。在大数据时代背景下，健康医疗数据基于必要且适当原则实现大规模共享的同时，更需考虑数据机密性和安全性之间的平衡。因此，安全共享健康医疗数据不仅要强调数据共享流程的透明可追溯，针对参与流程共享的相关人员同样应做好安全教育和监管。

四、对策建议

基于健康医疗数据共享基本原则的理论指导，结合我国健康医疗数据共享活动开展所面临的痛点问题，下面就推进我国数据共享规模化发展提出以下建议。

1. 以人为本，完善健康数据共享动力建设

面向个人健康数据，强化个人在健康医疗数据共享中的角色体现和共享控制。赋予个体患者在一般健康医疗数据共享中对个人健康数据的绝对知情权、相对支配权和选择权，包括授权、出让、中止等。面向非个体患者来源的健康医疗规模化价值数据，建立数据所有人制度，明确数据所有人对于健康医疗数据的权责，包括数据共享交易权及数据保护、数据维护更新义务等。建立健康医疗数据共享价值激励机制，以充分调动各方开展、参与健康医疗数据共享活动的积极性。推动健康医疗数据共享利益分配机制建设，明确一般及特殊情况下不同类别健康医疗数据的有偿或无偿共享条件，包括源数据、自然再生数据、人为再生数据等；借助区块链智能合约机制等固化交易规则和利益分配规则，从技术层面建立可信健康医疗数据共享应用。

2. 基于数据共享协议确立健康医疗数据共享追溯机制

以规范化的健康医疗数据共享协议为依托，建立健康医疗数据共享活动事前备案（审批）、事中可追溯、事后可问责的共享透明机制。任一健康医疗数据共享活动的开展均应向企业管理层及监管部门提供相应数据共享协议文本及变更信息。数据共享协议根据不同的数据共享目的，应清楚阐明数据共享价值、共享数据质量时效等要求、参与及缔约各方权益保障措施、数据共享计划实施方案，并提供相关风险（如数据滥用等规避处理原则）等具体要素信息。此外，健康医疗数据共享协议的起草和签署者必须深刻理解数据安全的法律意义和可用于促进该过程的法律工具，确保对于法律上的分歧或歧义做出柔性补充。各地健康医疗数据共享活动等可纳入政务服务平台进行统一监管。

3. 完善健康医疗数据共享管理标准建设

结合《国家健康医疗大数据标准、安全和服务管理办法》，加快健康医疗数据共享管理类标准的制定和应用，推进标准化嵌套的健康医疗数据共享全生命周期评估预警程序、数据授权访问控制模型等中间件在数据共享基础设施平台的应用。事前的评估程序应以健康医疗数据共享的风险规避和利益最大化为导向；事中评估程序应注重审查数据按计划安全共享及达到预期目的的相关情况，确保达到预期的效果；事后评估程序应注重总结流程中发现和待完善的问题，形成反馈记录以进一步优化共享工作流。

4. 创建安全和谐的健康医疗数据共享市场环境

完善数据要素市场法律法规，面向健康医疗数据共享活动建立健康医疗数据共享负面清单制度。进一步创新政府间、政民间、政企间尤其是企业间健康医疗数据共享开放合作模式，

如基于区块链技术创建健康医疗数据共享众包平台。通过主题式互动社区创建，促进整个健康医疗数据共享链条上的个人、数据密集型部门（私营部门和公共部门）、科技企业、研究人员、学术机构和资本提供者等利益相关方在健康医疗数据共享活动中以目标需求为导向的无缝互动。建立长效沟通机制以增进信任，在开放多元合作模式下推动建立和谐的健康医疗数据市场。

本章小结

　　本章首先从程序设计语言简介、程序设计语言的选择、程序设计的基本概念、程序开发环境简述等方面对程序设计语言进行了概述，并且介绍了程序的三种基本结构，然后从软件与软件危机、软件工程的概念与目标、软件过程、软件开发模型等方面介绍了软件工程，最后介绍了接口与数据共享的设计与若干实现技术。

练习题

一、填空题

1. 计算机程序设计语言包括_____、_____和_____三大类。

2. 结构化程序包括_____、_____、_____三种基本结构。

二、选择题

（　　）1. 不需要了解计算机内部构造的语言是____。

　　　　A. 机器语言　　　　B. 汇编语言　　　　C. 操作系统　　　　D. 高级程序设计语言

（　　）2. 能够把高级语言编写的源程序翻译成目标程序的系统软件叫____。

　　　　A. 解释程序　　　　B. 汇编程序　　　　C. 操作系统　　　　D. 编译程序

（　　）3. ____不属于结构化程序设计的控制成分。

　　　　A. 顺序结构　　　　B. 循环结构　　　　C. GOTO 结构　　　　D. 选择结构

（　　）4. 计算机能直接运行的程序是____。

　　　　A. 高级语言程序　　　B. 自然语言程序　　　C. 机器语言程序　　　D. 汇编语言程序

三、判断题（请在正确表述后面的小括号内打"√"，错误的打"×"）

1. 软件危机完全是由于硬件问题引起的。（　　）

2. 快速原型模型可以有效地适应用户需求的动态变化。（　　）

3. 软件同其他事物一样，有孕育、诞生、成长、成熟和衰亡的生存过程。（　　）

4. 软件维护与硬件维护本质上是相同的。（　　）

5. 需求分析过程确定项目如何实现，并确定项目的技术方案。（　　）

四、简答题

1. 什么是软件危机？

2. 在传统的软件工程中，产品生命周期一般可以划分为哪些阶段？试简述每阶段的基本

NOTE

3. 常见的软件开发模型有哪些?

五、讨论题

在健康服务过程中,信息技术尤其是互联网技术如何实现流程的再造与效率的提升?

第二部分　技术篇

扫一扫，查阅本
模块PPT、视频
等数字资源

第五章　大数据与健康数据管理

学习目标

通过本章的学习，你应该能够：

掌握　大数据和健康大数据的定义、来源、特征；健康大数据的存取特征和存储结构；数据质量评估标准、健康大数据的质量控制。

熟悉　健康数据的处理分析流程；常用的健康数据标准化方法；常用的健康数据分析处理技术。

了解　Hadoop构架、健康数据清洗和数据整合方法。

章前引言

随着互联网、物联网、云技术、云存储等电子信息技术的高速发展，真实世界的各种行为活动都可被记录与存储，各种数据呈指数式增长，健康数据也不例外。健康大数据是指在人们生命、生活、生产、疾病防治、健康管理等活动过程中产生的与健康相关的各种数据。健康大数据贯穿人的生老病死、衣食住行等所有过程。健康大数据结构多样、来源广泛，只有通过对健康数据的分析挖掘才能体现其价值。

本章从大数据和健康大数据的相关概念出发，介绍大数据存储的特点和架构，阐述健康数据的质量控制。重点介绍对不同来源健康数据的整合与标准化方法。

分类、聚类和回归是目前健康管理中用得比较普遍的健康数据分析方法，本章重点介绍了这三种数据挖掘方法的原理和算法。

第一节　大数据与健康大数据基础

一、大数据基础

（一）大数据的定义

大数据指的是传统数据处理软件不足以处理的大型而复杂的数据集，包含的数据大小超

NOTE

出了传统软件在可接受时间内处理的能力。通过以上定义可以看出大数据是需要新处理模式才能具有更强的决策力、洞察力和流程优化能力的海量、高增长率的多样化信息资产。

2010 年，肯尼斯·库克尔（Kenneth Cukier）在《经济学人》上发表的《数据，无所不在的数据》文章指出："世界上有着难以想象的巨量数字信息，并且快速增长，许多领域都受到这种巨量信息的影响。科学家和计算机工程师为这个现象创造了一个新词汇：'大数据'。"2011 年，麦肯锡（McKinsey）全球研究院发布报告《大数据：创新、竞争和生产力的下一个新领域》，全方位介绍与展望了大数据："大数据已几乎渗透到当今每个领域，成为重要的生产因素。"2012 年 3 月，美国政府在白宫网站发布了《大数据研究和发展倡议》，把数据定义为"未来的新石油"，标志着大数据已成为重要的时代特征。2013 年被认为是"大数据元年"，各国政府开始推动大数据的发展和应用，将大数据应用到各行各业中。2018 年 9 月，《自然》期刊出版《大数据》专刊，在世界范围内第一次使用"大数据"来定义前所未有的海量数据。同年，计算社区联盟（Computing Community Consortium）发表《大数据计算：在商务、科学和社会领域创建革命性突破》白皮书，最早提出大数据的重要性："大数据真正重要的是新用途和新见解，而不是数据本身。"

（二）大数据的特征

大数据具备 5 个"V"特征，即体量巨大（Volume）、类型多样化（Variety）、速度快（Velocity）、准确（Veracity）和潜在价值大（Value）。

1. 体量巨大（Volume）

大数据的首要特征体现为数据体量的"大"，随着互联网、物联网、云技术、云储存等电子信息技术的高速发展，真实世界的各种行为活动都可被记录与存储，各种数据呈指数式增长。当前，一些大企业的数据量已经达到 EB 级别。新摩尔定律提出，全球数据总量每 18 个月翻一番。巨大的数据量为数据分析、数据检索、数据整合和分析挖掘带来了新的挑战，成为大数据技术发展的根本驱动力。一般而言，只有达到 TB 级别以上的数据才能称为大数据（表 5-1）。

表 5-1　进制数据存储的基本单位及换算关系

中文	英文	换算关系
十亿亿亿亿字节	DB（Doggabyte）	1 DB=1024 NB
一百万亿亿亿字节	NB（Nonabyte）	1 NB=1024 BB
千亿亿亿字节	BB（Brontobyte）	1 BB=1024 YB
尧（一亿亿亿字节）	YB（Yottabyte）	1 YB=1024 ZB
泽（十万亿亿字节）	ZB（Zettabyte）	1 ZB=1024 EB
艾（百亿亿字节）	EB（Exabyte）	1 EB=1024 PB
拍（千万亿字节）	PB（Pegabyte）	1 PB=1024 TB
太（万亿字节）	TB（Trillionbyte）	1 TB=1024 GB
吉（十亿字节）	GB（Gigabyte）	1 GB=1024 MB
兆（百万字节）	MB（Megabyte）	1 MB=1024 KB

续表

中文	英文	换算关系
千字节	KB（Kilobyte）	1 KB=1024 B
字节	B（byte）	1B=8 bit（比特）

2. 类型多样化（Variety）

随着物联网、互联网、可穿戴设备等数据采集、传输技术的发展，生活生产中产生的数据也随之变得复杂，主要包括结构化数据、半结构化数据和非结构化数据。结构化数据指的是可以以表格形式呈现的数据，每列数据类型相同，且不可再细分，如数据库存储关系型数据。半结构化数据一般是数据的结构和内容混在一起，没有明显的区分，如电子病历，半结构数据一般采用可扩展标记语言（Extensible Markup Language，XML）和 JSON 文件传输与存储数据。非结构化数据是数据结构不规则或不完整，没有预定义的数据模型，不方便用数据库二维逻辑表来表现的数据。包括所有格式的办公文档、文本、图片、HTML（Hyper Text Mark-up Language，超文本标记语言）、各类报表、图像、音频和视频信息等。

3. 速度快（Velocity）

这里的速度快包含两个层面，大数据产生非常快，同时也要求处理的速度快，这是大数据处理技术和传统数据挖掘技术最大的区别。在数据量巨大的大数据面前，很大一部分数据需要强调实时分析，需要缩短数据采集到数据洞察之间的时间，以尽快地分析获得数据潜在的价值，处理速度越快，越有利于创造价值。

4. 准确（Veracity）

一般来说，大数据中的内容与真实世界发生的事件是息息相关的，数据真实性是指数据来源的准确性或真实性。当涉及大数据的准确性时，不仅包括数据本身的质量，还包括数据来源、数据类型和数据处理的可靠性。具体表现为消除数据偏差、数据异常或数据不一致、数据重复和数据波动性等几方面因素，以提高大数据准确性。数据准确性的另一方面需要确保基于业务需求的数据处理方法是有意义的。显然，正确解读大数据可以确保结果的相关性和可操作性。

5. 潜在价值大（Value）

数据价值通常被量化为数据可能创造的潜在社会或经济价值。但是，当产生数据的参与者不一定有能力将其转化为价值时，高价值的数据可能存放在仓库中而不产生任何价值。从商业的角度来看，大数据的价值通常来自洞察发现和模式识别，从而导致更有效的运营，更强的客户关系和其他明确和可量化的商业利益。尽管大数据的数据量巨大，但是有价值的信息极少。相比于传统的小数据，大数据最大的价值在于通过从大量不相关的各种类型的数据中，挖掘对未来趋势与模式预测分析有价值的数据。

二、健康大数据基础

（一）健康大数据的概念

健康大数据是指在人们生命、生活、生产、疾病防治、健康管理等活动过程中产生的与健康相关的各种数据。健康大数据贯穿人的生老病死、衣食住行等所有过程。

NOTE

　　从健康管理角度出发，健康大数据是指以个人健康管理为核心的相关数据的集合，包括个人健康档案、家庭健康档案、社区健康档案、健康体检数据、个人体征检测数据、康复医疗数据、健康知识数据，以及个人生活习惯数据和个人基因数据等，产生于医疗机构、体检中心、康复治疗机构等。

　　总的来说，健康大数据指与健康医疗相关、满足大数据基本特征的数据集合，是国家重要的基础性战略资源，正快速发展为新一代信息技术和新型健康医疗服务业态。

（二）健康大数据的特征

　　健康大数据相较于一般大数据，既重要又特殊，不但与人的健康、疾病和生命息息相关，而且具有更复杂的外部性，影响涉及产业及国家安全。从大数据的通用基本特征来看，健康大数据具有大数据的 5 个 "V" 特征，除此之外，它还有五个主要的特点。

　　一是高度敏感和隐私性。健康数据尤其是医疗数据向来被视为敏感数据，几乎世界上所有国家和地区都对其进行了保护。健康档案是每个人健康的基本记录，加上医院里的电子病历，基本构成了一个人全生命的健康信息。个人健康数据属于个人，在共享数据的过程中，首先要保护患者的隐私，保护数据的安全。只有在确保安全的情况下，行业才能健康有序地发展。

　　二是专业性。大部分健康数据需要专门的机构或者仪器，以及专业的操作人员才能完成采集工作。健康数据的处理也需要专业人员或者具有专业知识的人员参与。如 CT（Computed Tomography，电子计算机断层扫描）、X 放射片，非专业人员及机构几乎无法完成此类数据采集工作。尽管目前很多医学检测技术的发展趋势是不断地便携化、易操作，但高质量的检测数据仍然只有专业机构可以获取。

　　三是时空性。健康大数据贯穿人的生老病死、衣食住行。个人健康数据与记录数据时的时间与空间有很大关系，在不同状态下记录的数据具有不同的指标含义，不能统一标准进行分析。即便在一家普通的专科医院，医疗数据往往存储于多个地方或者多个信息系统，有些医疗设备的原数据只有其配套的软件可以识别，导出后的数据需要经过一些格式转换。因此，医院很难将原数据聚合到单个中央系统中。

　　四是时效性。一方面，人们的健康状况是一个动态的过程，随时在发生变化，过时的数据价值大打折扣；另一方面，医学一直在进步，对于一些疾病的诊断方式、方法、标准等更新很快。随着对身体运作方式的深入，人们对于健康与疾病的衡量内容、衡量标准和方式也在不断变化，因此，健康数据时效性很强，数据处理和使用者都倾向于使用实时数据。

　　五是长期保存性。这个特征称为"慢数据"，在一段时间内，持续不断地监测某些健康指标，通过长时间的健康数据积累，准确预测个人或群体未来患上某种疾病的可能性，以达到健康管理的目的。

三、健康大数据来源与采集技术

（一）健康大数据来源

　　健康大数据既包括各类医疗数据，如检查报告、检验报告、医嘱记录、生命体征记录、护理记录、病历记录、医学影像等，又包括健康数据，如健康档案数据、健康查体数据、外部健康物联网数据等，近年来还出现了新兴的生物组学数据，如基因组学、蛋白质组学、免疫组学分析结果。这些数据种类繁多、结构复杂、来源各异，既有结构化数据，也有自由文本记忆大容量的非结构化数据。在健康管理方面，主要的健康大数据来源包括以下几个方面。

1. 各级医疗机构信息系统

各级医疗机构信息系统是健康数据的主要来源与基础。信息系统覆盖医疗机构所有业务和业务全过程，为医疗与管理活动等提供信息化支撑。信息系统对医疗活动各阶段产生的数据进行采集、存储、处理、提取、传输、汇总、加工，这些数据存在于各个专业数据系统中，包括电子病历系统、实验室信息系统（Laboratory Information System，LIS）、医学影像存档与通信系统（Picture Archiving and Communication System，PACS）、放射科信息系统（Radiology information system，RIS）、决策支持系统等。现代医疗系统每天的运作会产生大量的电子数据，据统计，一家三级甲等医院每天会产生数十太字节（TB）规模的数据，而且随着电子病历系统的不断完善，这个数字还会继续增大。

2. 可穿戴设备和远程患者监测设备

包括健身追踪器、智能手表、智能衣服、生物传感器、血压监测仪、葡萄糖追踪器，以及其他人们可以戴在身上的电子设备。它们旨在收集各种健康信息，并通常将这些数据传输到用户的智能手机和/或远程/云服务器上，供医疗人员检索。

3. 智能手机和健康应用程序

智能手机和健康应用程序记录一些与健康和活动相关的数据，此外，还会收集用户手动输入或从连接的设备传输的信息。这些数据也可以通过网络与医生共享。如果持续使用，这些应用程序可以在跟踪健康状况和诊断方面提供很大帮助。

4. 医疗设备和物联网设备

如床边监视器和床垫下传感器，每天传输数十亿不同的测量数据，提供患者病情的实时图像，并对轻微的变化发出警告。

5. 组学数据

组学数据是由基因组、蛋白质组、转录组、代谢组和表观基因组等技术生成的异构数据，用于研究人类和其他生物的复杂生理和调控过程，也是健康大数据的主要来源之一。例如，仅仅一个完整的人类基因组序列就会产生大约200GB的原始数据。

6. 其他外部和内部来源

包括任何能够生成补充用于进一步分析健康状态的数据的来源，包括社交媒体、搜索引擎数据、医院的运营信息、保险索赔、临床记录、人口统计数据、环境数据等。

（二）健康大数据采集技术

移动物联网技术在健康领域的发展将移动通信技术、互联网技术和健康服务融合起来，通过智能化的终端设备完成数据的采集与接入。互联网高速通信技术为健康大数据的整合和共享提供支持。健康大数据的采集需要分布式高速、高可靠性的数据抓取或采集技术支持，以及高速数据的解析、标准化、转换与装载等大数据整合技术。

1. 数据库接口采集技术

对于各级医疗机构信息系统的健康数据或医学研究数据等保密性要求较高的数据，可以针对特定机构和特定数据，开发建立专线接入、特定数据库访问接口、系统数据交换接口等技术方式实现数据交互。健康医疗业务产生的数据以数据库的形式存储在各信息系统中，大部分采用目前主流的关系型数据库如 Oracle、DB2、SQL Server、MySQL、Cache 等存储数据。常用的接口工具有 Sqoop 和结构化数据库间的 ETL 工具，主要用于分布式大数据 Hadoop（Hive）平台与传统的数据库间进行数据传递，可以实现和 Hadoop 分布式文件系统（HDFS）、HBase 数据库和主流关系型数据库之间的数据同步和集成。

2. 网络数据采集技术

网络数据采集主要指借助网络爬虫或网站公开应用程序编程接口等方式，从网站上获取健康大数据的过程。通过这种途径可将网络上的非结构化数据、半结构化数据从网页中提取出来，并以结构化的方式将其存储为统一的本地数据文件。

3. 移动物联网健康数据采集技术

移动物联网健康数据采集技术利用移动终端的定位、记录和交互式引导功能，使用户的健康数据、个人信息得到记录与存储，建立在互联网高速通信技术之上的数据获取和交互与人的联系更加紧密。通过用户近场的各类生物传感器和移动应用程序采集大量的运动与健康信息，以及基于用户运动中生理参数的监测数据。移动健康可以真正实现用户随时、随地、随身获得相关的健康信息。

第二节　健康数据的存取

一、健康数据的存取特点

随着医疗健康大数据的产生和发展，大部分基于传统关系型数据库存储数据的医疗信息系统在模式、技术、性能上面临更大的挑战。大容量、多源异构的数据对存储设备的容量、读写性能、可靠性、扩展性等都提出了更高的要求，需要在功能集成度、数据安全性、数据稳定性，以及系统可扩展性、性能及成本等各方面进行考虑。高效规范的健康大数据存取技术将有助于全面提升数据价值、保障数据安全、保证数据的合法使用。健康大数据存储系统具备以下特点。

1. 高容量

当前，在各级医疗保健机构中产生并积累了海量的健康数据，其中包括大量的数字化医学影像、组学检测、生理监测等数据。无论是数据总量还是个体数据，健康数据量都呈现出指数级上升的趋势，目前个体的健康数据已经达百 GB 级别。传统的信息化技术已经无法满足大量多源异构健康数据的产生与存储需求，健康大数据系统首先要有能够支持大容量数据存取管理的存储架构，实现高效低耗的数据资源管理。

2. 高性能

在处理大规模数据时，需要服务集群有很高的读写吞吐量，才能够在一定时间内完成海量健康数据的分析挖掘任务。与其他行业的数据相比，部分医疗数据如监护数据、体征监测数据、急诊检验检查数据，具有很高的实时性要求，因此患者医疗数据的实时存储与更新对于临床科学诊疗尤其重要。实时性要求存储平台能够快速读写数据文件，实时更新患者数据，以便医生能够第一时间获取患者的医疗数据进行诊治，因此海量数据的高效存储和访问需求需要数据存储系统具备高并发的读写能力。

3. 高可靠性

健康数据具有隐私性，要求健康大数据存储具备高可靠性与安全性，具备足够的安全防范技术能力，以确保患者的个人隐私安全，确保医疗数据在该平台中的存储安全，确保医疗数据不被患者本人和医生之外的人使用。此外，存储平台还具有强大的数据容灾与备份功能，确保当存储医疗数据的某个节点出现问题时，可以从其他备份节点完全地恢复数据。

4. 可扩展性

健康管理的资源分布具有分散性，缺少规范、统一的系统对健康医疗数据进行整合存储，这导致公共资源和共享资源的浪费，并且影响对个体健康状况与疾病的整体判断。大数据存储系统具备较好的可扩展性，可解决医疗资源分散性的问题。数据存储系统通过灵活的系统扩展增加整体性能和负载能力，以适应应用系统数据量扩大与数据集增加带来的需求。

5. 低成本

健康数据分布于多个来源、多个机构、多个系统。数据分散存储于大量的服务器中，缺乏互联互通与协同机制，因此普遍存在多处存储、重复记录的情况，这些重复的数据资源必然造成极大的存储资源浪费。为从整体上降低存储成本、提高数据管理效率，健康大数据存取需要采用集中存储的基本模式，大量采用基于资源共享云存储及基于分布式架构的平台的主流方案。在数据存储系统体系结构方面，以大量低成本服务器组成共享集群，尽可能减少数据存储硬件的消耗。

二、健康数据的存储架构

1. 关系型数据库

关系型数据库指采用了关系模型来组织数据的数据库，其以行和列的形式存储数据，以便于用户理解。关系型数据库这一系列的行和列被称为表，一组表组成了数据库。用户通过查询来检索数据库中的数据，而查询是一个用于限定数据库中某些区域的执行代码。关系模型可以简单理解为二维表格模型，而一个关系型数据库就是由二维表及其之间的关系组成的一个数据组织。

关系型数据库有以下规则：原子性（atomicity）、一致性（consistency）、隔离性（isolation）、持久性（durability），以上称为 ACID 特性。关系型数据库可以满足对事务性要求较高或者需要进行复杂数据查询的数据操作，而且可以充分满足数据库操作的高性能和操作稳定性的要求。主流的关系型数据库有 Oracle、MySQL、Microsoft SQL Server、Microsoft Access 等，每种数据库的语法、功能和特性也各具特色。

2. 分布式文件系统

（1）Google 分布式文件系统 健康大数据平台中的数据除传统的结构化数据以外，还包括海量半结构化和非结构化数据。面对海量半结构化和非结构化数据存储，传统集中式、阵列式存储模式扩展性不强、可靠性不高、可用性不佳等缺点使其无法满足海量规模数据的存储需求。Google 分布式文件系统（Google File System，GFS）是一个构建在廉价服务器上的可扩展的大型分布式文件系统，在普通商用计算机上提供了良好的容错性，可对大量客户端提供可用的服务。GFS 体系结构见图 5-1。

NOTE

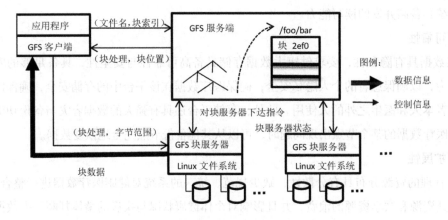

图 5-1 GFS 体系结构

GFS 包括一个主节点（元数据服务器）、多个快服务器（数据服务器）及多个客户端。每一个节点都是普通的 Linux 服务器，GFS 的工作就是协调成百上千的服务器为各种应用提供存储服务。

（2）Hadoop 分布式文件系统 Hadoop 分布式文件系统（Hadoop Distributed File System, HDFS）是 Google 分布式文件系统的开源实现，是 Hadoop 生态系统的核心部分。HDFS 作为分布式计算中数据存储管理的基础，可以运行于廉价的商用服务器上，已成为目前主流支持大数据的分布式文件系统。HDFS 体系结构见图 5-2。

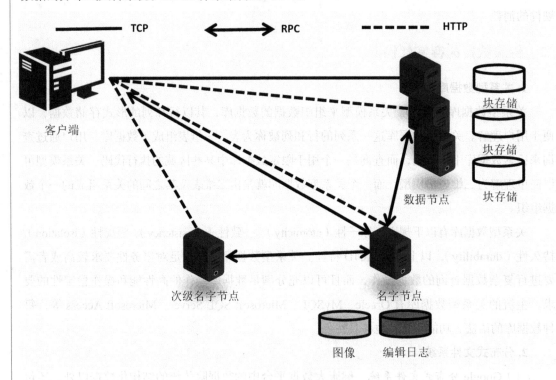

图 5-2 HDFS 体系结构

HDFS 有以下特点：①处理超大文件。这里的超大文件通常是指数百 MB 甚至数百 TB 大小的文件。目前在实际应用中 HDFS 已经能用来存储管理 PB 级的数据。②流式地访问数据。HDFS 的设计建立在更多地响应"一次写入，多次读取"任务的基础之上。这意味着一个数据集一旦由数据源生成，就会被复制分发到不同的存储节点中，然后响应各种各样的数据分析任务请求。在多数情况下，分析任务都会涉及数据集中的大部分数据，即对 HDFS 来说，请求读取整个数据集要比读取一条记录更加高效。③可运行于廉价的商用机器集群上。廉价的商用机也就意味着大型集群中出现节点故障情况的概率非常高。这就要求在设计 HDFS 时要充分考虑数据的可靠性、安全性及高可用性。

虽然 HDFS 具有诸多优点，已成为目前主流的大数据存储系统，但 HDFS 也存在一定的局限性：不适合低延迟数据访问、无法高效存储大量小文件，以及不支持多用户写入和任意修改文件。

3. 非关系型数据库

由于传统关系型数据库不具备高可扩展性，因此大数据给传统数据库带来了挑战。为了支持高扩展的数据库系统，先后产生了支持 CAP［Consistency（一致性）、Availability（可用性）、Partition tolerance（分区容错性）］理论的 NoSQL 数据库系统和满足 ACID 特性的 NewSQL 数据库系统。

（1）NoSQL 数据库　NoSQL 数据库指非关系型的、分布式的、不保证遵循 ACID 原则的数据存储系统，根据存储模型和特点可分为列存储数据库、文档数据库、键值（key-value）存储数据库和图形数据库 4 类。典型的 NoSQL 产品有 Google 的 Big Table、基于 Hadoop HDFS 的 Hbase 等。

NoSQL 数据库目前在网站和项目上应用较广，因为它克服了关系型数据库无法存储非结构化和半结构化数据的缺点，具有易扩展、支持海量数据、接口定义简单、数据模型灵活、弱事务模型的优点。①列存储数据库：Hbase 和 BigTable 是列式存储数据库的典型代表。Hbase 是构建在 Hadoop 上分布式、面向列的开源数据库，适合非结构化数据存储。②文档数据库：文档数据库中数据存储的模式是文档，且对存储的文档数据无类型限制，可以对任意格式的字段进行存储。文档数据库较为常见的有 CouchDB 和 MongoDB 两种。③键值存储数据库：键值存储数据库采用 key-value 存储模式，查询能力强大，并且可以满足大数据存储和高并发性的要求。近几年发展起来比较知名的键值存储数据库有 Redis、Memcached、Voldemort 等。④图形数据库：图形数据库以图结构为基础，当前主要的数据库包括嵌入式图引擎 Neo4j、Twitter 的 FlockDB 和谷歌的 Pregel 等。

（2）NewSQL 数据库　NewSQL 既保留了 SQL 查询的方便性和传统事务操作的 ACID 特性，而且还可实现 NoSQL 系统的高吞吐率，具有高性能和高可扩展性的特点。常见的 NewSQL 数据库包括 NuoDB、ClustrixDB、VoltDB 等。NewSQL 体系结构一般分为 3 层：管理层、事务层和存储层。管理层支持按需伸缩功能，事务层负责原子性、一致性和隔离性，存储层负责持久性。

三、健康数据质量评估与质量控制

1. 数据质量评估标准

在大数据分析挖掘过程中，首先需要对数据进行简单的检测评估，在基于大数据的知识发现中，数据质量是保证获得知识准确性的基础，只有高质量的数据才能获得科学正确的知识，从而指导人们依据获得的知识做出正确的决策。数据质量主要通过四个标准来评估是否达到预期设定的质量要求：完整性、一致性、准确性、时效性。

NOTE

（1）完整性　指数据信息是否存在缺失的状况，数据缺失的情况可能是整个数据记录缺失，也可能是数据中某个字段信息的记录缺失。不完整数据的价值会大大降低，因此数据完整性评估也成为数据质量评估最重要的一个环节。

（2）一致性　指数据是否遵循了统一的规范，数据集合是否保持了统一的格式，数据与原始记录是否一致。数据质量的一致性主要体现在数据记录的规范和数据是否符合逻辑。由于健康数据来源广泛，采集设备多，数据一致性一直是健康数据分析挖掘的一大问题，例如不同医院由于采用不同的检验设备或者由于医生的经验差异，造成数据采集的标准不统一，这些给健康大数据的分析挖掘造成了极大的困扰。

（3）准确性　又称数据的真实性，准确性是数据质量首要、核心的要求。存在准确性问题的数据不仅仅是规则上的不一致。最为常见的数据准确性错误是乱码。异常大或小的数据也是不符合条件的数据。数据质量的准确性可能存在于个别记录，也可能存在于整个数据集。一般数据都符合正态分布的规律，如果一些占比少的数据存在问题，则可以通过比较其他数量少的数据比例来做出判断。数据不准，数据失实，那便会丧失了数据的使用价值，甚至还会使行动决策失误，给社会经济的发展造成巨大损失。

（4）时效性　指数据从产生到可以查看及分析的时间间隔，也叫数据的延迟时长。数据的时效性问题是影响数据质量的重要因素之一，时效性差的数据会给决策和人们的日常生活带来许多不利影响，这使得判定数据的时效性成为必要。及时性在大数据离线项目里面影响关系不大，但是对于大数据实时的项目则有很大的影响。如健康管理的特殊群体监护中，如果监控设备数据延迟时间过长，导致分析的结果不能及时反馈给相关人员，有可能造成事故。

2. 健康大数据质量控制

对健康大数据的处理包括采集、分析和应用，目前健康大数据从医疗信息化开始，导致现在很多时候出现所谓信息孤岛，数据来源非常复杂，这些数据又不能够在同一个平台进行多源、异构、统一的大数据的分析，使得看到的应用是碎片化的，难以挖掘其潜在的应用价值。

健康大数据的质量控制可以从三个阶段入手：数据采集阶段、数据传输存储阶段和数据分析挖掘阶段。

（1）数据采集阶段　当前各个机构医疗健康大数据平台的标准体系不统一，如不同医院之间的相同疾病名词甚至都不一致，这些标准不统一的数据，将给数据的分析带来极大的资源浪费，需要花费大量的人力和成本来进行数据的统一。针对这些问题，在健康大数据采集阶段，可采用以下方式进行数据质量控制：①全面梳理健康医疗大数据行业的数据特征，进而建立起数据元模型。②以数据元模型为基础，根据健康管理需求和技术需要定义多个质量模型。③在此基础上，对健康大数据质量模型进行抽象处理，形成一个可控制的元质量扩展模型。④最终在此基础上为健康数据质量体系定义一个完整的框架。

（2）数据传输及存储阶段　该阶段需要对采集的数据进行监控，并报告和记录异常。商业智能软件可以捕获这些异常，用于自动解决方案，以便在错误数据可用之前捕获这些异常数据。然后整理出潜在的不良或不完整的数据，并进行适当的数据更正，例如完成数据，删除重复数据或解决一些其他数据问题。

（3）数据分析挖掘阶段　在数据的处理过程中，数据需要经过人机交互、传输、存储等，每个环节都可能出现错误而产生数据异常，导致数据质量问题。由此可以根据数据质量评估标准来进行数据质量控制：①数据约束关系问题，例如缺乏唯一性约束关系，或缺乏引用性约束关系等。②数据本身问题，例如数据为空值、数据重复、数据缺失等。③数据处理过程异常，例如状态缺失、未按预期处理、无法跟踪、过程中数据缺失等。

第三节　健康数据处理技术

在获得健康数据之后，需要对数据进行处理分析才能获得数据潜在的价值。面向健康管理的健康大数据分析主要包括数据清洗、数据整合等过程，见图5-3。基于健康大数据的分析结果，可为疾病的精准预防、精准干预、精准健康管理等提供技术和证据支撑。

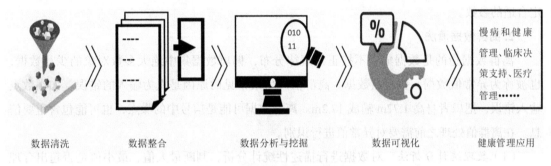

| 数据清洗 | 数据整合 | 数据分析与挖掘 | 数据可视化 | 健康管理应用 |

图 5-3　健康数据处理分析流程

一、数据清洗

数据清洗是整个数据分析过程中不可或缺的一个环节，其结果质量直接关系模型效果和最终结论。数据清洗的目的是检测数据集中不符合规范的数据，并进行数据修复，以提高数据质量。根据缺陷数据类型分类，可以将数据清洗内容分为缺失数据清洗、离群数据清洗、不一致数据清洗三个方面。

1.缺失数据清洗

缺失数据指的是在一个数据集中，部分数据对象的一个或多个属性值为空。数据缺失问题是真实数据集中普遍存在的问题，主要是机械因素和人为因素造成数据缺失。机械因素是由机械设备故障导致数据的保存、管理、拷贝等操作无法正常完成，致使数据的收集失败，如基因测序过程中设备发生故障，造成数据属性值丢失。人为因素是由个人的主观失误、历史局限或刻意隐瞒等造成的数据缺失，如在健康信息采集时，被采集者有意拒绝回答某些问题。

目前处理缺失值数据问题的方法主要有三大类：不处理、忽略或丢弃缺失数据、对缺失值进行填充。在数据清洗过程中，应该根据缺失数据属性的重要性和缺失比例综合判断数据缺失的情况，选择适宜的数据清洗方法。

（1）舍弃法　如果任何一个变量含义缺失数据，就把相应的样本删除。舍弃法的优点是简单易行，但是却有可能造成大量重要信息丢失，导致数据发生偏移，从而得出错误的结论。

（2）均值法　对于数值型类型，将缺失值以外该变量所有数据的均值或中位数作为估计值，对缺失值进行插补；对于非数值型类型，可以选择该变量在所有数据中出现次数最多的数据作为插补值，但该方法准确性不高。均值法的优点是处理简单，保留了原有信息，但是可能造成严重的数据偏移。

（3）热卡插补法　在数据集中找到与缺失数据变量最相似的变量，利用该相似变量的值对缺失数据进行插补；该方法准确性普遍高于均值法，但准确度不够稳定，方法较为复杂且计算时间长。

（4）回归法　将缺失值所在变量定为因变量，选择其余若干个变量为自变量，用无缺失数据的样本建立回归方程用于估算缺失值；该方法准确性比均值法要高，但是要求各变量是线性相关，否则会导致数据严重偏差。

（5）聚类或分类法　与回归法类似，将缺失值所在变量定为因变量，选择其余若干个变量为自变量，用无缺失数据的样本作为训练集，采用合适的分类或聚类方法进行归类，如 K 近邻，K 均值方法等；利用同属性值进行填充，准确性高，但是计算量一般比较大，且需要确定合适的参数。

2. 离群数据清洗

离群数据指的是数据集中不按正常规律分布，偏离数据集中绝大多数对象的少量数据，也被称为异常值数据、孤立点数据。离群值产生最常见的原因是人为输入的错误，如小数点输入错误，把患者身高 1.72m 输成 17.2m。离群数据可能是信号中的噪点，也可能包含重要信息。在离群值处理之前需要对异常值进行识别。

（1）数理统计分析法　对数据进行描述性统计分析，判断最大值、最小值是否超出合理范围，如患者的年龄为 200 岁或 −20 岁，明显是不符合常理的，视为离群值。

（2）箱型图　四分位距（IQR）是上四分位与下四分位的差值，以 1.5 倍 IQR 为标准，规定超过上四分位 +1.5 倍 IQR 距离，或超过下四分位 −1.5 倍 IQR 距离的点为离群值。

（3）基于模型检测　首先构建一个数据模型，离群值是那些同模型不能完美拟合的对象：如果模型是簇的集合，则离群值是不显著属于任何簇的对象；在使用回归模型时，离群值是远离预测值的对象。

（4）基于距离的计算　通常可以在对象之间定义邻近性度量，离群值是那些远离其他对象的对象。

（5）基于密度的算法　当一个点的局部密度显著低于它的大部分近邻时，可将其分类为离群值。该方法适合非均匀分布的数据。

当数据清洗时，离群值是否删除需根据实际情况而定，部分离群值包含了重要信息，直接删除可能造成有用信息的丢失。常用离群值处理方法见表 5–2。

表 5–2　离群值常用处理方法

处理方法	描述
不处理	直接在具有离群值的数据集上进行数据分析和建模。如果算法对异常值不敏感则可以不处理
删除异常值	直接将含有离群值的记录删除，明显看出是离群值且数量较少的可以直接删除
视为缺失值	将离群值视为缺失值，利用缺失值的处理方法进行处理
平均值替代	可用前后两个值的平均值来修正该离群值，损失信息小，高效简单

3. 不一致数据清洗

健康大数据具有时效性，表现为数据产生的速度与更新的频率较快，而患者发病、就诊、治疗和转归等在时间上有一个进度，不同检查时间节点产生的患者数据可能存在不一致性。另外，患者往往多次就医，数据会重复记录，此过程中也可能会出现同一信息记录出错的情况。在进行数据清洗时，首先要识别出此类不一致的信息，然后通过复核、逻辑判断、平均值填充对比等方式，予以校正、处理。

二、数据整合

数据整合是进行大数据集成分析与应用的必要前提。健康数据来源广泛，涉及电子病历系统、医院信息系统、实验室信息管理系统、放射科信息系统、医学影像管理系统、病理、心电、体检、公共卫生、慢性病和死因监测、医疗保险等，不同医疗信息系统所遵循的标准与协议各不相同，数据类型各异，结构化、半结构化与非结构化数据并存，造成不同医疗信息系统间程度不一的"数据孤岛"现象，严重影响了大数据分析与健康管理的应用。因此，如何针对多源异构数据进行有效融合成为急需解决的问题。

数据整合技术是为了能够做到及时完整与精准正确的状态判定、身份识别、态势评估等，针对多源异构数据进行整合的数据处理手段。对于面向健康管理应用的健康大数据领域，数据整合就是基于健康管理具体应用目标，对单一来源不能完整描述研究对象特征的、数据类型与结构各异的多源异构数据进行整合，输出一个更为完善、可靠、精准、个体化的描述，为后续大数据集成分析、辅助临床决策与健康管理服务等提供基础支撑。

1. 特征编码

不同来源的健康数据不统一，带有各种非数字特殊符号，如文字、图像等数据。而实际上数据分析挖掘模型需要的数据是数字型的，因为只有数字类型才能进行计算。因此，对于各种特殊的特征值，都需要对其进行相应的编码，也是量化的过程。其方法包括数字编码、One-Hot 编码、哑变量编码。

（1）数字编码　数字编码就是简单地赋予不同层次、不同类别不同的数字标签。优点是简单直白，适用于分类型特征。如在对患者收入水平进行编码上，原特征为"收入水平 ={ 贫困，低收入，小康，中等收入，富有 }"，按照数字编码后特征为"收入水平 ={0, 1, 2, 3, 4}"。

（2）One-Hot 编码　将包含 K 个取值的离散型特征转换成 K 个二元特征（取值为 0 或 1）。该方法优点是经过 One-Hot 编码之后，不同的原始数据之间拥有相同的距离，One-Hot 编码对包含离散型特征的回归模型及分类模型的效果有很好的提升，缺点是特征显著增多，且增加了特征之间的相关性。

（3）哑变量编码　将包含 K 个取值的离散型特征转换成 $K-1$ 个二元特征（取值为 0 或 1）。该方法解决了 One-Hot 编码特征之间存在线性关系的问题，避免了特征编码对线性回归等模型的影响。

2. 数据标准化

在健康数据分析及建模过程中，许多机器学习算法需要其输入特征为标准化形式。例如，SVM 算法中的 RBF 核函数，线性模型中的 L1、L2 正则项，目标函数往往假设其特征均值在 0 附近且方差齐同；若样本的特征之间的量纲差异太大，样本之间相似度评估结果将存在偏差。常见数据标准化方法：Z-Score 标准化、Min-Max 标准化、小数定标标准化和 Logistic 标准化。

（1）Z-Score 标准化　对特征取值中的每一个数据点做减去均值并除以标准差的操作，使得处理后的数据具有固定均值和标准差。处理函数：

$$f(i) = \frac{f_i - \mu}{\sigma}$$

其中，$f(i)$ 为标准化后各数据点的取值，f_i 为各数据点原始取值，μ 为该特征取值的平均值，σ 为该特征取值的标准差。Z-Score 的标准化方法适用于特征的最大值或最小值未知、样本分布非常离散的情况。

（2）Min-Max 标准化　又称离差标准化或最大 - 最小值标准化，Min-Max 标准化通过对特征作线性变换，使得转换后特征的取值分布在 [0，1] 区间内。处理函数：

$$f(i) = \frac{f_i - f_{min}}{f_{max} - f_{min}}$$

其中，f_{min} 为数据集中的最小值，f_{max} 为数据集中的最大值。Min-Max 标准化适用于需要将数据简单地变换映射到某一区间中。但是当有新数据加入时，可能会导致特征的最大值或最小值发生变化，此时便需要重新定义最大值、最小值，若数据存在离群值，标准化后的效果较差。

（3）小数定标标准化　通过移动数据的小数点位置来进行标准化。具体标准化过程中，小数点移动多少位取决于数据集中最大绝对值的大小。处理函数：

$$f_i^* = \frac{f_i}{10^j}$$

其中，j 是满足条件的 $\max\{f_1^*, f_2^*, \cdots, f_n^*\}$ 的最小整数，如范围为 [-118，287]，那么 $j=3$。该方法适用于比较分散，尤其是遍布多个数量级的情况，简单实用。但是由于标准化后的值集中在某几个值附近，不利于后续数据分析时的样本区分，易受到离群值影响。

（4）Logistic 标准化　Logistic 标准化利用 Logistic 函数的特性，将数据映射到 [0，1] 区间内。Logistic 标准化如下：

$$f_i' = \frac{1}{1 + e^{-f_i}}$$

该方法适用于特征取值分布相对比较集中地分布于 0 两侧的情况，但是标准化后的特征取值会聚集于 0 或 1 附近，造成原始特征的分布及取值间关系被改变。因此在应用 Logistic 标准化方法之前，需要首先分析原始特征取值的分布状况。

3. 特征离散化

特征的离散化过程是将连续型特征的取值范围划分为若干区间段，然后使用区间段代替落在该区间段的特征取值。离散化处理本质是将连续型数据分段，因此数据中的异常值会直接划入相应的区间段中，进而增强了之后模型对于数据异常值的鲁棒性。离散化后的特征，其取值均转化为有明确含义的区间号，相对于原始的连续型来说，含义更加明确，从而使得数据的可解释性更强，模型更易使用与理解。将连续型特征离散化后，特征的取值大大减少，这样一来减少了数据集对于系统存储空间的需求,二来在算法建模中也大大减少了模型的实际运算量,从而提升模型的计算效率。

(1)等距离散化 根据连续型特征的取值,将其均匀地划分成 N 个区间,每个区间的宽度均相等,然后将特征的取值划入对应的区间,从而完成特征离散化。如患者年龄取值应分布在 [0,90],确定离散化后的区间段个数为 5。等距离散化对输入数据质量要求高,无法解决特征存在离群值的问题。若存在离群值 130,则切分点将严重偏移,见表 5-3。

表 5-3 等距离散化对离群值敏感

	切分点
正常取值	18, 36, 54, 72
存在离群值	26, 52, 78, 104

(2)等频率离散化 不要求区间段的宽度始终保持一致,而是尽量使得离散化后每一个区间内的样本量均衡。根据连续型特征的总个数,将其均匀地划分成 N 个区间段,使得每个区间段中的样本数相同,然后每一份数据的取值范围即是对应的特征离散化区间。该方法有时会将同样或接近的样本划分入不同的区间,容易使得相邻区间段内的数据具有相似的特性,见表 5-4。

表 5-4 等频率散化示例

样本	区间	宽度
1, 2, 3, 4	[1, 4]	4
5, 6, 7, 8	[5, 8]	4
9, 10, 51, 52	[9, 52]	44
53, 54, 55, 56	[53, 56]	4
57, 58, 59, 60	[57, 60]	4

(3)聚类离散化 对于需要离散化的连续型特征,采用聚类算法(如 K-means、EM 算法等),把样本依据该特征的分布划分成相应的簇或类;在聚类结果的基础上,基于特定的策略,决定是否对簇进行进一步分裂或合并。利用自顶向下的策略可以针对每一个簇继续运行聚类算法,将其细分为更小的子簇;利用自底向上的策略,则可以对邻近相似的簇进行合并处理,得到新的簇;在最终确定划分的簇之后,确定切分点及区间个数。

在整个聚类的过程中,我们需要事先确定簇的个数及描述样本之间的距离计算方式。如何选定簇的个数也会影响聚类算法的效果,从而影响特征的离散化。

本章小结

健康大数据是指在人们生命、生活、生产、疾病防治、健康管理等活动过程中产生的与健康相关的各种数据。健康大数据贯穿人的生老病死、衣食住行等所有过程。本章介绍了大数据和健康大数据的相关概念和发展历程，大数据存储的特点和架构，以及健康数据的质量控制以保证数据的完整性和真实性等特征。面对结构多样、来源广泛的健康大数据，只有通过对健康数据的分析挖掘才能体现出数据的价值。本章重点介绍不同来源健康数据的整合与标准化方法。最后，通过一个案例的实训，了解了健康大数据分析的简单但相对完整的过程。

练习题

一、填空题

1. 大数据的特征有：_____、_____、_____、_____、_____。

2. 健康大数据的特点是：_____、_____、_____、_____、_____。

3. 常见的决策树算法有：_____，_____，_____和_____。

二、选择题

（　　）1. 原特征"收入水平 ={ 贫困，低收入，小康，中等收入，富有 }"，宜采用下列哪种特征编码较为合适。

        A.One-Hot 编码　　　B. 数字编码　　　C. 哑变量编码　　　D. 散列编码

（　　）2. 数据 ___ 指的是数据信息是否存在缺失的状况，数据缺失的情况可能是整个数据记录缺失，也可能是数据中某个字段信息的记录缺失。

        A. 真实性　　　　　B. 完整性　　　　　C. 一致性　　　　　D. 时效性

（　　）3. 下列 ___ 不是 HDFS 的优点。

        A. 流式地访问数据　　　　　　　　　B. 可运行于廉价的商用机器集群上

        C. 处理超大文件　　　　　　　　　　D. 高效存储大量小文件

三、判断题（请在正确表述后面的小括号内打"√"，错误的打"×"）

1. NoSQL 数据库指关系型的、分布式的、不保证遵循 ACID 原则的数据存储系统。（　　）

2. 数据的准确性又称数据的真实性，准确性是数据质量首要的、核心的要求。（　　）

3. 数据清洗是进行大数据集成分析与应用的必要前提。（　　）

四、简答题

1. 简述数据清洗的方式和过程。

2. 简述 K 均值聚类的算法和过程。

3. 简述分类的概念和分类步骤。

五、讨论题

请比较簇间距离计算的三种方式的差异。

第六章　健康物联网

扫一扫，查阅本模块PPT、视频等数字资源

学习目标

通过本章的学习，你应该能够：

掌握　物联网的概念；物联网的基本特征和体系结构；健康物联网发展现状；健康物联网的典型应用。

熟悉　自动识别技术的分类；常见的健康传感器；物联网的定位技术。

了解　物联网的起源与发展；传感器的组成与分类。

章前引言

　　健康物联网是物联网技术在医疗健康行业的一个重要应用领域。随着大数据、互联网＋、区块链等前沿技术的充分整合和运用，医疗健康物联网越来越呈现出强大的影响力和生命力，对推进深化医药卫生体制改革、加快"健康中国"建设和推动医疗健康产业发展，起到了重要的支撑作用。我国早在1999年物联网概念提出之初就开始了相应的研究开发，并率先提出了顶层标准，目前已成为全球最大的物联网市场。健康物联网产业经过近几年的发展，逐步形成了消费者、政府部门、互联网企业、服务机构和标准化测试认证机构多方参与的完整体系，物联网与健康医疗相结合是未来发展大趋势。

　　本章首先介绍了物联网的起源和发展、物联网的体系结构及健康物联网的发展状况，然后重点介绍了物联网感知层中的三大关键技术：自动识别技术、传感器技术和定位技术，最后介绍了物联网在公共卫生、远程健康监测和智慧医院管理等医疗健康领域的应用。

第一节　物联网概述

　　物联网被称为继计算机、互联网之后世界信息产业的第三次浪潮，成为未来社会经济发展、社会进步和科技创新的最重要的基础设施之一。

一、物联网的起源与发展

物联网的概念最早出现于比尔盖茨 1995 年《未来之路》一书。在这本书中，比尔盖茨提出了"人 – 机 – 物"融合的设想，只是当时受限于无线网络、硬件及传感设备的发展，并未引起世人的重视。1998 年，美国麻省理工学院自动识别中心创造性地提出了当时被称作 EPC 产品电子代码（Electronic Product Code，EPC）系统的物联网雏形构想。1999 年，该中心首先提出了物联网的概念，提出将射频识别（Radio Frequency Identification，RFID）技术与互联网结合，在物品编码、RFID 技术和互联网的基础上实现在任何地点、任何时间、对任何物品进行标识和管理。在中国，物联网最早被称为传感网，中国科学院早在 1999 年就启动了传感网的研究，并取得了一些科研成果，建立了一些适用的传感网。同年，在美国召开的移动计算和网络国际会议指出"传感网是下一个世纪人类面临的又一个发展机遇"。2003 年，美国《技术评论》提出传感网络技术将是未来改变人们生活的十大技术之首。2005 年，在突尼斯举行的信息社会世界峰会上，国际电信联盟（International Telecommunication Union，ITU）发布了《ITU 互联网报告 2005：物联网》，正式提出了物联网的概念。

2008 年后，为了促进科技发展，寻找经济新的增长点，各国政府开始重视下一代的技术规划，将目光放在了物联网上。2008 年底，IBM 提出了"智慧地球"的概念。2009 年初美国总统奥巴马将"智慧地球"上升为国家战略。2009 年 6 月欧盟委员会提出针对物联网的行动方案，明确表示在技术层面将给予大量资金支持，在政府管理层面将提出与现有法规相适应的网络监管方案。2009 年 8 月，我国国务院总理温家宝在视察无锡时提出建立"感知中国"，由此开启了"中国物联网元年"，物联网被列入国家战略性新兴产业。随着国家层面的推动，物联网行业的发展进入快速发展时期。

目前，我国物联网发展已经初步具备了一定的技术、产业和应用基础，呈现出良好的发展态势。根据中国互联网协会发布的《中国互联网发展报告（2021）》显示，物联网市场规模达 1.7 万亿元，人工智能市场规模达 3031 亿元。2021 年 9 月，工信部等八部门印发《物联网新型基础设施建设三年行动计划（2021—2023 年）》，明确到 2023 年底，在国内主要城市初步建成物联网新型基础设施，社会现代化治理、产业数字化转型和民生消费升级的基础更加稳固。

二、物联网的概念与特征

1. 物联网的概念

物联网（Internet of things，IoT）是新一代信息技术的重要组成部分，顾名思义就是"物物相连的互联网"。它是在互联网基础上延伸和扩展的网络，将各种信息传感设备与网络结合起来而形成的一个巨大网络，可实现任何时间、任何地点，人、机、物的互联互通。这里有两层意思：第一，物联网的核心和基础仍然是互联网，是在互联网基础上延伸和扩展的网络；第二，物联网终端延伸和扩展到了任何物品，并试图进行物与物之间的信息交换和通信。

因此，物联网的定义是通过射频识别、红外感应器、全球定位系统、激光扫描仪等信息传感设备，按约定的协议，把任何物品和互联网相联接，进行信息交换和通信，以实现对物品的智能化识别、定位、跟踪、监控和管理的一种网络。

2. 物联网的特征

与传统的互联网相比，全面感知、可靠传输与智能处理是物联网的三个显著特点。

全面感知是指利用无线射频识别、传感器、定位器和二维码等手段随时随地对物体进行信息采集和获取。物联网是各种感知技术的广泛应用。感知包括传感器的信息采集、协同处理、智能组网，甚至信息服务，以达到控制、指挥的目的。

可靠传输是指通过各种电信网络和因特网融合，对接收到的感知信息进行实时远程传送，实现信息的交互和共享，并进行各种有效的处理。物联网是一种基于互联网的网络，它的重要基础和核心仍旧是互联网，通常需要用到现有的电信运行网络，包括无线和有线网络。尤其是5G移动通信的发展，更加推动物联网的快速接入。

智能处理是指利用云计算、模糊识别等各种智能计算技术，对随时接收到的跨地域、跨行业、跨部门的海量数据和信息进行分析处理，提升对物理世界、经济社会各种活动和变化的洞察力，实现智能化的决策和控制。物联网不仅提供了基于传感器的感知能力，其本身也具有一定的智能处理能力。物联网通过将传感器和智能处理相结合，利用云计算、模式识别等各种智能技术，扩充其应用领域。

三、物联网的体系结构

物联网的体系架构一般分为三个层次：感知层、网络层、应用层。感知层是物联网的底层，是实现物联网全面感知的核心能力，主要解决生物世界和物理世界的数据获取和连接问题。网络层主要解决感知层所获得的长距离传输数据的问题，它是物联网的中间层，是物联网三大层次中标准化程度最高、产业化能力最强、最成熟的部分。应用层提供丰富的基于物联网的应用，是物联网和用户（包括人、组织和其他系统）的接口。它与行业需求结合，实现物联网的智能应用，也是物联网发展的根本目标。物联网体系结构见图6-1。

1. 感知层

感知层是实现物联网全面感知的基础。感知层在物联网中属于信息收集的主要部分，主要用于对物理世界中的各类物理量、标识、音频、视频等数据的采集与感知。数据采集主要由各种型号及功能不同的传感器、RFID、二维码等组成，这些传感器相当于人体的感觉器官，负责感知外界的信息，对各种信息进行分析识别，收集有用信息，为后续工作的开展奠定基础。感知层的关键技术包括传感器、RFID、GPS、自组织网络、传感器网络、短距离无线通信等。感知层必须解决低功耗、低成本和小型化的问题，并且向灵敏度更高、更全面的感知能力方向发展。

2. 网络层

网络层主要负责对传感器采集的信息进行安全无误的传输，并将收集到的信息传输给应用层。网络层主要依靠传统的互联网，同时结合广电网、通信网等，能够在第一时间将各种传感器收集的信息进行传输，并由云计算平台对传输过来的信息进行分析和计算，从而做出相应的判断。主要用于实现更广泛、更快速的网络互联，从而将感知到的数据信息进行可靠、安全地传送。目前能够用于物联网的通信网络主要有互联网、无线通信网、卫星通信网与有线电视网。物联网中有多种设备需要接入，因此物联网必须是异构泛在的。由于物体可能是移动的，因此物联网的网络层必须支持移动性，从而实现无缝透明的接入。

NOTE

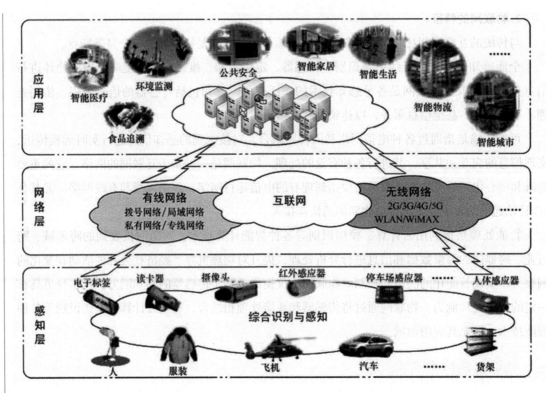

图 6-1　物联网体系结构

3. 应用层

应用层主要包括应用支撑平台子层和应用服务子层。应用支撑平台子层用于支撑跨行业、跨应用、跨系统之间的信息协同、共享和互通。应用服务子层包括智能交通、智能家居、智能物流、智能医疗、智能电力、数字环保、数字农业、数字林业等领域。人们可以通过应用层的接入终端及时获取物联网中丰富的信息。当前，物联网技术不断发展，相应的控制领域也在不断扩大，对于人们生活和生产作业的影响也越来越大。

在物联网体系架构中，三层的关系可以这样理解：感知层的主要作用是识别物体，采集信息，相当于人体的皮肤和五官；网络层将感知层获取的信息进行传递和处理，类似人体结构中的神经中枢和大脑；应用层是物联网与行业专业技术的深度融合，与行业需求结合，实现行业智能化，这类似人的社会分工。在各层之间，信息不是单向传递的，也有交互、控制等，所传递的信息多种多样，其中的关键是物品信息，包括在特定应用系统范围内能唯一标识物品的识别码和物品的静态与动态信息。

四、物联网的关键技术

物联网是一种复杂、多样的系统技术。从物联网体系结构角度解读物联网，可以将物联网技术分为四个层次：感知技术、传输技术、支撑技术、应用技术。感知技术是指用于物联网底层感知信息的技术，包括自动识别技术、传感器技术、定位技术、多媒体信息采集技术等。传输技术是指能够汇聚感知数据，并实现物联网数据传输的技术，它包括移动通信网、互联网、无线网络、微信通信、短距离无线通信等。在短距离无线通信主要有无线局域网、蓝牙、近场通信（Near Field Communication，NFC）和红外传输技术、ZigBee、RFID 等。支撑技术是用于物联网数据处理和利用的技术，它包括云计算技术、嵌入式系统、人工智能技术、数据库与数据挖掘技术等。应用技术是指用于支持物联网应用系统运行的技术，应用层主要是根据行业的特点，借助互联网技术手段，开发并形成各类行业应用解决方案，构建智能化的行业应用。

因互联网和移动通信等传输技术，人工智能、云计算、数据挖掘等支撑技术已在本书其他章节中介绍，本章将重点介绍物联网感知层中的自动识别技术、传感器技术和定位技术。

五、健康物联网发展概况

健康物联网是物联网技术在医疗健康领域的一个重要应用。健康物联网是以标识编码、智能卡、射频识别、短距离无线通信为代表的物联网技术进一步赋能保健、养老、医疗、公共卫生、社区服务等传统领域，促进形成了主动健康、智慧养老、慢性病管理、传染病防控、健康社区等新业态的融合应用。健康物联网是实施健康中国战略方针的有力途径，是健康产业智能化发展政策的切实落地应用，同时迎合了社会发展的当下需求。

我国高度重视健康产业发展，自2016年国务院印发《"健康中国2030"规划纲要》以来，陆续出台健康物联网相关政策提升战略地位。2016年12月《"十三五"卫生与健康规划》指出要积极应用物联网技术、可穿戴设备等，探索健康服务新模式，提高服务能力和管理水平。2017年7月《关于新一代人工智能发展规划的通知》提到要加强群体智能健康管理，突破健康大数据分析、物联网等关键技术，研发健康管理可穿戴设备和家庭智能健康监测设备，推动健康管理实现从点状监测向连续监测、从短流程管理向长流程管理转变。2020年5月《关于深入推进移动物联网全面发展的通知》重点指出制定移动物联网与垂直产业融合标准。深化推进物联网技术与医疗养老领域融合应用，加强物联网技术标准及互联互通标准的制定与实施，提升健康养老产业应用标准化水平。

健康物联网产业经过近几年的发展，逐步形成了由消费者、政府部门、互联网企业、服务机构和标准化测试认证机构多方参与的完整体系。目前，健康物联网产业可大致分为硬件设备、信息化支撑和应用服务三个层级。硬件设备层是健康物联网产业架构中的服务体现节点，包括可穿戴健康管理设备、便携式健康监测设备、自助式健康检测设备等。信息化支撑层是健康物联网产业架构的技术体现节点，主要运用信息化手段建立健康物联网平台，实现健康物联网设备的海量联接、多种物联网协议的适配转换、个人健康档案数字化、分布式存储与运算和人工智能技术赋能。应用服务层是健康物联网产业架构的价值体现节点，它借助信息化支撑层的工具，集实现个性化健康管理、居家健康养老、慢性病管理、远程健康咨询、生活照护、运动健身等新业态应用服务于一体。

第二节　物联网自动识别技术

物联网中非常重要的技术就是自动识别技术，自动识别技术融合了物理世界和信息世界，是物联网区别于其他网络（如电信网、互联网）最独特的部分。自动识别技术可以对每个物品进行识别和标识，并可以将数据实时更新，是构造全球物品信息实时共享的重要组成部分，是物联网的基石。

NOTE

一、自动识别概述

随着人类社会步入信息时代，人们所获取和处理的信息量不断加大。传统的信息采集输入是通过人工录入的，不仅劳动强度大，而且数据误码率高。那么怎么解决这一问题呢？答案是以计算机和通信技术为基础的自动识别技术。自动识别技术将计算机、光、电、通信和网络技术融为一体，与互联网、移动通信等技术相结合，实现了全球范围内物品的跟踪与信息的共享，从而给物体赋予智能，实现人与物体及物体与物体之间的沟通和对话。自动识别技术近几十年在全球范围内得到了迅猛发展，初步形成了一个包括条码技术、生物识别技术、图像识别技术、磁条磁卡技术、IC 卡技术、光学字符识别、射频技术等集计算机、光、磁、物理、机电、通信技术于一体的高新技术学科。

二、自动识别技术分类

按照应用领域和具体特征的分类标准，自动识别技术可以分为如下七种。

1. 条码识别技术

一维条码是由平行排列的宽窄不同的线条和间隔组成的二进制编码。比如这些线条和间隔根据预定的模式进行排列并且表达相应记号系统的数据项。宽窄不同的线条和间隔的排列次序可以解释成数字或者字母。可以通过光学扫描对一维条码进行阅读，即根据黑色线条和白色间隔对激光的不同反射来识别。

二维条码技术是在一维条码无法满足实际应用需求的前提下产生的。由于受信息容量的限制，一维条码通常是对物品的标示，而不是对物品的描述。二维条码能够在横向和纵向两个方向同时表达信息，因此能在很小的面积内表达大量的信息。

条码技术和健康领域融合在新型冠状病毒疫情中得到了体现。疫情期间，以健康码为开端，涌现了行程码、场所码和核酸码等各种二维码。这些二维码为科学防疫、精准防控提供了参考依据，也为遏制疫情传播发挥了重要作用。2020 年 4 月发布的三项《个人健康信息码》系列国家标准对健康码的码制、展现方式、数据内容统一进行了规范，同时有利于统筹兼顾个人信息保护和信息共享利用。

2. 生物识别技术

生物识别技术指通过获取和分析人体的身体和行为特征来实现人的身份的自动鉴别。生物特征分为物理特征和行为特点两类。物理特征包括指纹、掌形、眼睛（视网膜和虹膜）、人体气味、脸型、皮肤毛孔、手腕、手的血管纹理和 DNA 等；行为特点包括签名、语音、行走的步态、击打键盘的力度等。

声音识别是一种非接触的识别技术，用户可以很自然地接受。这种技术可以用声音指令实现"不用手"的数据采集，其最大特点就是不用手和眼睛，这对那些采集数据同时还要完成手脚并用的工作场合尤为适用。由于声音识别技术的迅速发展及高效可靠应用软件的开发，声音识别系统在很多方面得到了应用。

人脸识别，特指利用分析比较人脸视觉特征信息进行身份鉴别的计算机技术。人脸识别是一项热门的计算机技术研究领域，其中包括人脸追踪侦测，自动调整影像放大，夜间红外侦测，自动调整曝光强度等技术。它属于生物特征识别技术，通过生物体（一般特指人）本身的生物特征来区分生物体个体。

指纹是人的指腹处皮肤上的细纹。纹线规律地排列形成不同的纹型。纹线的起点、终点、结合点和分叉点，称为指纹的细节特征点。由于指纹具有终身不变性、特定性和方便性，已经几乎成为生物特征识别的代名词。指纹识别指通过比较不同指纹的细节特征点来进行自动识别。由于每个人的指纹不同，就是同一人的十指之间，指纹也有明显区别，因此指纹可用于身份的自动识别。

3. 图像识别技术

在人类认知的过程中，图形识别指图形刺激作用于感觉器官，人们进而辨认出该图像是什么的过程，也叫图像再认。在信息化领域，图像识别是利用计算机对图像进行处理、分析和理解，以识别各种不同模式的目标和对象的技术。例如地理学中将遥感图像进行分类的技术。图像识别技术的关键信息，既要有当时进入感官（即输入计算机系统）的信息，也要有系统中存储的信息。只有对通过存储的信息与当前的信息进行比较的加工过程，才能实现对图像的再认。

4. 磁条磁卡识别技术

磁卡是一种磁记录介质卡片，由高强度、高耐温的塑料或纸质涂覆塑料制成，能防潮、耐磨且有一定的柔韧性，携带方便，使用较为稳定可靠。磁条记录信息的方法是变化磁的极性，在磁性氧化的地方具有相反的极性，使识别器能够在磁条内分辨到这种磁性变化，这个过程被称作磁变。一部解码器可以识读到磁性变化，并将它们转换回字母或数字的形式，以便由一部计算机来处理。磁卡技术能够在小范围内存储较大数量的信息，在磁条上的信息可以被重写或更改。

5. IC 卡识别技术

IC 卡即集成电路卡，是继磁卡之后出现的又一种信息载体。IC 卡通过卡里的集成电路存储信息，采用射频技术与支持 IC 卡的读卡器进行通讯。按读取界面可将 IC 卡分为下面两种。一是接触式 IC 卡，该类卡通过 IC 卡读写设备的触点与 IC 卡的触点接触后进行数据的读写。国际标准 ISO7816 对此类卡的机械特性、电器特性等进行了严格的规定。二是非接触式 IC 卡，该类卡与 IC 卡读取设备无电路接触，通过非接触式的读写技术进行读写（例如光或无线技术）。卡内所嵌芯片除 CPU、逻辑单元、存储单元外，还增加了射频收发电路。国际标准 ISO10536 系列阐述了对非接触式 IC 卡的规定。该类卡一般用在使用频繁、信息量相对较少、可靠性要求较高的场合。

6. 光学字符识别技术（OCR）

OCR（Optical Character Recognition，光学字符识别技术），是属于图形识别的一项技术。其目的就是要让计算机知道它到底看到了什么，尤其是文字资料。针对印刷体字符（比如一本纸质的书），可采用光学的方式将文档资料转换成为原始资料黑白点阵的图像文件，然后通过识别软件将图像中的文字转换成文本格式，以便文字处理软件进一步编辑加工的系统技术。一个 OCR 识别系统，从影像到结果输出，必须经过影像输入、影像预处理、文字特征抽取、比对识别、最后经人工校正（将认错的文字更正），最后才能将结果输出。

7. 射频识别技术（RFID）

射频识别技术（RFID，图 6-2）是通过无线电波进行数据传递的自动识别技术，是一种

NOTE

非接触式的自动识别技术。它通过射频信号自动识别目标对象并获取相关数据，识别工作无需人工干预，可工作于各种恶劣环境。与条码识别、磁卡识别和 IC 卡识别技术等相比，它以特有的无接触、抗干扰能力强、可同时识别多个物品等优点，逐渐成为自动识别中最优秀和应用领域最广泛的技术之一，是最重要的自动识别技术。

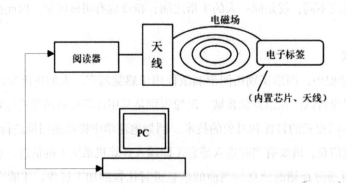

图 6-2　RFID 系统原理图

RFID 系统主要包括电子标签、读写器、PC 系统三个部分。电子标签主要由芯片、耦合器件构成，而每一个电子标签都具有编码信息，用于跟踪并识别目标物体。读写器主要用于读 / 写目标设备的电子标签信息，包括固定式、手持式、移动式等类型。PC 系统主要用于对 RFID 系统的数据信息进行分析、处理、管理，它包括中间件软件、应用系统等部分。RFID 应用系统的工作原理见图 6-2。读写器对目标物体表面的电子标签进行识别，并对电子标签包含的数据信息进行读写，从而实现识别目标物体的目的。读写器通过与 PC 机系统进行连接、通信，将电子标签数据发送到 PC 机系统进行后续处理工作。PC 机系统指的是 RFID 信息管理系统，即后台支撑管理系统，主要用于整合、处理读写器采集到的数据信息。

RFID 技术凭借远距离识别、随时写入信息、存储容量大等特点，在健康管理领域包括个人健康管理、患者照护、药品器械管理、医护人员安全管理等方面拥有广泛的应用场景。

第三节　物联网传感器技术

传感器是物联网感知层的触角，是物联网感知的主要来源。传感器可以独立存在，也可以与其他设备以一体方式呈现。在未来的物联网中，传感器及其组成的传感器网络将在数据采集前端发挥重要的作用。

一、传感器的概念

传感器处于观测对象和测控系统的接口位置，是感知、获取和监测信息的窗口，如果说计算机是人类大脑的扩展，那么传感器就是人类五官的延伸，有人形象地称传感器为"电五官"。传感器技术是半导体技术、测量技术、计算机技术、信息处理技术、微电子学、光学、声学、精密机械仿生学和材料科学等众多学科相互交叉的、综合性和高新技术密集型的前沿研究领域之一。是现代新技术革命和信息社会的重要基础，是自动检测和自动控制技术不可缺少的重要组成部分。

　　传感器是能感受到被测量的信息并能将感受到的信息，按一定规律转换成为电信号或其他所需形式的信息输出，以满足信息的传输、处理、存储、显示、记录和控制等要求的检测装置，也叫变换器、换能器或探测器等。这一定义包含了以下几方面的意思：①传感器是测量装置，能完成检测任务；②它的输出量是某一被测量，可能是物理量，也可能是化学量、生物量等；③它的输出量是某种物理量，这种量要便于传输、转换、处理、显示等，可以是气、光、电量，但主要是电量；④输出输入有对应关系，且应有一定的精确程度。

二、传感器的组成与分类

　　传感器组成一般由敏感元件、转换元件、信号调理转换电路三部分组成，有时还需外加辅助电源提供转换能量，敏感元件是指传感器中能直接感受或响应被测量的部分；转换元件是指传感器中能将敏感元件感受或响应的被测量转换成适合传输或测量的电信号部分。传感器输出信号一般都很微弱，因此一般需要进行信号调理与转换、放大、运算与调制之后才能进行显示和参与控制。目前随着半导体技术的发展，传感器的信号调理与转换电路可以和敏感元件集成在同一芯片上。一般传感器组成框图见图 6-3。

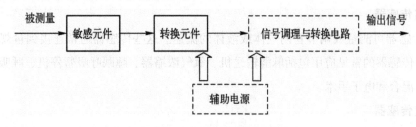

图 6-3　一般传感器组成框图

　　传感器种类繁多，可按不同的标准分类，具体见表 6-1。

　　按工作原理可分为应变式、电容式、电感式、压电式、热电式等。按输出信号形式可分为模拟传感器、数字传感器等。按作用形式可分为主动型和被动型传感器，主动型传感器又有作用型和反作用型，检测探测信号变化方式的称为作用型，检测产生响应而形成信号方式的称为反作用型。被动型传感器只是接收被测对象本身产生的信号，如红外辐射温度计、红外摄像装置等。按被测物理量可分为位移量、力量、运动量、热学量、光学量、气体量等。按能量关系分类可将传感器分为能量控制型和能量转换型两种，能量转换型传感器直接由被测对象输入能量使其工作，例如热电偶、光电池等，这种类型传感器也称为有源传感器，能量控制型传感器从外部获得能量使其工作，由被测量的变化控制外部供给能量的变化。例如电阻式、电感式等传感器，这种类型的传感器必须由外部提供激励源（电源等），因此也称为无源传感器。

表 6-1　传感器的典型分类方法

分类方法	传感器类型
按工作原理分类	应变式、电容式、电感式、压电式、热电式等
按输出信号形式分类	模拟式、数字式
按作用形式分类	主动型、被动型

NOTE

续表

分类方法	传感器类型
按被测物理量分类	位移量、力量、运动量、热学量、光学量、气体量等
按能量关系分类	能量转换型、能量控制型

三、常见的健康传感器

传感器在医疗健康行业中的应用非常广泛且至关重要,其应用能够极大程度提升医疗设备的安全性、可靠性、稳定性。随着医疗技术的进步,医疗健康领域使用的各种传感技术也在不断进步,最先进的传感器已经可以实现纳米级传感。在医疗设备相关行业,主要涉及压力、流量、温湿度、红外、气体等传感器。下面是几种广泛应用的医疗传感器。

1. 压力传感器

压力传感器能够测量液体或气体中的压力。它由可以确定施加压力的压敏元件和将信息转换为输出信号的组件组成。这些传感器可用于氧气浓缩器、麻醉输送机、血液分析仪、肾脏透析机、压力操作的牙科器械等。

2. 流量传感器

流量传感器可测量或调节管内气体或液体的流速。这些传感器通常连接到量规以便进行测量。流量传感器的常见应用包括麻醉输送机、氧气浓缩器、睡眠呼吸暂停机、呼吸机、呼吸监测、气体混合和电子手术。

3. 温度传感器

这是一种电子设备,可以测量其周围环境的温度并将输入数据转换为电子数据,以监测、记录或发出温度变化的信号。温度传感器可用于医疗孵化器、器官移植系统温度监控、新生儿重症监护室、数字温度计等。

4. 图像传感器

图像传感器检测并传送用于制作图像的信息。它将光波的可变衰减转换为传达信息的信号。图像传感器可用于牙科成像、内窥镜检查、放射线照相、乳房 X 线照相、微创手术、眼科手术、心脏病学和实验室设备中。

5. 生物传感器

生物传感器是用于检测化学物质的分析设备。它结合了生物成分和理化检测器。生物传感器用于一般医疗保健监测,例如胆固醇和血糖测试、怀孕及疾病筛查和药物滥用测试等。

6. 编码器

编码器传感器是提供反馈的设备。这些设备将运动转换为电信号,该信号可以被控制设备读取。它发送反馈信号,可用于确定计数、方向、速度或位置。在医疗健康领域,通常在MRI 机、X 射线机、医学成像系统、外科机器人和计算机辅助断层扫描设备中发现编码器。

NOTE

第四节　物联网定位技术

一、全球导航卫星系统定位

全球导航卫星系统（Global Navigation Satellite System，GNSS）是能在地球表面或近地空间的任何地点为用户提供全天候的三维坐标和速度、时间信息的空基无线电导航定位系统，亦称全球卫星导航系统，包括一个或多个卫星星座及其支持特定工作所需的增强系统。目前，全球有四大卫星导航系统供应商，包括中国的北斗卫星导航系统（Beidou Navigation Satellite，BDS）、美国的全球定位系统（Global Positioning System，GPS）、俄罗斯的格洛纳斯卫星导航系统（Glonass Navigation Satellite System，GLONASS）和欧盟的伽利略卫星导航系统（Galleo Navigation Satellite System，GALILEO）。其中 GPS 是世界上第一个建立并用于导航定位的全球系统，GLONASS 经历快速复苏后已成为全球第二大卫星导航系统，GALILEO 是第一个完全民用的卫星导航系统，BDS 是中国自主建设运行的可为全球用户提供全天候、全天时、高精度的定位、导航和授时服务的全球卫星导航系统。可定位车辆、手机等移动设备，防止设备被盗，在旅游及野外探险时可以利用电子地图查看自己所在位置。还可定位儿童或老年人，以便他们走失时及时确定其准确方位。

二、基站定位

基站定位是根据基站的位置推算出终端（如手机、手表等）的方法。目前有五种方法：①纯粹根据基站 ID 定位。即通过终端连接到的基站 ID 查询到基站的经纬度，然后用这个经纬度作为终端的经纬度，这种方法是误差最大的定位方法。②近似定位。如果终端只能搜索到一个基站，那么我们可以根据信号的到达角、到达时间和信号强度近似计算出设备的位置，这也是 2G 系统中最常见的基站定位方式，这种方法常存在很多干扰，单个基站的估计不会很精确。③三边测量。这种方法需要三个基站，然后分别通过信号的到达时间计算基站离设备的距离，然后利用几何知识算出设备的位置。④三角测量。这种方法也需要三个基站，和三边测量的区别是这种方法利用了信号的到达角度。⑤场景分析。这种方法需将一些典型位置点的信号特征存入数据库，再用设备的信号去匹配最近似的特征点，从而估计出设备的位置。这 5 种方法可以结合使用，如果有三个基站优先使用三边或三角测量，如果只有一个基站就用近似算法。

三、蓝牙定位

蓝牙定位是基于 RSSI（Received Signal Strength Indication，信号场强指示）定位原理。根据定位端的不同，蓝牙定位方式分为网络侧定位和终端侧定位。网络侧定位系统由终端（手机等带低功耗蓝牙的终端）、蓝牙信标（bluetooth beacon）节点、蓝牙网关、无线局域网及后端数据服务器构成。其具体定位过程：①首先在区域内铺设 beacon（信标）和蓝牙网关。②当终端进入 beacon 信号覆盖范围，终端就能感应到 beacon 的广播信号，然后测算出在某 beacon

下的 RSSI 值通过蓝牙网关经过 Wi-Fi 网络传送到后端数据服务器，通过服务器内置的定位算法测算出终端的具体位置。终端侧定位系统由终端设备（如嵌入软件开发工具包的手机）和 beacon 组成。其具体定位原理：①首先在区域内铺设蓝牙信标。② beacon 不断地向周围广播信号和数据包。③当终端设备进入 beacon 信号覆盖的范围时，可测出其在不同基站下的 RSSI 值，然后再通过手机内置的定位算法测算出具体位置。终端侧定位一般用于室内定位导航、精准位置营销等用户终端；而网络侧定位主要用于人员跟踪定位、资产定位及客流分析等情境之中。蓝牙定位的优势：①实现简单，定位精度和蓝牙信标的铺设密度及发射功率有密切关系。②非常省电，可通过深度睡眠、免连接、协议简单等方式达到省电目的。具体见图 6-4。

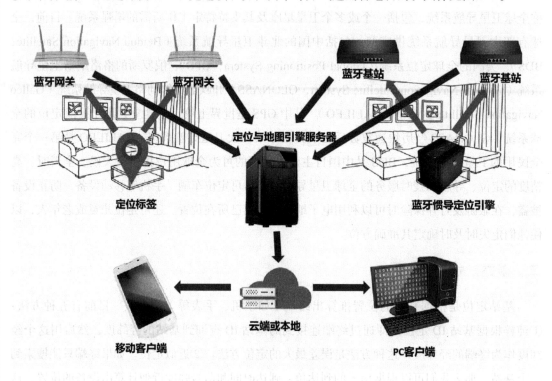

图 6-4　蓝牙定位示意图

四、Wi-Fi 定位

Wi-Fi 定位即利用无线保真技术，对人与物体进行精细、准确地定位，能让人们在家或公共区域（如咖啡厅、商场、酒店等），不需要连接网线仅用移动终端连接 Wi-Fi 就可以进行精准定位。其定位技术原理：①每一个无线接入端（Access Point，AP）都有一个全球唯一的 MAC（Media Access Control Address，媒体存取控制位置）地址，且无线 AP 在一段时间内不会移动。②设备在开启 Wi-Fi 的情况下，即可扫描并收集周围的 AP 信号，无论是否加密和连接，甚至信号强度不足以显示在无线信号列表中，都可以获取 AP 广播出来的 MAC 地址。③设备将能够标示 AP 的数据发送到位置服务器，服务器检索出每一个 AP 的地理位置，并结合每个信号的强弱程度，计算出设备的地理位置并返回用户设备。④位置服务商要不断更新、补充自己的数据库，以保证数据的准确性，毕竟无线 AP 不像基站塔那样基本 100% 不会移动。

Wi-Fi 定位的特点：Wi-Fi 定位是没有任何一种系统支持的室内位置跟踪，且 Wi-Fi 定位相对属于网络端服务，而非客户端功能。其优势：①无线电波覆盖范围广，Wi-Fi 半径达 100 米，适宜单位楼层及办公室内部运用。②速度快且可靠性高，有效保障网络的可靠性和稳定性。③不需要布网线，适合移动办公用户的需求。其不足之处：Wi-Fi 提供了无限资源的同时也带来网络黑客、病毒及访问攻击、恶意钓鱼 AP 等安全隐患。

第五节　健康物联网的典型应用

一、公共卫生

公共卫生信息化的直接价值在于通过及时准确地采集、收集、汇总、分析、预警，评估疾病流行、突发公共卫生事件的程度，找到关键控制点，为预防控制决策提供科学依据。为达到该目标，可充分利用大数据、物联网、人工智能、无人机等技术手段，整合各部门相应的信息系统，梳理各部门工作职责和分工界面，进而建立病情通报、判定检测、医疗救治、应急保障于一体的公共卫生联防联控智慧管理平台。整个架构分基础层、数据层、应用层和操作层，实行统一的标准规范体系和信息安全体系。

物联网等硬件技术手段的投入不可或缺，除了全流程、多部门参与的公共卫生联防联控智慧管理平台建设外，也应该加大硬件技术手段的投入。在公共卫生信息化建设及活动中，可以充分利用手机定位、红外热成像测温仪、人脸识别、人流量统计、5G 远程会诊、红外测温摄像机等新技术、新手段进行多维度、立体式的联防联控。在物联网技术及设备方面，非接触的红外测温、门磁监控、无接触检测等应用广泛。可穿戴产品、更高精度的生命体征监测产品、家用便携医疗产品等，可应用于个人健康领域。

二、远程健康监测

远程健康监测指借助网络技术、计算机技术等远程观察身在异地被观察对象的各项健康指标，并可根据监测结果给予健康评估、诊疗措施及日常养生保健等方面的建议，通过远程健康监测和管理，帮助观测对象发现和解决健康问题。目前，常见的远程健康监测方式有穿戴型、居家型、社区型、医院型，常用的工具包括问诊量表、智能手环和手表、血压计、血糖仪、智能马桶、体脂秤、中医四诊仪、睡眠监测仪等，常见的监测内容包括中医四诊信息，血压、血糖、心电图、睡眠等健康数据及健康风险评估，膳食调养，运动康复，科普课程等。

国内外家庭健康数据的采集与传输逐渐简单化、标准化，家庭健康管理的数据与院内医疗系统逐步实现了同步传输及信息合并共享，对慢性病、中老年患者的治疗尤为有效。通过对患者长期数据的统计，可制订更合适的治疗方案。智能穿戴设备的普及对居民健康信息的采集和移动护理都大有裨益，使家庭健康的观念从治疗向预防转变。物联网应用于家庭医疗健康，有助于全民健康意识的提升和全方位搭建、完善个人健康管理体系，个人健康数据库越庞大，针对性治疗的方案将越准确，从而降低慢性病、老年病的发病率，提高随诊的针对性与效率。

NOTE

三、智慧医院管理

智慧医疗管理平台主要包含医疗物资管理、运维管理、能源管理、安全管理4个部分，是医院正常运转的基础保障平台。具体如下。

1. 医疗物资管理

作为医疗活动的基础，及时补充高频耗材和更换过期耗材及跟踪物资材料出入库是医疗物资管理提高效率、降低成本、增加产品可塑性的重要途径。通过 RFID 技术，每一批物资都可以实现入库、出库、科室管理、报损、废弃、销毁全过程监督，有利于在各个重点环节明确执行各项规章制度，更好地保证医疗工作的正常运行。物联网技术在医疗物资管理的应用可以提高精细化管理的水平、降低物资管理的难度，大大提高了工作效率。

2. 运维管理

医疗服务机构的运维管理是一个非常复杂的工程，包含众多分支，每个分支的专业度要求都很高。物联网与运维管理结合较为紧密的有医疗设备监管、医疗废弃物管理、消毒供应管理和医疗冷链管理，具体如下：①医疗设备监管，即对种类繁多、数额较大的医疗设备运行状态进行监控及定期巡检管理、记录维修保养情况等。②医疗废弃物管理，主要包括医疗垃圾的分类监管、医疗废弃物存储时间提醒、医疗垃圾处理过程记录。③消毒供应管理，即实现手术器械等接收、消毒、包装、发放、回收等全流程管理。④医疗冷链管理，即实现医院对温度、湿度有特殊要求的空间和物品进行全程实时智能管理。这些功能均可通过 RFID 识别电子标签、上传数据进行管理，从而减少低效率的人工投入，注重管理过程，实现报告的实时化、可视化，充分发挥设备的最大功用，避免设备价值无效流失的情况。物联网将运维管理简化、规范，将庞大繁杂的工作量归纳汇总成直观简洁的数据，实现运维管理的可视化。

3. 能源管理

医疗设备效益分析有助于指导医院的科学投资，保障医疗设备的社会效益和经济效益双丰收。可通过对医院主要能耗设备的实时信息采集与处理分析，进行能耗统计与节能管理，实现设备各项能耗数据的高精度收集，为能源精细设计和节能改造提供数据支持，并通过大量数据的累积形成趋势记录，帮助优化资源和规划运行模式，大大降低能源成本。

4. 安全管理

安全运行是医院管理的第一要素，安全管理实现及时预警功能，当被监测设备运行状态超出安全阈值时，系统将设备运行故障问题代码传送至工作人员，工作人员可通过监测设备收集的数据资料进行维修排查，提前排除安全隐患。安全管理还可以实现系统联动，实时安全防护，若某一环节出现了问题，可将故障带来的影响降到最低。基于物联网的医疗设备电气安全监控系统可有效降低电气故障的发生率，提高医疗设备的安全性。

本章小结

本章介绍了物联网的相关概念与特点，对物联网的体系结构从感知层、网络层、应用层分别进行了介绍。因互联网和移动通讯等传输技术，人工智能、云计算、数据挖掘等支撑技术已在本书其他章节中介绍，本章物联网关键技术主要介绍了感知层中的自动识别技术、传感器技术和定位技术。最后重点介绍了物联网在公共卫生、远程健康监测和智慧医院管理等医疗健康领域的应用。

练习题

一、填空题

1. 物联网的三个主要特征包括_____、_____与_____。

2. 健康物联网产业可分为_____、_____和_____三个主要层级，贯穿亚健康、慢性病、康复、健康等应用场景。

3. 物联网定位技术主要可以分为_____定位、_____定位、_____定位和_____定位。

4. 智慧医疗管理平台主要包含_____、_____、_____、_____。

5. 常见的远程健康监测的方式有_____、_____、_____、_____。

二、选择题

（　　）1. 物联网的英文名称是____。

　　A. Internet of Matters　　　　　　　B. Internet of Things

　　C. Internet of Therys　　　　　　　D. Internet of Clouds

（　　）2. 利用 RFID、传感器、二维码等随时随地获取物体的信息，指的是____。

　　A. 可靠传递　　　　B. 全面感知　　　　C. 智能处理　　　　D. 互联网

（　　）3. 下列哪项不是传感器的组成元件。

　　A. 敏感元件　　　　B. 转换元件　　　　C. 变换电路　　　　D. 电阻电路

（　　）4. 世界上第一个建立并用于导航定位的全球系统是____。

　　A. BDS　　　　　　B. GPS　　　　　　C. GLONASS　　　　D. GALILEO

（　　）5. ____不属于基站定位。

　　A. IP 定位　　　　B. 近似定位　　　　C. 三边测量　　　　D. 三角测量

三、判断题（请在正确表述后面的小括号内打"√"，错误的打"×"）

1. 感知层处于物联网体系架构的第二层。（　　）

2. RFID 是一种接触式的自动识别技术，它通过射频信号自动识别目标对象并获取相关数据。（　　）

3. 标准体系建设是支撑健康物联网可持续发展的关键。（　　）

4. 根据定位端的不同，蓝牙定位方式分为网络侧定位和终端侧定位。（　　）

5. 医疗冷链管理是医院对温度、时效度有特殊要求的空间和物品进行全程实时智能管理。（　　）

四、简答题

1. 按工作原理分类，传感器可以分为哪些种类？

2. 蓝牙定位的优势是什么？

NOTE

3.公共卫生联防联控智慧管理平台应具备哪些条件?

4.远程健康监测的作用是什么?

五、讨论题

1.健康物联网发展面临的主要挑战有哪些?

2.智能穿戴设备的普及对居民健康产生哪些效益?

3.四诊仪在健康管理中的应用价值与发展前景有哪些?

第七章 人工智能与智慧健康

扫一扫，查阅本模块PPT、视频等数字资源

学习目标

通过本章的学习，你应该能够：

掌握 人工智能的基本概念；机器学习的主要分类；自然语言处理的医疗应用场景；知识图谱在健康信息领域中的应用；人工神经网络的定义；人机交互的定义；智能机器人技术；运行 Python 程序。

熟悉 机器学习的主要算法及应用；自然语言处理的一般流程；知识图谱的一般构建步骤；人工神经网络在健康领域的应用；人机交互技术在健康领域的应用；智能机器人在健康领域的应用；Python 语言的优点和缺点。

了解 人工智能、机器学习、自然语言处理和知识图谱的发展历程；自然语言处理的工作原理；人工神经网络的特征；人机交互的发展历程；智能机器人概念；解释型语言与编译型语言；Python 在人工智能领域的应用。

章前引言

人工智能是跨学科的新技术科学，旨在模拟和扩展人类智能。随着学科发展和社会需求增长，人工智能在解决现实问题中不断进步，涵盖了深度学习、机器感知、自然语言处理、知识工程、机器人和智能系统等多个领域。中国面临医疗健康服务的巨大压力和挑战，而人工智能具有平衡医疗资源供需矛盾、推动产业创新的优势。国家政策支持医疗领域人工智能的发展，提出健康信息化、医疗大数据、智能健康管理等规划和应用方向。人工智能与健康医疗的深度结合可以有效提升公共卫生服务、健康评估、药物研发、医疗诊断、康复护理、教育培训等领域的效率和质量。人工智能应用于个人健康大数据的采集、分析和决策，可以提供精准的健康管理服务，及时预警健康风险，并指导健康干预。同时，结合医院管理系统，构建全新的智慧医疗模式。

近年来，随着信息技术的飞速发展和广泛应用，人类生产生活中产生的数据信息呈爆炸式增长，计算机技术的应用场景也越来越广泛，深度学习等新技术不断涌现，人工智能成为新的热点，广受世界的瞩目和重视。

本章介绍了人工智能学科的概念性框架和发展历程，并阐述了其主要发展分支、常用方

NOTE

法，以及在医疗健康领域的具体应用和未来的发展前景，最后以修改 Python 代码实现图表数据可视化为例，在个人能够获取的工具和资源的条件下，完成本章的实训。

第一节　人工智能与机器学习

想要充分利用人工智能为医疗健康服务，就要知道什么是人工智能，对人工智能有所了解和研究，这是新时代对当代大学生提出的新要求。

一、人工智能概述

1. 定义

人工智能（Artificial Intelligence，AI）由"人工"和"智能"组成，即通过研究人类智能活动规律，构建具有一定智能的人工系统，并利用计算机软硬件来模拟人类智能行为。人工智能通常被认为是计算机科学的一个分支，实质由计算机科学、神经科学、心理学、认知学、哲学和语言学等各种自然科学和社会科学交互融合而成。

2. 发展历程

1956 年达特茅斯会议上，人工智能作为研究领域首次被提出，这一年被称为人工智能元年。传统的人工智能为符号主义，以数理逻辑为基础，后因过于强调通用求解方法而陷入僵局。1968 年，费根鲍姆开发了第一个成功的专家系统，人工智能走向实用化并形成知识产业。1977 年，费根鲍姆系统阐述了专家系统思想并提出知识工程概念。1982 年，约翰·霍普菲尔德证明连接主义神经网络可分布式存储和并行处理信息，具有自组织自学习能力。20 世纪 80 年代末，行为主义学派出现，主张机器需感知外部世界并与之交互。20 世纪 90 年代，符号主义、连接主义和行为主义三大学派鼎立。90 年代中期，人工智能成功应用于技术行业，如数据挖掘、工业机器人和语音识别等。2006 年，杰弗里·欣顿正式提出深度学习的概念，21 世纪，深度学习和强化学习引领第三次人工智能浪潮。

二、机器学习概述

1. 定义

机器学习（Machine Learning）的经典定义为"利用经验来改善计算机系统自身的性能"，即机器学习是一种能自动构建出模型来处理一些复杂关系的技术，它使用计算机模拟人类学习行为，通过学习现有知识，获取新经验与新知识，不断改善性能并能实现自身完善。

2. 发展历程

20 世纪 90 年代，机器学习进入了发展的黄金时期。机器学习面向数据分析与处理，以无监督学习、有监督学习和强化学习等为主要的研究问题，开发了多种模型、方法和算法，如 SVM 和稀疏学习。卡内基梅隆大学的汤姆·米切尔教授是机器学习的早期建立者和守护者，加州大学伯克利分校的迈克尔·乔丹教授推动了统计学和机器学习的融合，多伦多大学的杰弗里·希尔顿教授使深度学习技术迎来了革命性的突破。

三、机器学习主要分类

机器学习系统有很多种，可以按照不同的维度将它们划分成多个类型。例如，按照学习过程中受到的人类指导的量和类型，可以分为监督学习、半监督学习、无监督学习和强化学习，这也是最主要的一种划分机器学习类型的方法。

1. 监督学习

最成功的一类机器学习算法当属那些从一组已知样例中泛化出自动决策过程的算法，这类算法称为监督学习。对于监督学习算法，人类提供一组输入输出对作为训练数据，算法的主要目标是从中学习一个模型或者函数，使得给定一个输入（尤其是算法从没见过的输入）时，能产生相应的输出。例如，输入一张医学图像，输出是对这张图像中肿瘤的判定结果，即"恶性"或者"良性"。

2. 半监督学习

监督学习依赖于一定数量的训练数据，然而在很多应用中获取训练数据的代价比较大，例如，在医学图像诊断任务中，对医学图像数据的标注需要丰富的医学专业知识，获得足够量训练数据的代价非常大。因此提出一些半监督的学习方法，它们在学习阶段可以结合使用标注好的训练数据和无标注数据，通常是少量标注数据加上大量的无标注数据。例如在医学影像图片识别任务中，除了使用标注好的图片，还结合使用大量已采集但没有进行标注的图片。与只使用标注好的数据集进行训练的监督学习算法相比，半监督学习算法可以使用更少的有标注的训练数据达到更好的预测效果，从而降低标注成本并改善性能。

3. 无监督学习

无监督学习算法所面对的数据集是无任何标注的数据，即没有任何指导，只有输入而没有与之匹配的输出，例如给定一组图片，或者一组文档等。无监督学习所做的主要是挖掘数据中的一些规律或模式，从而实现聚类或降维等。比如，刚获取的电子体检档案的健康数据，患者往往都很"相似"，单靠人力短时间无法发现规律和异常值，无监督学习可以从中挖掘数据的规律性和异常值，辅助医生评估和诊断。

4. 强化学习

强化学习介于监督学习和无监督学习之间，学习过程受到一定的指导，但这种指导不像监督学习那样直接给出正确答案，而是评价式的反馈，例如"好"或者"不好"，甚至"好多少"，具体的可由一个回报函数来实现。比如，开发症状检查系统应用于模拟的疾病数据集，症状检查员首先询问有关患者状况的一系列问题，然后，患者将根据问题提供一系列答案，随后症状检查员根据患者的回答进行诊断；当系统可以通过有限数量的询问正确预测疾病时，它就会获得奖励。症状检查器可以模拟医生的询问和诊断行为，以便于患者自我诊断。

四、常见算法

1. 决策树

决策树是一种类似树形结构的预测模型，通过建立可视化的结构图将每一个决策与对应的结果连接起来，提供在不确定性条件下的决策框架。决策树是由根节点、决策节点、分支及叶子节点构成的，树的每个分支是一个分类问题，树的叶节点表示对应分类的数据分割，决策

NOTE

树利用一系列的决策节点及其分支条件判断最后所属的类别。决策树属于监督学习，是一种典型的分类算法，模型已被广泛应用于疾病的预测、辅助诊断等多个领域。例如，基于超声和临床特征，运用决策树算法，能较为准确地预测乳腺癌分子亚型，为乳腺癌的个性化治疗提供更多有用的资料，图7-1为乳腺癌分子亚型预测模型之一。

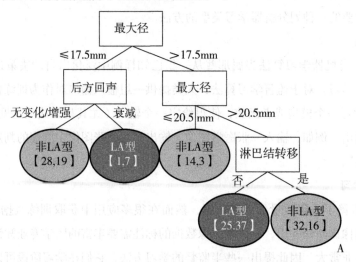

图7-1　决策树模型预测乳腺癌 LA 型的分类路径及示例

A：叶子节点括号内左侧为非 LA 型例数，括号内右侧为 LA 型例数。

2. 贝叶斯网络

贝叶斯网络是一种基于概率推理的图形化网络，实质为有向无环图，由代表变量的网络节点、连接这些节点的有向指示边及节点的概率信息构成。结点变量可以是任何问题的抽象，如：测试值、观测现象、意见征询等。贝叶斯网络适用于表达和分析不确定性和概率性的事件，应用于有条件地依据多个控制因素进行决策的情况，可以从不完全、不精确或不确定的知识或信息中做出推理。在医学领域中的应用主要集中在医疗诊断、治疗规划等方面。例如，从已发表的新冠病毒相关中医文献中提取证候要素，根据患者不同阶段的临床症状，探讨疾病初期、中期和后期的病位，以这些证候要素为节点构建贝叶斯网络，帮助判断患者是否患有新型冠状病毒引起的肺炎，并对其发病的特定阶段进行预测。

3. 人工神经网络

人工神经网络从信息处理角度对人脑神经元网络进行抽象，建立某种简单模型，按照不同的连接方式组成不同的网络。神经网络中每个神经元接收大量的输入信号，执行输入的加权和，通过非线性激活函数产生激活响应并对随后连接的神经元传递输出信号。多个神经元模型结合起来就组成了神经网络，一般神经网络包括三个层次，输入层、输出层及位于中间的中间层（也称隐藏层），中间层可以是多个层的组合结构。人工神经网络具有自学习功能、联想储存功能和高速寻找优化解的能力，在疾病的预后评估、早期预防中有着广泛的应用。

4. 支持向量机

支持向量机是一类按监督学习方式对数据进行二元分类的广义性分类器，其决策边界是对学习样本求解的最大边距超平面，这个超平面要保证最小的分类错误率。与神经网络相比，支持向量机在学习复杂的非线性方程时提供了一种更为清晰、更为强大的方式。在医疗领域中，支持向量机应用于骨龄估计、跌倒监测、医疗咨询框架，以及依据人脑图像进行痴呆症、抑郁症分类的模式识别。例如，构建基于二分类支持向量机的肾脏疾病多模态超声模型，可以解决传统 Logistic 回归建模需要样本过多的问题，最大限度地降低因抽样不均匀对训练样本和测试样本造成的诊断结果的随机误差，从而提高肾脏疾病的诊断效率。

5. 深度学习

深度学习（图 7-2）是学习样本数据的内在规律和表示层次，这些学习过程中获得的信息对诸如文字、图像和声音等数据的解释有很大的帮助。它的最终目标是让机器能够像人一样具有分析学习能力，能够识别文字、图像和声音等数据。深度学习是一个复杂的机器学习算法，在语音和图像识别方面取得的效果远远超过先前相关技术。在医疗领域，常用的深度学习算法包括卷积神经网络、深度神经网络与递归神经网络等，主要应用在疾病诊断、药物研发和医学影像分析等方面。例如，利用卷积神经网络在图像识别方面的天然优势，构建人体跌倒检测报警系统，从繁多且复杂的人体日常生活姿态中准确提取并判断出跌倒动作，提升对人体跌倒检测的精度，为医疗监护和老人的照料提供更好的解决方案。

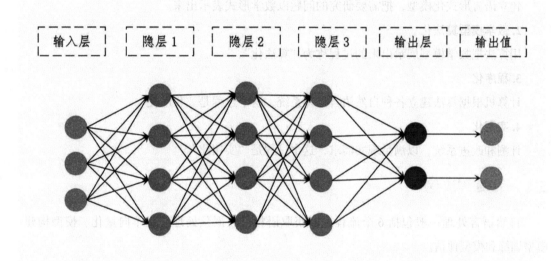

图 7-2　某实例具有 3 个隐层的深度学习模型示意图

第二节　自然语言处理

一、自然语言处理概述

1. 定义

自然语言处理（Natural Language Processing，NLP）是人工智能和语言学交叉领域的分支学科，主要涉及如何处理、运用自然语言，包括自然语言认知（让计算机理解人类语言）、自然语言生成（将计算机数据转化为自然语言）、自然语言理解（将自然语言转化为计算机可处理的形式），最终使计算机具备与人类相当的文本、语言处理能力，理解文本含义，自动识别文本中的对象和事件。

NOTE

2. 发展历程

自然语言处理发展历史可追溯到 17 世纪，当时哲学家莱布尼茨等人探索了跨越不同语言的通用字符，并认为人类思想可以基于通用字符进行运算，这为 NLP 技术奠定了基础。当代 NLP 技术与人工智能技术的兴起与发展相一致，1950 年的图灵测试被视为人工智能和 NLP 技术的开端。NLP 发展可分为三个阶段：第一阶段为 20 世纪 50 年代至 90 年代，主要基于规则和专家系统；第二阶段为 20 世纪 90 年代至 21 世纪初，使用统计机器学习方法来解决 NLP 任务；第三阶段为 21 世纪初至今，深度学习算法的兴起，如 GPT、BERT 等模型解决了大规模标注数据获取的问题，成为当前各类语言处理任务的核心技术。

二、工作原理

计算机处理自然语言的过程：形式化描述——数学模型算法化——程序化——实用化。具体步骤如下。

1. 形式化描述

建立语言形式化模型，把需要研究的问题以数学形式表示出来。

2. 数学模型算法化

用算法把数学模型展示出来的过程称为"算法化"。

3. 程序化

计算机根据算法建立各种自然语言处理系统，这个过程是"程序化"。

4. 实用化

评测和改进系统，以满足现实需求，这个过程是"实用化"。

三、一般处理流程

自然语言处理一般包括 6 个流程，即获取语料、数据预处理、文本向量化、模型构建、模型训练和模型评估。

1. 获取语料

语料是 NLP 任务研究的内容，通常用一个文本集作为语料库，语料可以通过已有数据集或第三方语料库、公开数据集、获取网络数据（如爬虫抓取）等方式获取。

2. 数据预处理

语料预处理主要包括以下步骤。

（1）语料清洗　保留有用的数据，删除无用的内容，如爬取的一些 HTML 代码、CSS 标签和不需要的标点符号等，常见的清洗方式：人工去重、对齐、删除、标注等。少量非文本内容可以直接用 Python 的正则表达式删除，复杂的非文本内容可以通过 Python 的 Beautiful Soup 库来删除。

（2）分词　将文本分成词语，比如通过基于规则的、基于统计的分词方法进行分词。常用的中文分词软件有很多，如 jieba、FoolNLTK、HanLP、THULAC、NLPIR、LTP 等，其中 jieba 是使用 Python 语言编写的。

（3）词性标注　给词语标上词类标签，比如名词、动词、形容词等，常用的词性标注方法有基于规则的、基于统计的算法，比如最大熵词性标注、HMM 词性标注等。

（4）去停用词 去掉对文本特征没有任何贡献作用的字词，比如标点符号、语气、"的"等。中文文本中存在大量的虚词、代词或者没有特定含义的动词、名词，在文本分析的时候需要去掉。

3. 文本向量化

文本数据经过预处理后，基本是干净的文本了，但依然无法直接将文本应用于任务计算，需要将分词表示成计算机识别的计算类型，一般为特征向量，常用的两种表示模型：①词袋模型（Bag of Word，BOW），比如 TF-IDF 算法；②词向量，比如 one-hot 算法、Word2Vec 算法等。

4. 模型构建

文本向量化后，根据文本分析的需求选择合适的模型进行构建，同类模型也需要多准备几个备选，主要用于效果对比。过于复杂的模型往往不是最优的选择，模型的复杂程度与模型训练时间成正比，模型越复杂，训练时间往往随之延长，但是其结果的准确率却与简单模型相差无几。NLP 中使用的模型包括机器学习模型和深度学习模型两种。常用的机器学习模型有 KNN、SVM、Naive Bayes、决策树和 K-means 等。常用的深度学习模型有 RNN、CNN、LSTM、Seq2Seq、FastText 和 TextCNN 等。

5. 模型训练

选择模型后进行模型训练，包括微调。可以使用小批量数据进行预试验，以避免训练时间过长。在训练过程中要注意过拟合和欠拟合问题，还要避免梯度消失和梯度爆炸。单次训练的模型通常无法达到预期精度和效果，需要优化和迭代来提升性能。模型调优是复杂且冗长的过程，需要反复修改参数，同时平衡精度和泛用性，防止过度拟合。在实际应用中，随着时间推移，数据分布会变化，当模型在新数据集上的评价下降时，需要重新训练模型。

6. 模型评估

模型训练完成后，还需要对模型的实际应用效果进行评价。模型的评价指标主要有精准率、准确率、召回率、F1 值、ROC 曲线和 AUC 等。在实际的生产环境中，模型性能评价的侧重点可能会不一样，不同的业务场景对模型的性能有不同的要求，如可能造成经济损失的预测结果会要求模型的精度更高。

四、应用场景

1. 广泛应用场景

（1）文本方面 基于自然语言理解的智能搜索引擎与智能检索、信息过滤与垃圾邮件处理、自动判卷系统、自动摘要和文本综合、文本分类和文档整理、文本数据挖掘与智能决策、文学研究和古文研究、语法校对、智能机器翻译、智能自动作文系统，以及基于自然语言的电脑编程等。

（2）语音方面 机器同声传译、语音控制、多媒体信息提取与文本转化、语音挖掘与多媒体挖掘、机器聊天与智能参谋、智能客户服务、智能交通信息服务、智能远程教学与答疑、智能解说与体育新闻实时解说，以及残疾人智能帮助系统等。

ChatGPT（Chat Generative Pre-trained Transformer），是美国人工智能研究实验室 OpenAI 研发的聊天机器人模型，是一种由人工智能技术驱动的自然语言处理工具，该模型架构基于

GPT，前期使用大量文本数据进行预训练，并采用监督学习和强化学习技术针对特定任务进行微调，使得模型能够理解语言的复杂性，并生成更自然、更准确的文本。因此除了按照聊天的情境进行交互，该模型还能理解复杂问题并执行高级任务，比如撰写邮件、视频脚本、论文，创作诗歌，检查程序错误，撰写代码等。

2. 医疗应用场景

（1）医疗语言标准化　叙述性的自然语言可以很好地解决人类交流和沟通的需求，因而对于某一具体的医学概念，自然语言可能存在不同的表现形式和定义路径，如医学术语为"脑卒中"，而在口语中常表述为"脑血管意外""半身不遂""中风"等。然而，正是由于自然语言本身具有的变异性和多样性，使得计算机难以准确地理解和处理相关的文本信息。同时，医学本身具有一定的特殊性，医学用语也是多种多样的，临床数据范围广泛且种类繁多，使得医疗语言难以根据计算机的要求进行完整的结构化和编码。因此，为了自然语言处理能在临床诊断、决策等方面得到更好的应用，需要研究和开发相关核心技术。

（2）相似病例检索　随着信息化进程的不断推进，电子病历系统在医院中的应用越来越广泛，它所收集和存储的数据越来越多，其中包含着大量的文本信息，蕴藏着丰富的资源，但大多为非结构化临床记录数据。利用自然语言识别技术，对电子病历的相关内容进行自动分析与理解，生成结构化文本，开发基于相似病例的检索系统，在由各病例组成的医疗数据平台上，医疗工作者通过患者的病情查找相似案例，用一个病例整体作为输入，经权威医院专家诊断后的相似病例作为输出进行辅助诊断，提升一般医院医生的诊疗水平。

（3）医疗知识获取和表达　首先，传统就诊过程会产生大量的纸质资料，如单据、住院档案、手写病历等，利用自然语言处理技术可迅速高效地提取有效信息。比如，利用OCR技术，对纸质文档进行准确、快速、批量识别，实现医疗单据、病案的电子化，使纸质病历转化为结构化、可检索的电子病历，建立数字化病历档案库。另外，目前的医学知识库中存在着海量的叙述性文本信息，其中含有大量的专业术语和医疗行业的习惯用语，不利于信息的进一步挖掘、理解和应用，因此，有必要对医疗中的自然语言识别技术进行深入探讨，通过研究面向海量医学文献的知识获取技术，提供多通道交互技术，以实现对知识和信息的智能采集。

第三节　知识图谱与健康信息搜索

一、知识图谱概述

1. 定义

知识图谱（Knowledge Graph，KG）是使用图模型描述知识和世界万物关联关系的技术。它由节点（实体或抽象概念）和边（属性或关系）组成，通常以三元组（头实体–关系–尾实体）的形式存储，能直观表述客观事实和实体间的关系。

2. 发展历程

知识图谱是多个相关技术互相影响和继承发展的结果，如语义网络、本体论、知识表示、Semantic Web、自然语言处理等。它具有获取、表示和处理知识的能力，是人工智能研究的核心,帮助构建有学识的人工智能。1960 年 Allan M.Collins 提出用语义网络研究人脑的语义记忆,1970 年专家系统发展,人们愈发重视知识库构建和知识表示。2012 年谷歌提出"知识图谱"的确切概念,从网页中抽取实体和关系,构建智能搜索引擎,适用于解决实体相关问题,是全新的检索模式。现代知识图谱为了解决"知识完备性"问题,对知识规模有极大需求,如百度知识图谱包含超过千亿级别的三元组,无法单纯依靠人工和专家构建。

二、知识图谱的构建

知识图谱的建立是以原始资料为基础,通过一系列自动或半自动的技术方法,将知识要素(即事实)从原始数据中提取出来,并存储到知识库的数据层和模式层的过程。知识图谱可分为自顶向下和自底向上两种构建方式。自顶向下的方法是指先构建知识图谱的本体,即从行业领域、百科类网站及其他等高质量的数据源中,提取本体和模式信息,接入知识库中;而自底向上的方法是指从实体层开始,借助一定的技术手段,对实体进行归纳组织、实体对齐和实体链接等,并提取具有较高置信度的新模式,经人工审核后,加入知识库中。然而,在实际的构建过程中,并不是两种方法孤立单独进行的,而是两种方法交替结合的。此处主要介绍自底向上的构建技术,主要包括知识抽取、知识融合和知识加工 3 个步骤(见图 7-3)。

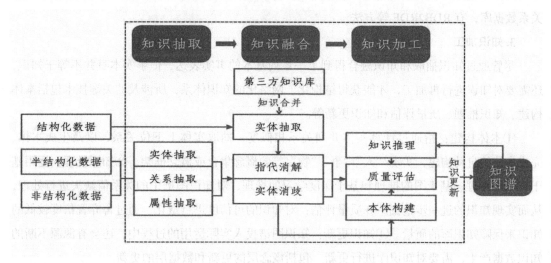

图 7-3 通用知识图谱构建流程

1. 知识抽取

(1)信息抽取 从结构化(如链接数据、数据库)、半结构化(如网页中的表格、列表)和非结构化数据(纯文本数据)中抽取实体、关系及实体属性等结构化信息,所涉及的关键技术包括实体抽取、关系抽取和属性抽取。

①实体抽取:从文本中检测出命名实体,并将其分类到预定义的类别中,如人名、地名、机构名和专有名词等。②关系抽取:从文本中识别并抽取实体与实体间的关系,常见的有因果、条件和上下位等关系,如"短暂性脑缺血发作是一种脑血管疾病",即"短暂性脑缺血发作"和"脑血管疾病"是上下位关系。③属性抽取:从不同信息源中采集特定实体的属性信息,从而完成对实体属性的完整勾画,如药品的属性包括适应证、禁忌证等。

(2)知识表示 将现实世界中的各类知识表达成计算机可存储和计算的结构,涉及的关键技术包括传统的知识表示方法(主要是以资源描述框架三元组来符号性描述实体之间的关系）和以深度学习为代表的表示学习技术。比如，〈蒙娜丽莎的微笑 – 创作者 – 达·芬奇〉这一三元组表示"达·芬奇"和画作《蒙娜丽莎的微笑》之间存在"创作者"关系。

2. 知识融合

对信息抽取后的结果进行清理和整合，消除概念的歧义，剔除冗余和错误信息，整理数据之间的关系，使其更富有层次性和逻辑性，从而确保知识的质量，得到一系列基本的事实表达，所涉及的关键技术包括实体链接和知识合并。

①实体链接：对结构化 / 半结构化数据的处理流程，即通过对给定的实体指称项进行相似度计算，来完成实体消歧（解决同名实体产生歧义的问题）和指代 / 共指消解（解决多个指称对应同一实体对象的问题），最后进行实体链接（确认正确实体对象后将该实体指称项链接到知识库中对应实体）。例如，"1975 年比尔与好友一起创办了微软公司，这位微软创始人连续13 年都是《福布斯》全球富翁榜首富，2000 年他与妻子梅琳达·盖茨一起成立了慈善基金会。"首先找出"比尔"的候选实体对象——"美国微软公司联合创始人、美国前国防部部长、歌手……"；再根据文本中的上下词语（微软公司创始人、福布斯榜首富、妻子梅琳达·盖茨），识别出这里的"比尔"包括后面的"微软创始人""他"均指的是"比尔盖茨"。②知识合并：对结构化数据的处理流程，包括合并外部知识库，主要处理数据层和模式层的冲突，以及合并关系数据库，有 RDB2RDF 等方法。

3. 知识加工

尽管通过知识抽取和知识融合得到了一系列基本的事实表达，但事实本身并不等于知识，还需要对知识进行再加工，才能获得结构化、网络化的知识体系，所涉及的关键技术包括本体构建、知识推理、质量评估和知识更新等。

①本体构建：指通过计算实体并列关系相似度、抽取实体上下位关系，以及生成本体、完成本体的自动构建，实现"人""事""物"等的概念集合或概念框架。②知识推理：运用基于逻辑的推理、基于图的推理和基于深度学习的推理，对知识图谱中的关系值缺失进行处理，从而实现知识的进一步挖掘。③质量评估：对知识的可信度进行量化，通过舍弃置信度较低的知识来保障知识库的质量。④知识更新：知识图谱投入实际运用的过程中，还会有源源不断的知识数据产生，需要对知识库进行更新，包括概念层的更新和数据层的更新。

三、知识图谱在健康信息领域中的应用

1. 医疗健康信息搜索引擎

医学知识的复杂性和医学信息资源庞大的数量，加大了对在线健康信息有效组织的难度，在线健康信息无序且非结构化，普通用户（非医学专业人士）难以高效检索。普通用户日常词汇与医学专业词汇差异大，容易曲解专业术语，难以正确理解健康信息。知识图谱通过语义关联和信息组织能力，提供结构化、系统化的知识，并以可视化形式展示概念间关联关系。利用知识图谱进行全面检索，提供多维导航界面，用户可自由切换并从多个维度探索信息及相关关系，实现智能化查询。基于医学知识图谱的语义搜索已应用于医学百科、临床指南 / 文献、医疗保健信息和医学健康咨询等内容推荐。

2. 医疗健康问答系统

早期的医疗问答系统主要采用信息检索、提取和摘要等技术。基于知识图谱的问答系统

采用了一些关键技术：如基于信息提取方法，可利用问句的信息，并结合知识库资源获取候选答案；基于语义解析方法，将自然语言问句解析成一种逻辑表达形式，通过这种结构化表达从知识库中寻找答案；基于向量空间建模的方法，使用向量空间描述自然语言问句及知识图谱中的实体和关系，通过机器学习、深度学习等方法生成问答模型进行回答，系统可实现医学知识科普、医学专业知识检索、智能导诊和挂号服务，满足患者实际问诊需求。

3. 医疗健康决策支持系统

临床决策支持是指基于相关的、系统的临床知识和患者基本信息及病情信息，向临床医务工作者提供加强医疗相关的决策和行动的信息，而具备这一功能的系统被称为临床决策支持系统，一般由知识库、推理机和人机交互接口3个部分组成，知识库是该系统的核心部分。

基于医疗知识图谱的医疗决策支持系统可根据患者症状描述信息及医院的化验数据，自动分析信息及数据生成个性化诊断报告、治疗方案推荐、合理用药检测及转诊指南，有效提高医生的临床诊断效率，同时，还可针对医生的诊疗方案进行分析、查漏补缺，有助于规范化问诊路径并提升基层医疗水平，减少甚至避免误诊。

医疗健康知识图谱是医疗健康数据应用平台的核心部分，该类平台的数据是多源的医疗健康文本数据，在数据获取阶段可以由不同的应用群体提供，也可以利用爬虫等技术对现有的医疗健康百科数据、问诊数据及权威网站数据等进行采集，利用 Hadoop、HDFS 等大数据处理技术进行整合与存储，构建医疗健康数据库。

在数据应用服务阶段，利用下层的信息抽取模型和数据融合模型构建医疗健康知识图谱。疾病知识图谱主要包含疾病及用药、发病部位等关联信息的知识网络；健康知识图谱主要包含食物、营养成分及菜谱信息等相关知识网络；医学知识图谱主要包括医院、科室和医生等相关信息。知识图谱构建为医疗健康数据应用提供服务，满足医疗应用需求。

在医疗应用阶段，对医疗健康数据应用的用户提供自动化问诊、体检报告生成、疾病风险评估及健康指导等功能。根据知识图谱，以及相关深度学习和机器学习技术做支持，满足相关用户需求（见图7-4）。

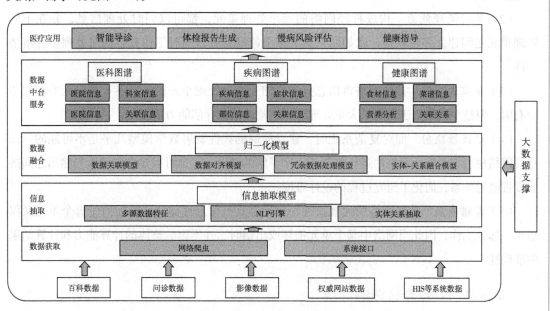

图 7-4 医疗健康知识图谱在医疗健康数据应用平台的实际应用

NOTE

第四节　神经网络

神经网络在医疗健康大数据分析与应用领域具有巨大潜力，可以有效地提高医学信号识别、影像诊断、疾病预测、药物开发、健康评估等领域的效率。

一、神经网络概述

1. 定义

人工神经网络（Artificial Neural Network，ANNs）也简称为神经网络（Neural Network，NNs），是将大量的简单处理单元并行互连进行分布式并行信息处理的算法数学模型，用于模拟人脑神经网络计算。具有自学习、自组织、自适应、联想、模糊推理等能力。

人脑的大脑皮层大约有 1000 亿个彼此高度相连的神经元，大量相邻神经元之间通过神经突触来进行信息交换，形成一个高度复杂的适应性系统，可以在瞬间对变幻莫测的事物作出反应。人脑的学习过程是通过修改神经元之间连接的强度来进行的。在过去数十年里，研究人员从这种自然典范中汲取了灵感，设计了人工神经网络。

2. 特征

神经网络算法模仿人脑的智能机理，通过在大规模计算单元之间建立起能同时运行的复杂联结网络，来实现强大的信息处理功能，获得自适应能力。因此神经网络算法具有以下特征。

（1）自适应性　人工神经网络可以在运行过程中，根据处理数据的反馈结果自动调整运算参数、规则、优先级和限制条件等，来适应所处环境的要求，获得预期结果或效果。人工神经网络本身具有自学习能力，即可以突破给定知识的限制，自动发展知识，甚至超过系统设计者的能力水平。

（2）并行处理能力　构成神经网络的每个处理单元，都可以同时处理信息，并在不同处理单元之间建立多种联接，就如同人脑的多个神经元可以同时工作并且同时处理多件事情一样。

（3）分布式存储　神经网络将信息分布存储于每个处理单元内，虽然每个单元的存储能力有限，但整个网络由于聚集了大量处理单元，整体信息存储能力很强。

（4）非线性映射　面对复杂系统时，建立精确的线性映射数学模型几乎是不可能的。而神经网络模型在对整个系统的运行机制不完全了解的情况下，也可以建立起输入与输出之间的非线性映射关系，简化了研究过程的设计难度。

（5）容错率高　神经网络的大规模神经单元都具有信息存储和计算能力，每个单元又仅承担一部分工作，因此当网络中某个单元损坏或出错时，并不影响整体的计算能力和计算结果的准确性。

二、神经网络在健康领域的应用

神经网络算法由于其处理海量信息的能力和面对复杂系统的有效性，在医学信号识别、医学影像诊断、疾病分类和预测、药物发现和研究，以及健康评估和管理等领域得到了广泛应用。

1. 医学信号识别

人工神经网络可以解决其他信号处理技术无法解决的问题，能够解释一些复杂的生理现象和病理现象。神经网络应用于对脑电信号的分析，有可能突破脑机接口研究中的一些关键性难题，帮助严重运动障碍用户实现交流与运动；神经网络应用于对心电信号的分析，可以提高心脏病变的诊断效率；神经网络应用于对肌电信号的分析，可以帮助进行相关疾病的预测、诊断和康复，并应用于医疗器械运动性能的改进。

2. 医学影像诊断

医学影像包含了海量数据，使用类似卷积神经网络这种深度学习方法来协助医生进行医学影像诊断工作，可以缓解专业医疗人才不足的问题，提高医学影像诊断的准确率和效率。神经网络通过在海量影像数据库中进行深度学习，可以自动总结相关病症的特征作为判断依据，提高影像诊断的准确性。

3. 疾病分类和预测

人工神经网络，尤其是具有大量参数的深度神经网络，能够从复杂数据集中检测关键特征，协助临床决策，在诊断中实现快速疾病分类，并构建模型预测疾病的预后情况。

在健康领域内，由于疾病的产生受到多种因素的共同作用，因此很难用线性的模型来进行疾病的预测和健康管理，应用神经网络可以在海量数据中建立起相关性，帮助用户进行疾病预测和健康管理。目前神经网络已经应用于癌症的预测和精准治疗研究中，帮助解决一些肿瘤原理研究、临床应用和预后管理方面的一系列难题。

4. 药物发现和研究

神经网络也广泛应用于药物发现和研究领域，这主要是运用神经网络通过对海量数据的学习，对人类基因序列、药物成分等进行识别和分析，提高药物挖掘的效率，降低药物研发成本。

在新药研发的筛选阶段，可以运用神经网络算法在成千上万个备选化合物中比对出安全性相对较高的几种，进行下一步的开发；在动物实验与临床试验阶段，也可以通过神经网络对众多备选药物进行对比，选择不良反应相对较小的几种药物进入实际的动物实验和人体试验阶段，以加快药品研发的时间和缩减成本。

5. 健康评估及管理

通过神经网络算法的机器学习可以给人们更精准、更个性化的健康建议。由于个人生理特点和健康指标存在着很大的差异性和独特性，所以那些标准化的所谓"推荐营养摄入"及"推荐健康方案"等普遍性健康评估及管理方案，从根本上就有漏洞。而神经网络算法可以给出更精准的健康评估结果及管理方案建议，基于人工智能的个人健康评估及管理也迅速成为被新技术推动变革的传统领域。

NOTE

第五节　人机交互技术

一、人机交互概述

（一）定义

人机交互（Human–Computer Interaction，HCI）主要是指研究计算机和用户之间交互关系的学科和技术。人机交互依托于计算机的硬件和软件操作系统，人机交互界面通常是指用户可以感受到并能实施操作的部分。

从最早的打孔带，到鼠标键盘，人类和计算机的交互变得越来越智能化，而人工智能的发展，重新定义了我们与机器的关系。

（二）发展历程

从最初的人去熟悉和适应机器，到现在能适应人类习惯的机器操作界面，设计理念的变革推动了人机交互技术的进步。总结人机交互的发展历程，可以分为以下几个阶段。

1. 手工操作阶段

手工操作阶段，以打孔纸条为代表。诞生于第二次世界大战期间的 ENIAC 计算机被用于密码破译、火炮弹道计算等，需要用几天时间来制作打孔纸条，来输入简单的指令，如改变开关和电缆设置等。

2. 交互命令语言阶段

交互命令语言阶段，用户通过编程语言操作计算机。这种方式做起来并不直观，普通用户往往需要学习。

3. 图形化用户界面阶段

用户与计算机之间交互的内容命令进化为图形，如 windows 操作系统。键盘输入和菜单选择是最常见的交互方式，覆盖了从个人电脑到家用电器的各个领域。虽然它们的操作准确度很高，但是操作模式单一，操作体验枯燥。

4. 自然人机交互阶段

到了自然人机交互时代，人们倾向更自然的交互方式，如触摸控制、手势交互、语音交互、虚拟现实等智能人机交互方式。

（1）触摸控制

触摸控制是以触摸屏为输入设备的一系列交互方式的集合。它把用户的操作范围拓展到了二维空间，用户可以直接点选，省去了移动焦点的操作，极大地提升了输入速度。也有研究在为触摸屏添加触觉、阻力等反馈，使之可以模拟不同手感。多点触控技术的成熟丰富了其交互方式，催生了触控手势。触控手势充分发挥了触摸屏的优势，用户可以方便地实现翻页、删除、缩放、转动等操作，而且为交互增加了不少趣味性，进一步提高了输入效率。

（2）动作交互

动作交互是指使用摄像头、传感器等特定设备，通过识别人类身体动作、位置、速度等信息，获取相应指令，并完成特定操作。根据获取动作信息的设备类型，可以分为基于视觉的动作识别与基于传感器的手势识别；根据对动作连续性的要求，可分为动态识别与静态识别。

（3）语音交互

语音识别与合成技术是实现人类与机器进行语音交互的关键技术。语音识别是把从麦克风接收到的语音信号通过语音识别引擎，将语音信号转变成计算机可读信号的过程。语音合成与语音识别的过程相反，即将计算机将要输出的信息通过语音合成引擎，生成语音信号，驱动扬声器发出声音。

（4）虚拟现实

虚拟现实技术（Virtual Reality，VR）本质上是一种多模态仿真技术，通过人工智能技术和多种装置打造一个虚拟的空间，让人们能在此环境中感受与模拟现实相接近的综合感觉，并完成与计算机的信息交流。虚拟现实技术融合了计算机图形学、人机接口、多媒体融合技术、传感器技术等前沿科技。

虚拟现实技术目前仍存在许多瓶颈，如传感器精度有限、网络传输速度限制等，这些都影响着虚拟现实技术的用户体验。

二、人机交互技术在健康管理领域的应用

人机交互技术能优化健康管理工作流程、提供精准医疗，有效地支持医务人员诊疗行为和循证推理，目前人机交互技术已广泛应用于可穿戴设备、健康信息管理系统中，为健康管理及医疗领域的专业人员提供临床决策支持、电子健康记录、医疗影像管理及其他协助工作。

1. 可穿戴设备

可穿戴设备，指可以穿着、佩戴，甚至是附着于人体的智能设备。可穿戴设备形式多样，可以是独立的设备，也可以与服装、眼镜或者其他日常佩戴物结合在一起。可穿戴设备贴近人体，可以感知肢体运动和记录生理参数，因此在卫生保健、健康监护和医疗康复领域具有天然的优势。

基于可穿戴设备的健康监护，可以在用户专注于日常行为或者工作的同时，监测其生理参数，并提供实时的分析和报警，既不限制用户的行动，又免去了用户定时测量的不便。

融合人机交互技术的智能可穿戴设备通过感知人类生理信息，如肌电信号（Electromyography，EMG）、脑电信号（Electroencephalogram，EEG）等，可以实现改善器官缺陷的功能，延展器官功能的极限，提升人类器官的功能效率。

肌电信号分析处理可以应用于康复医学中的康复评估、假肢和康复机器人等领域。中国企业研发的单下肢康复训练机器人，可系统采集患者健侧自主运动的步态信息，识别患者的运动意图，带动患侧进行与健侧相适应的康复训练，建立健侧与患侧的互动模式，促进脑神经控制功能重塑，最终实现人机共融。

2. 健康信息管理

人机交互技术应用于健康信息管理，可以缩减在健康大数据获取、整理、分析和使用方面的时间和成本，为用户带来更友好快捷的交互体验，并实现更精准的健康评估、管理和风险预警。

如基于人机交互的血糖监测系统，将电子健康记录界面可视化，基于血糖数据信息提供临床决策。患者通过血糖监测设备记录数据，医生在网络另一端完成连续的数据收集和解释，对患者整体治疗水平进行准确评估，患者在门诊就诊时医疗团队可以对患者血糖变化情况进行全面掌握，通过远程监控、数字化咨询、共享决策方案等，建立以患者为中心的医疗保健服务

NOTE

体系。另外，健康管理师也能通过查看患者的血糖波动图，了解患者自身情况，为其提供更适合的知识教育方式和内容。

第六节　智能机器人

一、智能机器人概述

近年来，具有自我感知、学习和决策能力的智能机器人出现在我们的生活中，并且已经广泛应用于教育、医疗、服务、工业等多个行业。

（一）智能机器人概念

智能机器人又叫自控机器人，与工业机器人不同，它能与周围事物和人进行交互，具有机器学习、智能决策等能力，具备感觉要素、运动要素和思考要素。

我们想象中的智能机器人像一个具有独立思考的人工智能体，但事实上，智能机器人并没有人类那么微妙且复杂，它通过数量众多的传感器来获取内部和外部信息，通过执行器来实施对外部环境的行动。智能机器人能够区分"自我"和外部环境，能够分析内部和外部环境并作出相应的应对和调整措施，以完成人类所要求的任务。

（二）智能机器人技术

1. 机器人组件

（1）传感器　智能机器人通过传感器来感知环境，对环境做出反应并采取行动。传感器可用于区分机器人的内部和外部世界。内部世界是指机器人感知到的自己的状态。外部状态是指机器人如何看待与之交互的世界。不管是内部信息传感器还是外部信息传感器，都可以具备人类的感觉，让控制器能够根据作业任务要求，找到合适的控制点。

（2）执行器　执行器是机器人采取行动的组件。它们使用基本的机制（如肌肉和电动机）来执行各种功能，来实现运动和操作功能。运动和操作构成了机器人技术的两个主要子领域，即用于机器人移动的腿部设计和用于机器人操作的臂部设计。

（3）控制器　控制器是使机器人能够独立自主的硬件和（或）软件，可以理解成机器人的大脑。控制器是一个智能系统，应该具有自动识别环境、获取信息、分析信息及自动决策的能力。控制器是智能机器人的核心智能要件，它在一定程度上决定了智能机器人的智能程度和反应能力。

（4）驱动器　驱动器是使机器人按照控制系统发出的指令信号做出行动的动力机构。机器人驱动器可将电能、液压能和气压能转化为机器人的动力。常见的机器人驱动器主要有以下几种：电器驱动器，包括直流伺服电机、步进电机和交流伺服电机；液压驱动器，包括电液步进马达和油缸；气动驱动器，包括气缸和气动马达；特种驱动器，包括压电体、超声波马达、橡胶驱动器和形状记忆合金等。

2. 机器人运动学

机器人运动学是研究机器人动力和运动的科学，包括对机器人系统的建模、空间分析、运动分析和运动控制等，它仅研究机器人系统在某一空间中的运动情况而不考虑其受力情况。机器人运动学研究如何让机器人精准实现既定的动作和到达既定的位置。

　　机器人运动学包括正向运动学和逆向运动学。正向运动学是先确定各个部件的运动变量，再计算出末端执行器的最终状态；逆向运动学是先确定要实现的末端执行器最终状态，再反向计算出各个部件的运动变量集合。

二、智能机器人在健康领域的应用

　　目前智能机器人已经应用于智能医疗、健康管理和制药工程等健康领域。

1. 手术机器人

　　手术机器人又可以称为机器人手术系统，通常包括监视器、控制系统、智能计算机系统和输出系统，能够实时监测手术过程、进行智能化运算和比对，为医生提供更清晰的视野和更智能化的手术环境，让实施微创手术成为可能。手术机器人具有微创操作、灵活度高、三维高清成像、减少辐射等优点。

2. 问诊机器人

　　通过将人工智能与中医诊疗技术结合，提高智能化舌诊和号脉的准确度，协助医生进行分诊。在互联网医院中，还可以帮助患者提前根据自己的病症表现确定就诊科室，了解就医流程。

3. 保健机器人

　　保健机器人能够提供一定的医疗保健服务。监控用户的健康状况，及时发现健康问题，并提供营养、运动、护理、康复等方面的指导。

4. 制药机器人

　　智能机器人应用于药品生产过程中，在选料配药、分装封口、检验检测、包装搬运等环节都可以提高生产的效率与质量，满足药品需求的增长。智能机器人应用于药品研发环节还可以加速药品研发进程。智能机器人还广泛应用于医疗器械和耗材的生产过程中，在制药行业发挥着巨大潜力。

本章小结

　　本章介绍了人工智能与智慧健康的相关前沿技术，包括人工智能的基本概念及发展历程；机器学习的主要分类、常见算法及具体应用；自然语言处理的基本概念、发展历程，自然语言处理的工作原理、一般处理流程及在医疗方面的应用场景；知识图谱概念、发展历程，知识图谱的一般构建步骤，以及在健康信息领域中的应用；神经网络的定义、特征及在健康领域的应用；人机交互技术的定义，发展历程，以及在健康管理领域的应用；智能机器人的概念、技术及在健康领域的应用。

练习题

一、填空题

　　1._____年被称为人工智能元年，目前，我们正处于和_____为代表的第____次人工智能浪潮中。

2. 按照学习过程中受到的人类指导的量和类型，可以将机器学习分为_____、_____、_____和_____4类。

3. 计算机处理自然语言的过程包括_____、_____、_____和_____。

4. 知识图谱通常以_____的形式存储，可以最直观地表述_____和_____间的关系。

二、选择题

（　）1.____模仿人脑的智能机理，通过在大规模计算单元之间建立起能同时运行的复杂联结网络，来实现强大的信息处理功能，获得自适应能力。

　　　　A. 人工神经网络　　B. 智能机器人　　C. 无监督学习　　D. 贝叶斯网络

（　）2. 基于____技术的血糖监测系统，将电子健康记录界面可视化，基于血糖数据信息提供临床决策。

　　　　A. 决策树　　　　B. 贝叶斯网络　　　C. 人机交互　　　D. 支持向量机

（　）3.____能够有效地提升生产效率，优化工作环境，缓解工业化和老龄化过程中出现的各种经济问题，将劳动者从危难险重工作环境中解放出来。

　　　　A. 贝叶斯网络　　　B. 决策树　　　　C. 人机交互技术　　D. 智能机器人

（　）4.____本质上是一种多模态仿真技术，让人们能在此环境中感受与模拟现实相接近的综合感觉，并完成与计算机的信息交流。

　　　　A. 虚拟现实技术　　B. 语音交互　　　C. 动作交互　　　D. 触摸控制

三、判断题（请在正确表述后面的小括号内打"√"，错误的打"×"）

1. 强化学习属于无监督学习，学习过程不受指导。（　　）

2. 支持向量机是一类按监督学习方式对数据进行多元分类的广义性分类器。（　　）

3. 自然语言处理的模型在优化过程中，要兼顾模型的精度与泛用性，在提高精度的同时又要防止过度拟合。（　　）

4. 知识图谱可分为自顶向下和自底向上两种构建方式，实际建模过程中，只能二者择一进行。（　　）

四、简答题

1. 请简述机器学习按照学习过程中受到的人类指导的量和类型的主要分类。

2. 请简述自然语言处理在医疗方面的主要应用场景。

3. 请简述知识图谱自底向上构建路径的3个步骤。

五、讨论题

1. 假设你有10种不同动物的10000张图片，需要利用机器学习的方法把不同的动物区分开，请分别阐述在监督学习和半监督学习条件下如何完成此项任务。

2. 现代知识图谱对知识规模的需求十分庞大，无法单纯依靠人工和专家构建，可采用哪些技术来解决这个问题？

第八章 信息安全

扫一扫，查阅本模块PPT、视频等数字资源

学习目标

通过本章的学习，你应该能够：

掌握 用户认证与授权的基本方法和应用场景；数据备份的基本方法和步骤。

熟悉 信息安全标准与信息安全管理制度的基本要求；攻击与防护的基本原理与方法。

了解 加密、解密与数据签名的基本原理和应用场景。

章前引言

随着计算机网络与健康服务及管理的关系愈发密切，健康信息的逐步电子化记录、电子健康档案的逐步构建等有关信息安全的问题也应提上日程。

信息安全主要考虑对信息资源的保护。其概念有广义和狭义两种，广义的信息安全指一个国家或地区的信息化状态和信息技术体系不受威胁和侵害；狭义的信息安全指信息系统（包括信息网络）的硬件、软件及其数据、内容等不被破坏或泄露、不被非法更改，信息系统保持连续可靠运行、信息服务不中断的一种状态。这种广义和狭义的区别，主要体现在相关人员或团体所承担的任务和责任层面上。本章要讲的信息安全侧重于后者。

健康信息安全是信息管理的重要环节，应特别给予重视。信息安全是指所收集的数据受到保护，不会因为偶然的或者恶意的原因而遭到破坏、更改、泄露。信息安全主要包括以下五个方面的内容，即需保证信息的保密性、真实性、完整性，确保所寄生系统的安全性和阻止未授权拷贝。本章将分别对用户的认证与授权、信息的加密解密、数字签名、黑客的攻击手段、信息防御的方式等多个信息管理手段进行讲解，介绍如何确保信息安全。

第一节　用户的认证与授权

一、用户的认证

认证是指对各种证据材料进行审查和分析，确定其真实性和证明力，从而做出判定结论的活动。平时手机屏幕的开锁就是最常见的用户认证。信息安全领域的认证主要是指确定实体的身份、来源和完整性，分为身份认证和消息认证两大类。

身份认证就是证实对象身份的过程，即验证者确信一个实体正是符合某种条件的实体，没有被假冒。消息认证是鉴定某个指定的数据是否来源于某个特定的实体，没有被篡改。身份认证只证实实体的身份；消息认证除了消息的合法和完整外，还需要明确消息的含义。

（一）概述

1. 身份认证系统的组成和设计要求

一个身份认证系统最少由示证者、示证信息、验证者、验证信息和验证协议五部分组成，在发生纠纷时，还需要可信赖第三方的参与。一个完善的身份认证系统应该满足如下要求：①验证者正确识别合法示证者的概率极大化。②不具有可传递性。③攻击者欺骗验证者成功的概率要小到可以忽略的程度。④计算有效性。⑤通信有效性。⑥秘密参数能安全存储。

在理论上，相互认证可通过组合两个单向认证来实现。然而，这种组合需要仔细加以考察，因为有可能这样的组合易受窃听重放攻击。另外，在相互认证中降低交换的消息数量、使用比组合两个单向认证更少的消息交换也是可能的。

2. 身份认证的方法

身份认证一般通过下述一种或多种方法实现：①示证者所知道的秘密（what you know）。②示证者所拥有的信物（what you have）。③示证者所具有的生物特征（what you are）。④示证者所在的位置（where you are）。

为了强化安全，在资金、接受程度和计算代价允许的情况下，可以把上述认证方法组合起来使用，实现所谓的"多重认证"或"强力认证"。

3. 挑战－应答协议（challenge-response protocol）

挑战－应答协议在身份认证中具有十分重要的地位，其主要用来抗击重放攻击，实现身份认证的实时性。一个广义的挑战－应答协议可以简单描述如下：

①A→B：C1。

②B→A：R1，C2。

③A→B：R2。

其中，C1 是 A 发送给 B 的挑战字串，通常为一个不可预计的随机数，当 B 收到该消息后，回复给 A 一个应答数 R1 和另外一个自己生成的挑战字串 C2，紧接着 A 给 B 一个应答 R2。

上述协议过程的目的：如果应答 R1 和 R2 都是如发送挑战方所预期的那样，就能够完成一个相互的认证过程。

为了防止机器对挑战信息的自动应答，2000 年卡内基梅隆大学发明了被称为全自动计算机和人区分图灵测试的验证码，这种测试能使人轻易通过而计算机无法通过。验证码一般分为文本验证码、图片验证码和问题验证码。例如输入图片中的字母与数字；选择图中包含自行车的照片；回答下列问题（通常为自己预设的问题）。

（二）口令认证

口令即通常意义下的密码，一般以单词或数字表示。口令认证是获得最广泛研究和使用的身份认证方法。口令的选择要依据易记、难猜、抗分析能力强、定期变更等原则。安全的口令系统必须能够防止口令泄露和防止重放攻击。

典型的基于口令的身份认证协议有 PAP、CHAP、NTLM 和 Kerberos，本节将对 NTLM 协议和 Kerberos 协议作一简单介绍。

1. NTLM 协议

NTLM（NT LAN Manager）协议是 Windows NT 的标准安全协议，也是 Windows2000 内置的三种基本安全协议之一。

域（Domain）是 Windows NT 网络中独立运行的单位。在一个域中，域控制器负责管理所有的用户账户，用户在域中的其他服务器上没有账户，所有用户和服务器都信赖域控制器。

用户的身份认证是通过域控制器实现的，在该协议中，用户密码是由用户注册的口令通过 Hash 函数得到的，只有用户和域控制器才知道密码。协议没有口令传输，使用了挑战 – 应答结构，因而能够抗击重放攻击。如果使用强口令，则上述协议比较安全。该协议的一大缺点是用户访问每台服务器都需得到域控制器的认证，容易导致瓶颈。

2. Kerberos 协议

Kerberos 是由美国麻省理工学院人员开发的一种基于可信赖第三方的认证服务系统，它能够使网络用户互相证明自己的身份。目前广泛使用的版本是 Kerberos5.0。在 Kerberos 系统中，每一个参与者（称为主体）与密钥分配服务器（KDC）共享一把密钥（主密钥）。

（三）零知识证明

在传统使用口令或密码来证明自己身份的系统中，检验口令或密码的一方（人或系统）可以直接使用完整性校验来冒充用户，原因是认证协议一般是公开的。零知识证明可在证明者不向验证者提供任何有用信息的情况下，使验证者相信某个论断是正确的。大量事实证明，零知识证明在密码学和信息安全中非常有用。

零知识证明实质上是一种涉及两方或更多方的协议，即两方或更多方完成一项任务所需采取的一系列步骤。证明者向验证者证明并使其相信自己知道或拥有某一消息，但证明过程中不能向验证者泄露任何关于被证明消息的信息。在零知识证明中，证明者和验证者之间必须进行交互，这样的零知识证明被称为交互式零知识证明。20 世纪 80 年代末，Blum 等进一步提出了非交互零知识证明的概念，用一个短随机串代替交互过程并实现了零知识证明。

举一个例子解释一下交互式零知识证明与非交互零知识证明。Alice 试图向 Bob 证明自己会解数独，如果 Bob 提供数独给 Alice，Alice 做完后将结果交给 Bob 检查，这是交互式零知识证明；如果是 Alice 随机找了一道题目做完后将结果交给 Bob 检查，这就是非交互式零知识证明。

NOTE

二、用户的授权

访问控制是针对越权使用资源的防御性措施之一，其基本目标是防止对任何资源（如居民的健康信息档案）进行未授权的访问，从而使资源的使用始终处于控制范围内。最常见的方法是通过对主机操作系统的设置或对路由器的设置来实现相应的主机访问控制或网络访问控制。例如，控制居民只能查阅自己的健康信息档案等。

（一）策略

1. 访问控制策略制定的原则

访问控制策略的制定一般要满足两项基本原则：①最小权限原则；②最小泄露原则。

2. 访问权限的确定过程

主体对客体访问权限的确定过程：首先对用户和资源进行分类，然后对需要保护的资源定义一个访问控制包，最后根据访问控制包来制定访问控制规则集。

（1）用户分类　通常把用户分为特殊用户、一般用户、审计用户和作废用户。

（2）资源的分类　系统内需要保护的资源包括磁盘与磁带卷标、数据库中的数据、应用资源、远程终端、信息管理系统的事务处理及其应用等。

（3）对需要保护的资源定义一个访问控制包　访问控制包的内容包括资源名及拥有者的标识符、缺省访问权、用户和用户组的特权明细表、允许资源的拥有者对其添加新的可用数据的操作、审计数据等。

（4）访问控制规则集　是根据第三步的访问控制包得到的，它规定了若干条件和在这些条件下准许访问一个资源。规则使得用户与资源配对，指定该用户可在该文件上执行哪些操作，如只读、不许执行或不许访问。

3. 自主访问控制

对某个客体具有所有权的主体能够自主地将对该客体的一种访问权或多种访问权授予其他主体，并可在随后的任何时刻将这些权限收回，这一策略称为自主访问控制。这种策略因灵活性高在实际系统中被大量采用。

在实现自主访问控制策略的系统内，信息在移动过程中其访问权限关系会被改变。如用户 A 可将其对目标 O 的访问权限传递给用户 B，从而使本身不具备对 O 访问权限的 B 能访问 O。因此这种模型提供的安全防护是不能给系统提供充分的数据保护的。

4. 强制访问控制

强制访问控制是根据主体被信任的程度和客体所含信息的保密性和敏感程度来决定主体对客体的访问权。用户和客体都被赋予一定的安全级别，用户不能改变自身和客体的安全级别，只有管理员才能确定用户的安全级别。只有主体和客体的安全级别满足一定的规则时，才允许访问。这一策略称为强制访问控制。

5. 基于角色的访问控制

将访问权限分配给一定的角色，用户根据自己的角色获得相应的访问许可权，这便是基于角色的访问控制策略。角色是指一个可以完成一定职能的命名组。角色与组是有区别的：组是一组用户的集合，而角色是一组用户集合外加一组操作权限集合。在基于角色的访问控制模型中，只有系统管理员才能定义和分配角色，用户不能自主地将对客体的访问权转让给别的用户。

（二）访问控制机制

访问控制策略的软、硬件底层实现称为访问控制机制。

通过矩阵的形式来表示访问控制策略是一个常用方法。访问控制矩阵中每一行代表一个用户（主体），每一列代表一个系统资源（客体），矩阵中的每项内容则表示用户对资源访问的权限（控制策略），特权用户或特权用户组可以修改主体的访问控制权限，见表 8-1。

表 8-1 访问控制矩阵

主体 \ 客体	文件 1	文件 2	文件 3	文件 4
Bob	拥有	读、写		执行
Alice	写	拥有	拥有	执行
John	读、写		写	拥有

访问控制矩阵的理念易于理解，但其软、硬件实现有一定的难度。如果系统中用户和资源都非常多，而每个用户可能访问的资源有限，将会出现在庞大的访问控制矩阵中存在很多空值的情况，从而造成存储矩阵空间的浪费。此外，访问控制矩阵存放在何处也是一个问题。简单的解决方式是将访问控制矩阵按行或按列来实现。其中按行的实现方法称为访问控制能力表，按列的实现方法称为访问控制列表。

一个访问控制能力表对应访问控制矩阵的一行，该表表示了对应主体的访问能力；一个访问控制列表对应访问控制矩阵的一列，该表表示了对应客体的各个主体的访问权限。

在系统具体设计实现上，能力表对应一张标签，标签上有客体的标识和可以访问的方式。访问时，每个主体携带一张标签，访问监视器把主体所持标签中的客体标识与自己手中的客体标识进行对比，以确定是否允许访问。在整个系统中，一个主体可能持有多张标签。

访问控制列表的实现对应一张名单表，访问监视器持有一份所有授权主体的名单及相应的访问方式，在访问活动中，主体出示自己的身份标识，监视器从名单中进行查找，检查主体是否记录在名单上，以确定是否允许访问。

第二节 加密、解密与数字签名

一、加密、解密

密码学是由密码编码学与密码分析学两个分支组成的。密码编码学是研究如何保证信息保密性与认证性的方法，即加密；密码分析学是研究如何破译密码或制造伪信息，即解密。信息加密的目的：未授权者不能得到信息。待加密的信息为明文，加密后的信息为密文或密码；将明文变换成密文的过程为加密，将密文译成明文的过程为解密；将明文变换成密文的运算方法为加密算法，将密文译成明文的运算方法为解密算法。

NOTE

（一）概述

经典的密码学主要研究加密和解密的理论，随着密码学研究领域的扩展，要精确定义现代密码学的研究范围是非常困难的。目前人们一般认为密码学是研究基于困难问题存在性的技术和应用的科学。而一般教科书中讨论的密码学框架可用图8-1来表述。

现代密码学在信息安全中占有非常重要的地位，原因在于它能够直接实现保密性、数据完整性、可认证性和不可否认性服务。

密码学中最基本的概念是加密与解密。理想的安全密码算法应该能公开其算法流程，不管敌手采用何种攻击办法，只要不告诉其密钥，敌手就无法通过密文找出对应明文或密钥。也就是说，敌手针对安全密码算法最好的攻击方式就是暴力攻击（搜索全部密钥空间）。表8-2是敌手攻击密码系统时可能拥有的资源情况。

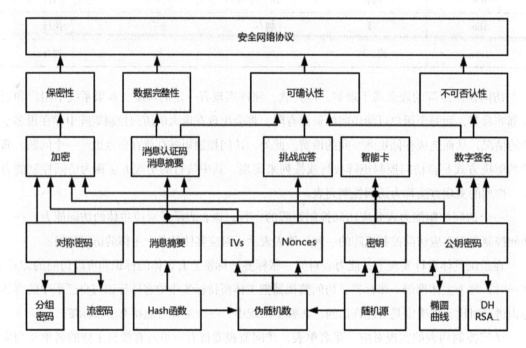

图8-1　密码学框架示意图

表 8-2　攻击类型与攻击者拥护的资源情况

攻击类型	攻击者拥有的资源
唯密文攻击	加密算法，截获的部分密文
已知明文攻击	加密算法，截获的部分密文，一个或多个明文－密文对
选择明文攻击	加密算法，截获的部分密文，自己选择的明文－密文对
自适应选择明文攻击	加密算法，截获的部分密文，可调整的自己选择的明文－密文对
选择密文攻击	加密算法，截获的部分密文，自己选择的密文－明文对
自适应选择密文攻击	加密算法，截获的部分密文，可调整的自己选择的密文－明文对

理论上，只有一次一密（每个密码只使用一次）的密码系统才是不可破解的，没有绝对安全的密码算法。在实际应用中，如果一个密码算法用实际可得到的资源，在相对有限的时间

内不能破解，则称该算法是计算上安全的，可证明安全性是目前密码学领域的一个重要研究方向。

传统意义上，密钥的持有者是完全可以解密密文的，但 2010 年出现的函数加密（密钥持有者仅能知道被加密数据的一个特殊函数，但不知道数据本身）则扩展了这一模式。

（二）经典算法

古典密码在历史上发挥了巨大作用，克劳德·艾尔伍德·香农曾把古典密码的编制思想概括为"混淆"和"扩散"，这种思想对于现代密码编制仍具有非常重要的指导意义。本节将选取两个经典算法进行介绍。

1. RC4

RC4 是美国麻省理工学院 Ron Rivest 于 1987 年设计的密钥长度可变的流密码算法。Microsoft Windows 系统、安全套接层协议 SSL 和无线局域网通信协议 WEP 中均使用了该密码算法。其他流密码算法还有 A5、Salsa20 等。

2. 数据加密标准 DES

数据加密标准（Data Encryption Standard，DES）是最著名的分组加密算法之一，1977 年的 FIPS PUB 46 中给出了 DES 的完整描述。

DES 的明文分组长度 n = 64 比特，密钥为 56 比特，加密后产生 64 比特的密文分组。加密分为三个阶段，首先是一个初始置换 IP，用于重排 64 比特的明文分组；然后进行相同功能的 16 轮变换，第 16 轮变换的输出分左右两半，并被交换次序；最后经过一个逆置换产生最终的 64 比特密文。DES 的解密和加密使用同一算法，但子密钥使用的顺序相反。

（三）公匙密码

1. 公钥密码体制概述

在公钥密码体制中，每一个用户都拥有一对个人密钥 k =（pk，sk），其中 pk 是公开的，任何用户都可以知道，sk 是保密的，只有拥有者本人知道。假如 Alice 要把消息 m 保密地发送给 Bob，则 Alice 利用 Bob 的公钥 pk 加密明文 m，得到密文 c，并把密文传送给 Bob。Bob 得到 Alice 传过来的 c 后，利用自己的私钥 sk 解密密文 c 重新得到明文 m。

在公钥体制中，用户的公钥 pk 和私钥 sk 是紧密关联的，否则加密后的数据是不可能解密的。但在安全的体制中，这种关联也是敌手无法利用的，即想通过公钥获取私钥或部分私钥在计算上是不可行的。公钥和私钥的关联性设计一般是建立在诸如大整数分解、离散对数求解、椭圆曲线上的离散对数求解等千年难以解决的数学难题上的。

2. RSA 密码体制

RSA 密码体制是世界上应用最为广泛的公钥密码体制。RSA 体制的安全性基于大整数分解的困难性，即已知两个大素数 p 和 q，求 n = pq 是容易的，而由 n 求 p 和 q 则是困难的。

目前大整数分解算法能力为分解 130 位的十进制数，基于安全性考虑，用户选择的素数 p 和 q 大约都为 100 位的十进制数，那么 n = pq 将是 200 位的十进制数。由于要进行大量的计算，RSA 运算速度较慢，其软件实现要比 DES 慢 100 多倍。利用 RSA 加密 DES 的密钥，然后再利用 DES 对数据进行对称加密是加密大规模数据的通行做法。

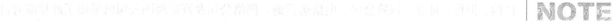

NOTE

二、数字签名

就像"手写签名"一样，数字签名可实现对数字内容的"签名"和"盖章"效果。一个数字签名方案一般由签名算法和验证算法两部分组成。安全的签名方案应该同时满足不可否认性、不可伪造性和可验证性三项要求。

（一）概述

数字签名是利用密码运算实现"手写签名"效果的一种技术，它通过某种数学变换来实现对数字内容的签名和盖章。在 ISO7498-2 标准中，数字签名的定义为"附加在数据单元上的一些数据，或是对数据单元所做的密码变换，这种数据或变换允许数据单元的接收者用以确认数据单元的来源和数据单元的完整性，并保护数据，防止被人伪造"。一个数字签名方案一般由签名算法和验证算法两部分组成，以实现"手写签名"的效果，数字签名应具有不可否认、不可伪造和可验证的特点。

（二）签名方案

一般地，一个数字签名方案主要由签名算法 S（·）和验证算法 V（·）组成。签名者使用一个只有本人知道的 S（·）签一个消息 x 得 S（x），接受者使用签名者公开的 V（·）验证其签名的真伪。签名比较典型的数字签名方案有 RSA 签名、EIGamal 签名、Schnorr 签名和 OSS 签名等。这里只介绍一下 RSA 密码体制下的 RAS 签名方案。

假设主任使用 RSA 密码体制，主任的加密密钥为 E_K，是公开的，解密密钥为 D_K，只有主任本人知道，则：①将附上数据 x 的电子病历发给主任；②主任用解密密钥 D_K 对数据 x 作运算 $y = D_K（x）$，结果为主任的数字签名；③用主任的公开加密密钥作运算 $x' = E_K（y）$，如果 $x' = x$，则可证实主任的签名为真，否则为假。因为 $E_K[D_K（x）] \equiv D_K[E_K（x）] \equiv x（modn）$，而 D_K 是唯一的且只有主任本人知道。

简单来说，加密密钥和解密密钥是两块拼图，而数据 x 是承载这两块拼图的平面，将解密密钥的拼图放在 x 上，这就构成了数字签名。为了验证签名的真假，就要用公开的加密密钥即另一块拼图进行验证，如果严丝合缝，那么就是真的签名。由于解密密钥只有签名者一人知道，因此只有他能给出真的签名。

第三节　信息安全标准与信息安全管理制度

一、国家信息安全标准

国际上信息安全标准化工作兴起于 20 世纪 70 年代中期，80 年代有了较快的发展，90 年代引起了世界各国的普遍关注。目前世界上有近 300 个国际和区域性组织制定标准或技术规则，与信息安全标准化有关的组织主要有 ISO（国际标准化组织）、IEC（国际电工委员会）、ITU（国际电信联盟）和 IETF（Internet 工程任务组）。

ISO/IEC27000 系列标准是国际上具有代表性的信息安全管理体系标准。许多国家的政府机构、银行、证券、保险公司、电信运营商、网络公司及许多跨国公司已采用了此标准对自己的信息安全进行系统管理。

国内的安全标准组织主要有信息技术安全标准化技术委员会（CITS）及中国通信标准化协会（CCSA）下辖的网络与信息安全技术工作委员会。

我国从保密技术、难度、标准的特点出发，将信息安全保密标准分为三级：一级为国家标准，二级为国家军队标准，三级为国家保密标准。

在上述三级中，在技术要求上国家保密标准最高，比国家标准和军队标准更严格，在测试方法上更贴近现代测试技术。

国内信息技术安全标准的制定工作是从 20 世纪 80 年代中期开始的。1999 年 9 月发布的 GB 17859-1999《计算机信息系统安全保护等级划分准则》是我国计算机信息系统安全等级管理的重要标准，为推进安全登记管理工作的稳健迅速发展，我国已经或正在着手制定一系列相关的配套标准。其中包括计算机信息系统安全等级保护技术要求系列标准、计算机信息系统安全等级保护评测系列标准、计算机信息系统安全等级保护管理要求、计算机信息系统安全等级保护工程实施要求、计算机信息系统安全等级保护实施管理办法。

截至 2022 年 10 月 31 日，据全国信息安全标准化技术委员会官方网站公布的统计结果，目前我国已发布的国家标准共 353 项，其中，GB 标准 1 项、GB/Z 标准 17 项，GB/T 标准 335 项。

二、医院信息安全管理制度

（一）定义

指医疗机构按照信息安全管理相关法律法规和技术标准要求，对医疗机构患者诊疗信息的收集、存储、使用、传输、处理、发布等进行全流程系统性保障的制度。

（二）基本要求

①医疗机构应当依法依规建立覆盖患者诊疗信息管理全流程的制度和技术保障体系，完善组织架构，明确管理部门，落实信息安全等级保护等有关要求。②医疗机构主要负责人是患者诊疗信息安全管理第一责任人。③医疗机构应当建立患者诊疗信息安全风险评估和应急工作机制，制定应急预案。④医疗机构应当确保实现本机构患者诊疗信息管理全流程的安全性、真实性、连续性、完整性、稳定性、时效性、溯源性。⑤医疗机构应当建立患者诊疗信息保护制度，使用患者诊疗信息应当遵循合法、依规、正当、必要的原则，不得出售或擅自向他人或其他机构提供患者诊疗信息。⑥医疗机构应当建立员工授权管理制度，明确员工对患者诊疗信息的使用权限和相关责任。医疗机构应当为员工使用患者诊疗信息提供便利和安全保障，因个人授权信息保管不当造成的不良后果由被授权人承担。⑦医疗机构应当不断提升患者诊疗信息安全防护水平，防止信息泄露、毁损、丢失。定期开展患者诊疗信息安全自查工作，建立患者诊疗信息系统安全事故责任管理、追溯机制。在发生或者可能发生患者诊疗信息泄露、损毁、丢失的情况时，应当立即采取补救措施，按照规定向有关部门报告。

（三）信息安全管理制度范文

1. 计算机安全管理

①医院计算机操作人员必须按照计算机正确的使用方法操作计算机系统。严禁暴力使用计算机或蓄意破坏计算机软硬件。②未经许可，不得擅自拆装计算机硬件系统，若需拆装，则应通知信息科技术人员进行。③计算机的软件安装和卸载工作必须由信息科技术人员进行。

NOTE

④计算机的使用必须由其合法授权者使用，未经授权不得使用。⑤医院计算机仅限于医院内部工作使用，原则上不许接入互联网。因工作需要接入互联网的，需书面向医务科提出申请，经签字批准后交信息科负责接入。接入互联网的计算机必须安装正版的反病毒软件并保证反病毒软件实时升级。⑥医院任何科室如发现或怀疑有计算机病毒侵入，应立即断开网络，同时通知信息科技术人员进行处理。信息科应采取措施清除，并向主管院领导报告备案。⑦医院计算机内不得安装游戏、即时通讯等与工作无关的软件，尽量不在院内计算机上使用来历不明的移动存储工具。

2. 网络使用人员行为规范

①不得在医院网络中制作、复制、查阅和传播国家法律法规所禁止的信息。②不得在医院网络中进行国家相关法律法规所禁止的活动。③未经允许，不得擅自修改计算机中与网络有关的设置。④未经允许，不得私自添加、删除与医院网络有关的软件。⑤未经允许，不得进入医院网络或者使用医院网络资源。⑥未经允许，不得对医院网络功能进行删除、修改或者增加。⑦未经允许，不得对医院网络中存储、处理或者传输的数据和应用程序进行删除、修改或增加。⑧不得故意制作、传播计算机病毒等破坏性程序。⑨不得进行其他危害医院网络安全及正常运行的活动。

3. 网络硬件的管理

①各职能部门、各科室应妥善保管安置在本部门的网络设备、设施及通信。②不得破坏网络设备、设施及通信线路。由于事故原因造成的网络连接中断，应根据其情节轻重予以处罚或赔偿。③未经允许，不得中断网络设备及设施的供电线路。因生产原因必须停电的，应提前通知网络管理人员。④不得擅自挪动、转移、增加、安装、拆卸网络设施及设备。特殊情况应提前通知网络管理人员，在得到允许后方可实施。

4. 软件及信息安全

①计算机及外设所配软件及驱动程序交网络管理人员保管，以便统一维护和管理。②管理系统软件由网络管理人员按使用范围进行安装，其他任何人不得安装、复制、传播此类软件。③网络资源及网络信息的使用权限由网络管理人员按医院的有关规定予以分配，任何人不得擅自超越权限使用网络资源及网络信息。④网络的使用人员应妥善保管各自的密码及身份认证文件，不得将密码及身份认证文件交予他人使用。⑤任何人不得将含有医院信息的计算机或各种存储介质交与无关人员，更不得利用医院数据信息获取不正当利益。

第四节　信息安全技术与应用

随着计算机技术的飞速发展，计算机信息安全问题越来越受关注。掌握必要的信息安全管理和安全防范技术是非常必要的。本节将从攻击与保护两个方面介绍信息安全技术，对计算机信息安全的基本原理和当今流行的防火墙策略与实现、黑客原理与防范进行讲解。

一、攻击

(一) 概述

"知己知彼，百战不殆"，只研究如何保护信息安全而不研究信息攻击的方法都是纸上谈兵。任何危及信息安全的行为都称为攻击，攻击和威胁通常是指同一个概念。攻击者攻击成功的标志是成功破坏了防护者信息安全目标中的一个或多个，例如破坏数据的保密性、完整性等。

信息需要经过采集、存储、传输和处理才能够发挥作用。信息攻击就是针对信息的各个过程，最后直指人的心理、思想、认识、判断、决策和意志。也就是说，信息攻击的目标将分别针对物理层、信息结构层和意识空间。

信息攻击的方法有很多。信息攻击常被分为信息的侦察与窃取、信息欺骗、信息封锁与破坏三个大类。攻击者试图通过使用其中一种或多种方法达到其攻击目的。

(二) 攻击方式

1. 病毒

根据《中华人民共和国计算机信息系统安全保护条例》，病毒是指编制或者在计算机程序中插入的破坏计算机功能或者破坏数据，影响计算机使用并且能够自我复制的一组计算机指令或者程序代码。

病毒既可以感染桌面计算机也可以感染网络服务器，往往还具有一定的潜伏性、特定的触发性和很大的破坏性。根据其性质、功能和所造成的危害，计算机病毒大致可分为定时炸弹型、暗杀型、强制隔离型、超载型、间谍型和矫令型。比较经典的病毒有脚本病毒、宏病毒、蠕虫、特洛伊木马等。

2. 恶意软件

恶意软件是指在未明确提示用户或未经用户许可的情况下，在用户计算机或其他终端上安装运行并侵害用户合法权益的软件，但不包含我国法律法规规定的计算机病毒。具有下列特征之一的软件可以被认为是恶意软件：①强制安装；②难以卸载；③浏览器劫持；④广告弹出；⑤恶意收集用户信息；⑥恶意卸载；⑦恶意捆绑。此外，还有其他侵害用户软件安装、使用和卸载知情权、选择权的恶意行为。

3. 扫描攻击

扫描攻击的主要目的是通过向远程或本地主机发送探测数据包，并根据反馈情况来判断目的主机是否处于活动状态、使用的操作系统版本、开放的服务端口并进而判断是否存在漏洞等安全问题。

漏洞是指系统安全过程、管理控制及内部控制等存在的缺陷。常见的安全漏洞主要有网络协议的安全漏洞、操作系统的安全漏洞和应用程序的安全漏洞。漏洞只有被攻击者利用才能成为对系统的破坏条件。

4. 拒绝服务攻击

拒绝服务攻击 (Denial of Service，DoS) 的主要目的是使被攻击的网络或服务器不能提供正常的服务。有很多方式可以实现这种攻击，最简单的方法是切断网络电缆或摧毁服务器，当然利用网络协议的漏洞或应用程序的漏洞也可以达到同样的效果。

NOTE

拒绝服务攻击的攻击方式有很多种。最基本的 DoS 攻击就是利用合理的服务请求来占用过多的服务资源，致使服务超载，无法响应其他的请求。这些服务资源包括网络带宽，文件系统空间容量，开放的进程或者向内的连接。这种攻击会导致资源的匮乏，无论计算机的处理速度多快、内存容量多大、互联网的速度多快，都无法避免这种攻击带来的后果。

二、保护

防护者的目标是对存储、加工处理和传输中的数据实现信息安全的要求，抗击攻击者的攻击。不同的业务有不同的信息安全要求，防护者针对具体的信息安全要求，结合信息所处的环境和信息的存在状态来开展防护工作。

防护者采用的方法和手段称为安全机制。安全机制总体上可分为预防、检测、阻止和恢复几个方面。常用的安全机制主要有信息隐藏、加密技术、数字签名、访问控制、数据完整性技术等。前面已经对部分安全机制进行了讲解，接下来将从软件、硬件两个方面、多个角度对信息的安全保护方法进行讲解。

（一）防火墙

防火墙是位于两个或多个网络之间，实施网间访问控制策略的一组组件。设立防火墙的目的是保护内部网络不受来自外部网络的攻击，从而创建一个相对安全的内网环境。

理想的防火墙应该满足以下条件：①内部和外部之间的所有网络数据流必须经过防火墙。②只有符合安全政策的数据流才能通过防火墙。③防火墙自身应对渗透免疫。

防火墙一般采用以下四种控制技术来达到保护内部网络的目的。①服务控制：控制可以访问的 Internet 服务类型，包括向内和向外。②方向控制：控制一项特殊服务所要求的方向。③用户控制：控制访问服务的人员。④行为控制：控制服务的使用方式，如 e-mail 过滤等。

一般而言，一个单位的内部网络组成结构复杂，各节点通常自主管理，但机构有整体的安全需求、有显著的内外区别。通过部署和使用防火墙，不但可以贯彻执行单位的整体安全策略、防止外部攻击，还可有效地隔离不同网络、限制安全问题扩散，也可有效地记录和审计 Internet 上的活动。

但是防火墙不能对内部威胁提供防护支持，也不能对绕过防火墙的攻击提供保护，受性能限制，防火墙不能有效地防范数据内容驱动式攻击，对病毒传输的保护能力也比较弱。为了提高安全性，防火墙会限制或关闭一些有用但存在安全缺陷的网络服务，给用户使用带来不便，也可能带来传输延迟、性能瓶颈及单点失效的缺陷。另外，作为一种被动的防护手段，防火墙不能自动防范因特网上不断出现的新的威胁和攻击。

（二）攻击检测

1. 概述

攻击检测是一种动态监控、预防和抵御攻击行为的安全机制，它主要通过监控网络、系统的状态、行为及系统的使用情况，来检测系统用户的越权使用及外部攻击者对系统进行的攻击。

攻击检测机制是防火墙机制的一种补充。如果把安全的信息系统比作一座城堡，身份识别或访问控制就好像进城时检查证件一样，重点在于防范奸细的混入或者限制内部人员的活动范围；攻击检测类似巡警或治安巡逻队，注重于发现形迹可疑者。

2. 攻击检测软件 Snort

Snort 是一款用 C 语言开发的开放源代码（http://www.snort.org）跨平台网络入侵检测系统，能够方便地安装和配置在网络的任何一个节点上。有兴趣的同学可以进入网站进行学习，这里不再讲解。

（三）安全存储

1. 概述

信息的安全存储指确保存储在计算机系统中的信息、数据不受意外的或者恶意的破坏、更改、泄露。数据安全存储的主要目标：①防止数据的非法访问，实现访问控制。②防止信息泄露，保护数据的保密性。③防止数据被破坏或丢失，确保数据的完整性。④系统的部分工作异常时，对外提供的服务仍然是正常的，达到较高的可靠性和可用性。加密存储、避错与容错、数据备份、镜像与复现、奇偶校验与故障前兆分析，以及容灾等，是实现安全存储的主要方法。这些方法大致可分为预防性和灾后补救两大类。

2. 加密存储

加密存储是实现信息保密性、防止信息泄露的最好方法。利用随身携带的智能手机和便携盘来存储信息在今天已经非常普遍，因存储设备丢失而造成的信息泄露事件时常发生，因而强调加密存储的重要性非常具有现实意义。

我们可以利用独立的加密软件或操作系统提供的加密功能来对单个文件或整个存储体进行加密，但需要注意的是，这些加密软件往往是不兼容的。

3. 数据备份

数据备份就是创建数据的副本，以便灾后补救。备份是用来恢复出错系统或防止数据丢失的一种最常用的办法。备份分两个层次，一是重要系统数据的备份，用以保证系统正常运行；二是用户数据的备份，用以保护用户各种类型的数据，防止数据丢失或破坏。

常用的系统数据备份方法：①使用 Ghost 全盘备份。②使用"系统还原"功能或系统还原卡。③使用主板 BIOS 内置工具进行硬盘备份。④使用操作系统或杀毒软件的备份功能。

用户数据备份可根据备份策略分为完全备份、增强备份、差别备份和按需备份。完全备份是将所有的文件写入备份介质；增量备份是指只备份那些上次备份之后已经作过更改的文件，即备份已更新的文件；差别备份是对上次完全备份之后更新过的所有文件进行备份；按需备份是在正常的备份安排之外额外进行的备份操作，可以弥补冗余管理或长期转储的日常备份的不足。

目前，数据备份工作还存在下面一些问题：①数据往往以明文方式集中存储，存在安全隐患。②自动化备份管理方式复杂，容易遗漏。③重复备份问题。④大多数备份产品中，用户备份到服务器上的数据缺少完整性检测。

4. 数据容灾

数据容灾的目的是在灾难发生时，确保系统能全面、及时地恢复。数据容灾是一个系统工程，不仅包括容灾技术，还应有一整套容灾流程、规范及其具体措施。

（1）容灾等级 人们一般按照容灾能力的高低，将系统分为以下四个容灾等级。

0 级：本地备份、本地保存的冷备份。这一级容灾备份实际上就是数据备份。其容灾恢复能力最弱，只在本地进行数据备份，并且被备份的数据磁带只在本地保存。

1 级：本地备份、异地保存的冷备份。在本地将关键数据备份，然后送到异地保存，如交由银行保管。灾难发生后，按预定数据恢复程序恢复系统和数据。

2 级：热备份站点备份。在异地建立一个热备份点，通过网络进行数据备份。也就是通过网络以同步或异步方式，把主站点的数据备份到备份站点。备份站点一般只备份数据，不承担业务。当出现灾难时，备份站点接替主站点的业务，从而维护业务运行的连续性。

3 级：活动互援备份。主、从系统不再是固定的，而是互为对方的备份系统。这两个数据中心系统分别在相隔较远的地方建立，它们都处于工作状态，并进行相互数据备份。当某个数据中心发生灾难时，另一个数据中心接替其工作任务。

（2）容灾计划　数据备份是数据容灾的基础，但数据容灾不仅需要考虑数据的备份与恢复，还要考虑周边的所有情况及应急方案，最终形成一个完整的容灾计划。容灾计划包括一系列应急计划，具体有业务持续计划、业务恢复计划、运行连续性计划、事件响应计划、场所紧急计划、危机通信计划和灾难恢复计划。

业务持续计划（BCP）是一套用来降低组织重要营运功能遭受未料中断风险的作业程序，它可能是人工的或系统自动的。业务持续计划的目的是使一个组织及其信息系统在灾难事件发生时仍可以继续运作。

业务恢复计划（BRP）也叫业务继续计划，涉及紧急事件后对业务处理的恢复，但与BCP 不同，它在整个紧急事件或中断过程中缺乏确保关键处理的连续性的规程。BRP 的制定应该与灾难恢复计划及 BCP 进行协调。BRP 应该附加在 BCP 之后。

操作连续性计划（COOP）关注位于机构（通常是总部单位）备用站点的关键功能，以及这些功能在恢复到正常操作状态之前最多 30 天的运行。

事件响应计划（IRP）建立了处理针对机构的 IT 系统攻击的规程。这些规程用来协助安全人员对有害的计算机事件进行识别、消减并进行恢复。

场所紧急计划（OEP）在可能对人员的安全健康、环境或财产构成威胁的事件发生时，为设施中的人员提供反应规程。OEP 在设施级别进行制定，与特定的地理位置和建筑结构有关。

危机通信计划（CCP）通常由负责公共联络的机构制定。危机通信计划规程应该和所有其他计划协调，以确保只有受到批准的内容公之于众，它应该作为附录包含在 BCP 中。

灾难恢复计划（DRP）应用于重大的、通常是灾难性的、造成长时间无法对正常设施进行访问的事件。通常，DRP 指用于紧急事件后在备用站点恢复目标系统、应用或计算机设施运行的 IT 计划。

（四）数据恢复

数据恢复是指从被损坏的数据载体，如磁盘、磁带、光盘和半导体存储器等，以及被损坏或被删除的文件中获得有用数据的过程或技术。

硬盘是计算机存取数据的核心部件，数据以文件的形式存储在硬盘之上。操作系统中的文件系统管理着各自的文件，不同的操作系统都有自己的文件管理系统，不同的文件系统又有各自不同的逻辑组织方式。Windows 下有 FAT32 和 NTFS 等文件系统格式，Linux 下有 EXT3、JFS 和 XFS 等文件系统格式。

数据恢复的基本原理如下：数据的删除操作只是在文件相应的位置作了标记，其文件内容在未被其他文件覆盖之前仍然存在；磁盘的格式化也仅是将用于访问文件系统的各种表进行了重新构造，其数据依旧存在；物理损坏的存储设备也可以利用相关工具直接读取磁盘盘片或半导体存储芯片内的数据内容。

本章小结

本章介绍了健康信息安全的相关技术，包括用户的认证与授权，讲解了 NTLM 协议、Kerberos 协议与零知识证明；加密与解密的概念，数字签名的签名方案，讲解了几个经典算法与公钥密码体制；信息安全标准与信息安全管理制度；介绍了比较常见的信息安全攻击手段，讲解了防火墙、攻击检测、安全存储、数据恢复，告诉我们如何从软件硬件各方面来进行信息防护；详细介绍了如何进行数据备份。

练习题

一、填空题

1. 一个身份认证系统最少由＿＿＿＿、＿＿＿＿、＿＿＿＿、＿＿＿＿和＿＿＿＿五部分组成。

2. ＿＿＿＿协议是 Windows NT 的标准安全协议，也是 Windows2000 内置的三种基本安全协议之一。

3. 访问控制策略的制定一般要满足两项基本原则：＿＿＿＿和＿＿＿＿。

4. 防火墙一般采用＿＿＿＿、＿＿＿＿、＿＿＿＿、＿＿＿＿四种控制技术来达到保护内部网络的目的。

二、选择题

（　　）1.＿＿＿协议是 Windows NT 的标准安全协议，也是 Windows2000 内置的三种基本安全协议之一。

   A. PAP   B. NTLM   C. CHAP   D. Kerberos

（　　）2. 以下属于公钥密码算法的是＿＿＿。

   A. RC4   B. DES   C. AES   D. RSA

（　　）3.＿＿＿的主要目的是使被攻击的网络或服务器不能提供正常的服务。

   A. 病毒   B. 恶意软件   C. 扫描攻击   D. DoS

三、判断题（请在正确表述后面的小括号内打"√"，错误的打"×"）

1. 在一个域中，域控制器负责管理所有的用户账户，用户在域中的其他服务器上也有账户。（　　）

2. 通常把用户分为特殊用户、一般用户、审计用户、特权用户和作废用户。（　　）

3. 数字签名既可使用私钥密码体制又可使用公钥密码体制。（　　）

四、简答题

1. 请简述 Kerberos 的认证过程详细流程。

NOTE

2. 请简述基于角色的访问控制具有的优势。

3. 请简述常用的系统数据备份方法有哪些。

五、讨论题

何时应进行数据的备份，什么情况下需要进行数据还原？

第三部分　应用篇

第九章　卫生健康信息的标准化与服务质量控制

扫一扫，查阅本模块PPT、视频等数字资源

学习目标

通过本章的学习，你应该能够：

掌握　标准、标准化、卫生健康信息标准、团体标准的概念，卫生健康信息标准的分类。健康服务信息化建设的原则、要求和健康服务质量控制管理模式。

熟悉　我国标准分类和编码方法，标准的组成部分和主要内容。健康信息化建设等级评定标准和健康服务数据管理流程。

了解　我国标准的发展历程和发展趋势，数据元与数据集的概念。健康服务业定义和内涵，健康服务质量控制的意义。

章前引言

　　标准是经济活动和社会发展的技术支撑，是国家治理体系和治理能力现代化的基础性保障。标准和计量、认证认可、检验检测共同构成了国家的质量基础设施，是经济可持续发展的四大支柱。随着互联网、物联网、大数据、云计算、云宇宙、移动医疗等现代信息技术在卫生健康领域的广泛应用，规模庞大、类型多样、结构复杂的健康医疗数据正以前所未有的速度快速地增长。健康医疗大数据作为国家重要的战略资源和核心秘密，无论对国家经济发展还是人民福祉，都起到了巨大的作用。如何解决健康医疗数据的融合共享、互联互通，形成高质量、高水平的健康医疗大数据，是我国卫生信息的重要发展方向。而标准化则是这一切的支撑基础。掌握健康信息标准化相关的理论与技术，对推动健康医疗大数据发展应用、科学实施健康管理具有重要意义。

　　本章将从标准化概述、卫生健康信息标准、健康服务信息化建设的要求与等级评定、基于信息化的健康服务质量控制四个方面展开介绍，最后以查阅卫生健康行业信息化有关文件和

NOTE

现行有效卫生健康行业信息化标准为例，完成本章的实训。

第一节　标准化概述

标准是人类文明进步的产物。从中国古代的"车同轨、书同文"，到现代工业规模化生产和全球化，都是标准化的实践活动。伴随着经济全球化、互联网、云计算、大数据和信息技术的深入发展，标准化在便利经贸往来、支撑产业发展、促进科技进步、规范社会治理中的作用日益凸显。标准已成为世界"通用语言"。卫生信息，包括健康信息的标准化是实现不同地域、不同机构、不同部门的卫生信息、健康信息跨机构、跨系统、跨平台、跨区域互联互通、融合共享、统计分析、综合利用的前提和基础。本节简要介绍我国标准化工作发展情况、标准与标准化相关概念，健康信息标准化及其发展趋势。

一、我国标准化改革发展历程

2019 年，国家市场监督管理总局田世宏在《建国 70 年中国标准化改革发展成效》中总结指出，自中华人民共和国成立以来，我国标准化体系不断完善，标准的数量和质量不断提高，人民群众的标准意识不断增强，中国的标准化事业经历了起步探索、开放发展和全面提升三个阶段。

第一阶段：起步探索阶段。从中华人民共和国成立到改革开放这个阶段，是我国标准化起步探索期。标准主要服务工业生产，由政府主导制定并强制执行。这个阶段诞生了标准化多个第一。如第一项标准《工程制图》，第一个标准化管理制度《工农业产品和工程建设技术标准管理办法》，第一个标准化发展规划《1963—1972 年标准化发展十年规划》。

第二阶段：开放发展阶段。改革开放到党的十八大，是我国标准化开放发展期。中国标准化开始放眼世界，走向国际，标准化工作也开始纳入法制管理轨道，同时确定了强制性标准与推荐性标准并存的标准体系。此阶段，我国成功恢复国际标准化组织（International Organization for Standardization，ISO）成员身份，颁布了《中华人民共和国标准化法》，确定了国家标准、行业标准、地方标准和企业标准四级标准体系。

第三阶段：全面提升阶段。党的十八大至今，是我国标准化全面提升期。在此阶段，我国加强了标准化工作改革的力度，加强了国家标准化体系建设的思考，确立了新型标准体系的法律地位。

2015 年国务院《关于印发深化标准化工作改革方案的通知》指出，我国的标准化改革要实现三个转变，一是改变政府单一供给的现行标准体系，转变为由政府主导制定的标准和市场自主制定的标准共同构成的新型标准体系；二是改变行政部门为主的标准管理体制，转变为"政府 + 市场共治"的标准化管理体制；三是形成政府引导、市场驱动、社会参与、协同推进的标准化工作格局。这些改革措施极大促进了团体标准的发展，并形成了我国"政府主导制定标准与市场自主制定标准协同发展、协调配套"标准发展机制。

NOTE

二、标准与标准化

1. 标准

不同国家、不同组织和不同机构对标准（Standard）的界定和定义并不相同。ISO 对标准的定义：由有关各方根据科学技术成就与先进经验，共同合作起草、公认的或基本上达成共识的技术规范或其他公开文件，由标准化机构批准，目的是促进最佳的公共利益。全国科学技术名词审定委员会对标准的定义：在一定的范围内获得最佳秩序，对活动或其结果规定共同的和重复使用的规则、导则或特性文件。GB/T《20000.1-2014 标准化工作指南第 1 部分：标准化和相关活动的通用术语》对标准的定义：通过标准化活动，按照规定的程序经协商一致制定，为各种活动或其结果提供规则、指南或特性，供共同使用或重复使用的文件。

标准的定义虽然略有不同，但其核心内容大体一致，基本包括制定标准的目的、制定标准的依据、标准应该由一定的机构制定和批准、应该规定制定标准的规范程序和流程。

2. 标准化

GB/T《20000.1-2014 标准化工作指南第 1 部分：标准化和相关活动的通用术语》对标准化（Standardization）的定义：为了在既定范围内获得最佳秩序，促进共同效益，对现实问题或潜在问题确立共同使用和重复使用的条款，以及编制、发布和应用文件的活动。

标准化的定义明确表明，标准化就是指研究、制定、发布及实施标准的活动的全过程。

三、我国标准的分类

标准按照不同分类原则可以进行不同的分类。比如按照标准化服务对象，通常可以将标准分为技术标准、管理标准和工作标准。按标准的执行性质可将标准分为强制性标准、推荐性标准和标准化指导性技术文件。按照不同标准的适用范围，标准又可以分为国家标准、行业标准、地方标准、团体标准和企业标准五个类别。以下按照标准适用范围逐一说明。

1. 国家标准

国家标准，在全国范围内需要有统一的技术要求时，可以制定国家标准。国家标准的管理组织是国家标准化管理委员会。标准的制定流程通常包括编制计划、审批、编号、发布。

国家标准按照标准的性质和贯标要求，可以分为强制性国家标准和推荐性国家标准。通常情况下，将保障居民健康、人身财产安全的标准和按照法律、行政法规规定需要强制执行的标准界定为强制性国家标准，其他的标准是推荐性标准。强制性国家标准代号为 GB，推荐性国家标准代号为 GB/T。前者如 GB 15982-2012《医院消毒卫生标准》，后者如 GB/T 1.1-2020《标准化工作导则第 1 部分：标准化文件的结构和起草规则》。编码规则见图 9-1。

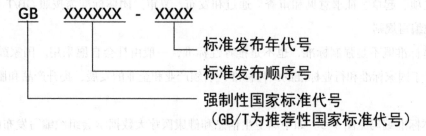

图 9-1　国家标准编码规则

2. 行业标准

对没有国家标准而又需要在全国某个行业范围内有统一的技术要求，可以制定行业标准，作为对国家标准的补充。行业标准由行业标准归口部门编制计划、审批、编号、发布、管理。行业标准的归口部门及其所管理的行业标准范围，由国务院行政主管部门审定。行业标准属于推荐性标准。

行业标准代号由国家统一规定，如卫生行业标准代号为 WS，归口部门为国家卫生健康委员会；医药领域标准代号为 YY，归口部门为国家药品监督管理局。行业标准的编码与国家标准编码基本一致，将 GB 或 GB/T，修改为行业标准代号即可，如 WS ×××××−××××。如 WS/T 483.1−2016《健康档案共享文档规范第 1 部分：个人基本健康信息登记》。

3. 地方标准

对没有国家标准和行业标准而又需要在省、自治区、直辖市范围内有统一的技术要求，可以制定地方标准。通常情况下，地方标准的制定范围：工业产品的安全、卫生要求；药品、兽药、食品卫生、环境保护、节约能源、种子等；法律、法规的要求。

地方标准由省、自治区、直辖市标准化行政主管部门统一编制计划、组织制定、审批、编号、发布。地方标准也属于推荐性标准。编码规则见图 9-2。如北京市组织编写的 DB11/938−2022《绿色建筑设计标准》。

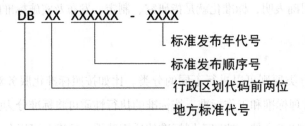

图 9-2　地方标准编码规则

4. 团体标准

团体标准是由团体按照自行规定的标准制定程序制定并发布，供团体成员或社会自愿采用的标准。这里所说的团体是指具有法人资格，且具备相应专业技术能力、标准化工作能力和组织管理能力的学会、协会、商会、联合会和产业技术联盟等社会团体。团体标准的优越性：一是快速灵活，能够以最快的速度形成标准，并投入市场；二是广泛参与，可以吸引社会上关注此领域的各方参与，包括利益相关方。

团体开展标准化活动宜坚持"开放、公平、透明、协商一致"的原则，团体标准宜符合市场、贸易需求，不妨碍公平竞争，不限制技术创新。团体标准制定程序一般包括如下阶段：提案、立项、起草、征求意见和审查、通过和发布、复审。团体标准需按照 GB/T 1.1 制定统一的标准编写规则。

团体标准既不是强制标准，也不是推荐性标准，一般由社会自愿采用。国家鼓励社会团体制定严于国家标准和行业标准的团体标准，引领产业和企业的发展，提升产品和服务的市场竞争力。

团体标准编码见图 9-3。如中国卫生信息和健康医疗大数据学会组织编写发布的 T/CHIA 2−2018《健康体检基本项目数据集》。

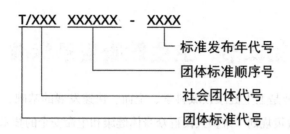

图 9-3 团体标准编码规则

5. 企业标准

企业标准是在企业范围内需要协调、统一的技术要求、管理要求和工作要求所制定的标准，是企业组织生产、经营活动的依据。国家鼓励企业自行制定严于国家标准或者行业标准的企业标准。企业标准由企业制定，由企业法人代表或法人代表授权的主管领导批准、发布。

依据《企业标准化管理办法》，企业标准编号由企业标准代号（Q）、企业代号、标准顺序号和发布年代号组成。如西安新扁鹊健康科技有限公司制定的 Q/XAXBQ 04-2022《健康护具》。

四、标准的组成部分

一份标准通常包括三个部分：封面、前言、正文。根据编写需要，部分标准也可以有附录。

封面一般包括标准类别、标准号、标准名称、发布时间、实施时间和发布单位等信息。

前言一般包含基本部分和专用部分。每个标准应有前言，用于介绍该标准的有关情况，如标准的归口单位、起草单位、起草人、历次修订、标准的引用标准等。

正文，是标准的主体部分，指从文件的开始到附录之前位于版心中的内容。通常包括范围，规范性引用文件，术语和定义，文件的类别，目标、原则和要求，核心技术要素，其他技术要素，参考文献，索引等。

附录一般包括资料性附录和规范性附录。规范性附录是标准条款的组成部分，属于标准的主体。资料性附录是有助于标准理解和使用的附加要素。

五、我国标准化发展趋势

中华人民共和国成立以来，我国标准化工作取得了巨大的成就，标准体系不断完善、标准数量及质量大幅提高、标准化从业人员不断壮大、全社会标准化意识不断加强。标准化促进了经济社会的升级和转型，推动了科技成果的转化，提升了政府的社会治理能力。

今后，我们将抓紧制定实施中国的标准化战略，更好支撑实现社会主义现代化；加快形成推动高质量发展的标准体系，加快全面标准化建设，提升标准水平，完善标准体系；构建满足高水平对外开放的标准化机制，努力为国际标准化创新发展做出更大贡献。

NOTE

第二节　卫生健康信息标准

卫生健康信息标准是卫生健康领域科学、全面、快速发展的基础，是实施卫生健康法律法规、落实卫生健康政策规划、维护人民群众身体健康和生命安全的技术保障。美国等西方国家在卫生健康信息标准中投入了大量的人力、物力，已经研制了大量卫生健康信息标准，有些已经获得广泛认可和采用。例如，国际疾病分类（ICD-11）、标准医学术语系统 SNOMED-CT、HL7 卫生信息交换标准等，都具有很大国际影响力。近年来，我国卫生健康信息标准建设也取得了长足的发展，构建了卫生健康信息标准体系，建立了诸多的卫生健康信息标准，如电子病历、居民电子健康档案、医学数字成像与通信标准等。本节主要介绍卫生健康信息标准的相关概念、分类、部分标准及我国卫生健康信息标准化的发展方向等。

一、卫生健康信息标准相关概念

1. 卫生信息标准

卫生信息标准是专门为医学信息产生、处理及管理与研究等信息领域制定的各类规范和行动准则，包括整个医学事务处理过程中在信息采集、传输、交换和处理等各环节所应遵循的统一规则、概念、名词、术语、代码及技术标准、管理标准等。卫生信息标准是实现不同区域、不同单位、不同部门的卫生信息和数据互联互通、信息共享的基础。

卫生信息标准化工作的管理机构主要有国家卫生健康委员会、国家质量监督检验检疫总局等政府机构，以及各级专业学术团体及相关国际标准化组织的中国机构。

2. 健康信息标准

健康信息标准是卫生信息标准的分支，但关于健康信息标准的明确定义目前并不十分清晰准确。一般认为健康信息标准是关于健康相关卫生信息在采集、传输、存储、交换和加工利用时所制定的规范性技术文件。健康信息标准对于规范健康信息的表达、传输、处理及利用具有重要意义。健康信息标准，是实现各类健康信息跨平台、跨机构、跨区域互联互通与信息共享的基础。我们也经常将卫生信息标准与健康信息标准统称为卫生健康信息标准。

3. 数据元

数据元（Data Element）也称数据的基本容器，是由一组属性规定其定义、标识、表示及允许值的数据单元。如体检信息中的"民族代码""体检者性别代码"等就是数据元。健康体检信息的许多数据项，可以通过数据元的规范化描述实现数据标准化。

4. 数据集

数据集是为特定用途设定的一组数据的集合。2012 年以来，国家卫生健康委先后发布了一系列卫生健康信息数据集标准，范围覆盖健康档案、电子病历、医疗服务、疾病管理、卫生管理、儿童保健、妇幼保健、统计指标、医院管理运营等诸多业务域。数据集标准的制定和应用，有力促进了我国卫生健康信息互联互通与融合共享，为国家卫生信息标准化建设提供了重要的标准支撑。下文将简要介绍几个相关的数据集标准。

二、卫生健康信息标准的分类

按照标准化对象不同，我国卫生健康信息标准可分为以下五类。

1. 基础类标准

是卫生信息领域通用的标准，具有指导性和全局性，如信息模型、医学术语、标识和体系框架等。

2. 数据类标准

是卫生信息采集、表达、传递、汇总等过程中涉及的标准，包括分类代码与编码、数据元、数据集、共享文档等。

3. 技术类标准

是针对业务信息系统建设、信息传输与交换、处理与利用等过程所规定的技术要求，如业务信息系统功能规范、信息平台技术规范、传输与交换规范、接口规范等。

4. 安全与隐私类标准

是指为保障信息安全、保护个人隐私而制定的一类标准。信息安全主要指操作系统和数据库的安全、访问控制与加密存储等。隐私保护是对涉及个人隐私信息、敏感信息的保护和管理，可以通过数据脱敏技术隐藏个人基本信息，也可通过层级管理的技术控制相关人员等。

5. 管理类标准

主要是关于标准制订、组织实施、应用评价等方面的标准，如信息标准化建设指南、标准的测试评价、体系的运维管理、监理验收等。

三、部分卫生健康信息标准

1. WS 363《卫生信息数据元目录》与 WS 364《卫生信息数据元值域代码》

这是两个系列的行业标准，相互配套使用。2011 年由原卫生部发布实施，2022 年进行了修订。前者规范了我国卫生健康领域通用的数据元目录及其描述规则。包括总则、标识、人口学及社会经济学特征、健康史、健康危险因素、主诉与症状、体格检查、临床辅助检查、实验室检查、医学诊断、医学评估、计划与干预、卫生费用、卫生机构、卫生人员、药品设备与器材和卫生管理 17 个部分。WS 364 系列标准规定了国家卫生健康信息数据元值域代码的编码方法、代码表格式和表示要求、代码表的命名与标识，以及卫生健康领域常用的数据元值域代码。也对应地分 17 个部分。

2. WS 365《城乡居民健康档案基本数据集标准》

健康档案（Health Records，HR）是以个人健康为核心，贯穿整个生命过程，实现信息多渠道动态收集，涵盖各种健康相关因素，满足个人健康管理（疾病防治、健康保护、健康促进）需要的系统化记录文件。

WS 365《城乡居民健康档案基本数据集标准》2011 年由原卫生部发布实施，2021 年进行了修订。WS 365 规定了城乡居民健康档案需要收集记录的个人健康信息相关的数据元，包括 6 大类、18 小类，共 565 个数据元。该标准的目的是规范和统一居民健康档案的内容，指导电子健康档案及数据库的设计和建立。

NOTE

3. WS 445《电子病历基本数据集标准》

电子病历（Electronic Medical Records，EMR）是指医务人员在医疗活动过程中，使用医疗机构信息系统生成的文字、符号、图表、图形、数据、影像等数字化信息，并能实现存储、管理、传输和重现的医疗记录，是病历的一种记录形式。2009 年，原卫生部、国家中医药管理局联合颁发了具有中西医结合特点的《电子病历基本架构与数据标准（试行）》。2014 年颁布了上述标准的替代标准 WS 445-2014《电子病历基本数据集》。该标准包括 17 个部分、58 个子集、896 个数据元。该标准的实施，极大地促进了临床医学数据在不同平台、不同机构之间的共享互通、汇总分析。

4. 健康管理（体检）数据集标准

2018 年中关村新智源健康管理研究院联合全国多所机构，组织编写了 4 项健康管理（体检）数据集标准，并于同年由中国卫生信息与健康医疗大数据学会发布实施。分别是 T/CHIA 2-2018《健康体检基本项目数据集》、T/CHIA 3-2018《健康体检自测问卷数据集》、T/CIIIA 4-2018《健康体检报告首页数据集》和 T/CHIA 5-2018《健康体检颈动脉超声检查基本数据集》。该系列标准为健康管理（体检）机构提供一系列术语规范、定义明确、语义语境无歧义的数据标准，对于提升体检数据整体质量、提高体检服务能力起到了巨大推动作用。

5. 国际疾病分类

国际疾病分类（International Classification of Disease，ICD）是 WHO 临床诊断的分类标准，也是报告疾病与健康信息的国际标准。自 1893 年诞生以来，历经 11 次修订，被世界 100 多个国家所接受和使用，最新版本为 ICD-11，2022 年正式生效。ICD-10 版本时其名称由《国际疾病分类》修改为《疾病和有关健康问题的国际统计分类》，简称仍使用"国际疾病分类"。它根据疾病的病因、病理、临床表现和解剖位置等特性，对疾病进行分类并统一编码，有利于计算机系统对疾病的记录、分析和解释，也有利于不同国家或地区、不同系统平台、不同时间国际疾病数据、死亡数据的分类、共享、汇总与分析等。ICD-9 的编码方法是纯数字的方法，而 ICD-10 采用了字母加数字的编码方法，ICD-11 则建立了基于本体论的疾病分类体系和基础组件，并首次增加了传统医学章节。

四、卫生健康信息标准化的发展方向

与欧美等国家相比，我国卫生健康信息标准化建设起步较晚。21 世纪初，我国启动了"国家卫生信息标准基础框架""医院基本数据集标准""公共卫生信息系统基本数据集标准体系"。此后，我国卫生健康标准化工作快速发展，标准体系初步形成。但依然存在着一些不足。比如标准管理体制机制不够完善、标准研制经费投入不足、标准化专业人才缺乏等。国家卫生健康委指出，"十四五"期间，我国卫生健康标准化建设的目标是到 2025 年，基本建成有力支撑健康中国建设、具有中国特色的卫生健康标准体系。包括六大主要任务：优化标准体系、完善标准全周期管理、推动地方标准化工作、鼓励发展团体标准、提高标准国际化水平、全面推广标准化理念。六大重点领域：以标准化助力构建强大公共卫生体系、以标准化引领医疗卫生服务高质量发展、以标准化推动爱国卫生运动深入开展、以标准化促进重点人群健康、以标准化支撑卫生健康事业创新发展、以标准化保障卫生健康事业安全发展。

相信通过卫生健康信息标准化的进一步发展，我国卫生健康标准化工作基础必将不断夯实，卫生健康信息的互联互通必将实现，卫生健康服务的标准化程度必将不断提升，民众参与度和国际影响力必将显著增强。

第三节　健康服务信息化建设的要求与等级评定

一、健康服务业的定义和内涵

人口老龄化已逐渐成为严重的社会问题，其呈现规模大、速度快、高龄化等特点。有数据预测，到 2035 年，我国 60 岁及以上老年人口将超过 4 亿，占比将超过 30%，进入重度老龄化阶段。面对着老龄化社会问题的凸显，健康服务理念逐渐出现在社会大众眼前。通过提供安全有效、方便快捷、价格低廉的基本医疗服务和公共卫生服务，满足居民的健康需求，是健康服务业市场主体的基本功能。2019 年统计数据显示，我国健康服务业总规模为 7.01 万亿元人民币，占国内生产总值（Gross Domestic Product，GDP）的比重为 7.08%。健康服务业占 GDP 的比重近两年来没有大的变化，2021 年中国健康服务业市场规模初步统计已超过 8 万亿元。

2013 年，国务院发布了《关于促进健康服务业发展的若干意见》，对健康服务业的产业范围进行了界定：以维护和促进人民群众身心健康为目标，主要包括医疗服务、健康管理与促进、健康保险以及相关服务，涉及药品、医疗器械、保健用品、保健食品、健身产品等支撑产业。健康服务与医疗服务不同，医疗服务需求的前提是患病，其具有服务特殊性强、需求弹性小等特点。而健康服务是以医疗服务为中心的前移和后延，不需要以患病为前提，而是以减少患病、预防患病和减轻患病为目的。

二、健康服务信息化建设的原则

健康服务信息（Health Service Information）是指以健康服务活动中积累的与健康有关的信息为核心的各种活动要素的集合。健康服务信息化建设过程中应遵循以下几个原则。

1. 坚持统筹集约，共建共享

要以构建大平台、大系统、大目录为导向，加大信息化建设统筹力度，加强信息化基础设施集约化建设，巩固政务信息系统集成成果，进一步破除数据共享壁垒，畅通数据共享通道，推进数据全生命周期管理，坚持统筹布局，深化共建共享，增强全民健康信息化发展的系统性、全局性、协同性。

2. 坚持服务导向，业务驱动

坚持以人为中心、以信息赋能为重点、以优质服务为导向、以智慧决策为基础、以协同治理为手段、以促进信息与业务深度融合为目标，以进一步降低服务成本、缩小"数字鸿沟"的发展思路，形成应用牵引构建、服务推动联通、便民利民服务拓展推广的发展机制，促进工作重心下移、优质资源下沉。提高卫生与健康服务均等化、普惠化、便捷化水平。

3. 坚持开放融合，创新发展

充分发挥新一代信息技术优势，构建基于数据驱动的生态系统，强化区域数据汇聚应用，推动跨部门、跨地域、跨层级、跨系统、跨业务的技术融合、数据融合、业务融合，创新数据供给方式，深化数据开发利用，推动行业转型升级，推动关键技术和服务模式创新，推动数据产业转型升级，促进产业转型升级，促进不断提升健康产业治理水平，促进健康医疗数据资源和基础设施开放共享。

4. 坚持规范有序，安全可控

要树立科学的网络安全观，坚持发展与安全并重，构建权责可界定、过程可追溯、安全可审计的制度规则，有效防范和化解风险，建立健全平台经济治理体系，规范资本参与和监管，促进公平有序竞争，把安全治理贯穿全民健康信息化建设管理应用全过程，划定监管底线和红线。确保资料安全，确保网络万无一失。

三、健康服务信息化建设的要求

1. 完善全民健康服务信息化应用基础标准

研究制定唯一对象标识、对象注册与解析、临床医学术语、检验代码、药品耗材应用编码、数据交互接口、数据分析、数据质量、临床决策支撑等基础标准，按照《关于加强全民健康信息标准化体系建设的意见》要求，制定全民健康信息标准化体系建设的基本标准。网络安全等级保护标准体系、数据安全标准体系、个人信息保护标准体系加快完善。推动健全健康医疗大数据、"互联网＋医疗健康"、医学人工智能及5G、区块链、物联网等新一代信息技术标准体系和统一规范的国家中医药数据标准和资源目录体系，支持其在突发事件应急救治、远程会诊、远程检查、临床辅助诊断决策、公共卫生服务、医院管理等方面的应用，促进中医药领域的数据标准、资源鼓励团体标准、地方标准的发展，涉及医疗卫生事业单位、科研院所、高等院校、学会协会、企业等。积极参与国际标准化组织的各项工作，参与国际标准的制定工作，促进标准在国际上的影响力不断增强。

2. 加强全民健康服务信息化标准应用推广

全面推进健康行业全民健康服务信息化基础标准的实施，包括基础类、数据类、应用类、技术类、管理类、安全隐私类六大类，推进病案首页书写规范、病种分类与编码、手术操作分类与编码、医学名词术语"四统一"。实行基础资源和信息互联互通编码标准，包括医疗机构、医护人员等，全国统一。区域全民健康信息平台与医院信息平台数据接口标准统一，加强省级区域居民电子健康档案与电子病历数据标准的统筹。采用统一的数据接口，实现医疗机构内部信息系统的整合和共享交换。加强信息化标准建设，建设医院、基层医疗卫生机构和公共卫生机构。

3. 深化全民健康服务信息化标准服务管理

为制定和使用该标准提供技术支撑，建立和完善国家全民健康服务信息化标准服务平台，健全健康信息标准元数据管理功能，强化标准应用程度和建设成效评价，统筹规范有序开展标准应用评价，分类分层推进各级各类医疗卫生机构标准化评价，继续推进医疗卫生机构标准化成熟度评价、医疗卫生信息互联互通分级评价和信息化标准建设"自评"，稳步推进信息化标准评价一体化，各级各类医疗卫生机构标准化成熟度评价、电子病历系统应用水平分级评价，加大对规范应用成果的总结宣传力度，以提升社会各方规范意识和自主规范运用能力为抓手，推广各地规范建设应用的创新典型案例。

四、健康服务信息化建设的等级评定

分 0 至 5 个等级，从机构应用信息化为服务对象提供智慧服务的功能和服务对象感受到的效果两方面进行评价。

0 级：机构没有建立信息系统，为服务对象提供服务；或者服务对象在预约、缴费、健康体检、健康评价、健康管理等环节中，有 3 项以下的信息服务是面向服务对象提供的。较少的健康服务信息可以通过信息手段被服务对象获取。

1 级：机构为服务对象提供部分服务的信息化手段的应用。该机构建立服务对象信息系统，在预约、缴费、健康体检、健康评价、服务对象就医体验提升等环节有 3 个以上可以为服务对象提供信息化服务，应用信息化手段对健康服务流程进行部分优化。

2 级：初步建立机构内部智慧型服务。能够为服务对象提供智慧导医分诊、分时段预约、检验集中预约及结果推送、在线支付、远程健康管理等智慧服务，让服务对象便捷地获取健康服务相关信息，机构应用信息系统进一步优化了健康服务流程。

3 级：初步建立联通机构内部和外部的智慧服务。通过互联网实时共享机构内外的部分健康档案信息，在机构外可以处理部分检查信息，实时与机构内的健康信息系统互动。初步建立健康服务流程，实现机构内外一体化，线上线下一体化。

4 级：机构智慧服务基本建立。服务对象健康服务信息在一定范围内实现互联互通，机构能够为服务对象提供全流程的个性化、智能化服务，服务对象享受健康服务更加便利。

5 级：基于机构的智慧医疗健康服务基本建立。服务对象在一定区域内的医院、基层医疗机构及居家所产生的医疗健康信息可以实现互联互通，机构可以联合其他医疗机构，为服务对象提供全生命周期、精准化的智慧医疗健康服务。

第四节 基于信息化的健康服务质量控制

2018 年，国务院发布《国务院办公厅关于促进"互联网＋医疗健康"发展的意见》，"互联网＋医疗健康"服务功能除提升服务效率、改善客户体验外，正广泛向健康服务机构服务各环节、信息化系统等领域延伸，加快推进"互联网＋医疗健康"发展对管理卫生服务工作也有积极作用。健康服务质量控制管理从以现场检查、人力监管、结果分析、被动监管为主向以信息化质控、实时质量监控、前瞻性防控、主动管控为主，以现场核查为辅模式转变，健康服务机构主动适应质量控制管理信息化发展大趋势，以信息化为手段持续提升质量控制管理水平。做好健康服务质量控制管理要依托大量的信息化系统平台，机构要建成健康服务质量控制管理体系，高效利用信息化方法提高监管效能，达到动态评估、反馈，在事前、事中、事后多个环节高效监管服务质量，提升服务水平。

一、健康服务数据管理流程

健康服务数据具有数据量大、涵盖全面、种类丰富等特点，其管理的流程主要包括数据采集、数据处理、数据存储、数据分析、数据应用五个步骤。

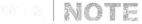

1. 数据采集

数据采集是将健康服务有关的分类数据，从不同数据源实时或及时地收集汇总，经过传输通道发送至存储系统。目前主要包括健康问卷资料、基础检验资料、放射等医技检验资料、血液或体液标本检验资料等，各类型资料相互独立、分散储存，涉及 HIS、PACS、LIS 等资讯系统，资料种类多样化，应针对各类型资料制定不同的资料搜集办法，确保各项资料准确可用。

2. 数据处理

数据处理是指对不同来源的数据进行数据清洗、数据脱敏、数据转换和集成，最终整合成标准规范的数据库。数据清洗是指对发现有错误或逻辑冲突的资料进行过滤，包括核对资料一致性、处理无效值或遗漏值等，将其纠正或修正后再进行提取。数据脱敏是为了实现对敏感隐私数据的可靠保护，将某些个人敏感信息（如身份证号、手机号码等）按照脱敏原理进行数据变形。数据转换是将原数据架构的不合理转换成统一升级的数据库格式，常用方法包括基于模型与学习的转换（z-score 变换、box-cox 变换）、基于规则或元数据的转换（如 max-min 标准化）等。数据集成是将不同来源、格式和特征性质的数据，从逻辑上或物理上有机地集中起来，形成统一的、大规模的分布式数据库、数据立方体等。

3. 数据存储

数据存储是通过网络技术或磁盘阵列建立综合级别的数据仓库，对处理后的数据进行统一归类、标准化存储，实现数据的快速索引查询、高速访问及加载调用等，以备下一步的数据分析利用。随着健康服务数据量的爆发式增长，数据存储安全也成为重点考虑的问题，应建立自动备份、高效运行的专用 PB 级数据库，采用分布式软件＋标准服务器进行规模扩展，以保障数据库的延伸及安全。

4. 数据分析

数据分析是从整合的海量数据中，通过统计学、机器学习、人工智能等手段，集中提炼出有效信息，从而找出其内在规律，辅助健康管理决策的制定，使数据的功能和作用得到充分发挥。数据挖掘技术是数据分析的关键，主要包括关联规则挖掘、分类挖掘、聚类分析、异常挖掘等。与健康服务数据有关的预测方法包括 Logistic 回归分析、决策树算法、虚拟机技术、遗传算法等。

5. 数据应用

有效保证了健康管理决策的正确性，数据应用是数据处理的终极目标，也是健康服务数据价值的关键所在。构建健康服务大数据平台，可以为服务人群提供健康评估、提出疾病危险因素，达到未病先防的效果。此外，通过整合全国大规模区域内医疗机构、体检机构等的检查数据，运用人工智能模拟算法，为政府制定国民健康标准提供参考。

二、健康服务质量控制管理模式

健康服务的过程包括健康评估、健康干预、健康监测和跟踪，是按照工作流程进度而划分的，有先后的时间安排，事前、事中、事后三大过程控制是一个完整有序的系统过程。根据这一系统流程划分，健康服务质量控制可以分为事前控制、事中控制、事后控制三个层次，构成了在项目管理、医疗数据质量控制等领域得到广泛应用的三个层次的质量控制系统流程。健康服务质量控制贯穿整个健康数据的管理，应用三阶段控制原理构建严格缜密的质控流程，是保证数据真实准确的有力措施。

1. 事前控制

事前控制是对不同方案的选择、可行性研究，制定合理的计划安排，从质量管理的角度进行控制。事前控制既包括计划预控的质量目标，也包括准备阶段控制的质量活动。健康服务数据的"事前质控"，包括调查数据来源、统一数据收集标准、制定数据处理流程等。首先，在健康服务数据尚未产生阶段，应建立数据收集标准和操作规范，要求各项检查设备仪器参数、实验室检测用试剂盒符合国家卫生行业标准，从产生数据的源头严控数据质量。其次，针对健康服务特有的多源异构数据，制定不同数据转换标准，选择合理的方法实现数据融合，保障数据结构的一致性。再次，健康服务数据应树立全程质控思想，从数据收集、数据分析到数据解读，制定全流程的数据分析标准作业程序，加强医生、护士的培训力度，明确不同环节的标准及要求。最后，建立数据错误信息预警及更正制度，对数据收集及整理等重要环节进行监控与错误信息警报，及时审核数据的准确性并做出研判。

2. 事中控制

事中控制是对进行中的质量活动做出日常性的控制，是针对数据形成过程中的控制，是健康服务数据质量控制流程中最重要的一环，直接关系着数据质量的好坏及数据分析结果的可靠性。事中控制是对包括数据产生、数据采集、数据清洗、数据转换、数据存储等环节在内的健康服务数据产生和处理过程的质量控制。基础检查数据规范标准是针对普遍大众检查制定的，例如测量身高体重、量血压等方面，均依据国家统一规范进行操作，确保测量准确及数据真实。此外，健康服务涉及多种仪器设备的检查，例如磁共振、CT、彩色超声等，不同检查均有各自的执行标准，获取的数据格式也不尽相同，要求通过多源异构处理技术制定数据集成规则，实现数据的有效整合，提高数据兼容性及可用性。数据存储分为原始数据存储及数据质量控制过后的存储，不同结构数据应选择特定的存储方式，例如结构化数据库利用 MySQL、Oracle 等，分类制定数据存储标准，保障数据的高效检索与查询调用。

3. 事后控制

事后控制是指评价认定质量活动的结果，纠正跑偏现象。事后控制是健康服务的数据处理、数据应用阶段对数据进行统计分析和深度挖掘，提高数据分析结果的精确性、可用性和价值性，根据数据应用情境和决策需求，选择适合的数据分析工具和分析技术。数据应用阶段是以数据处理的结果为基础，选择可视化技术或适用性强、覆盖范围广的科普方法，对重点数据分析指标进行丰富，对完整的结果进行更加直观、全面地展示，从而提高数据解读效率，科学制定健康管理决策。最后根据以上两个阶段，建立数据质量评估流程，对整个流程进行事后评价并制订改善计划，实现对健康服务数据处理流程的完整循环。

三、健康服务质量控制的效果

1. 提高基础健康服务数据采集的准确性

实现信息化后，健康服务信息由传统的手工填写方式——其特点为流程复杂、错误率高、不易保存，到数据采集阶段的电脑录入，并利用信息系统完成数据采集的登记、打印、缴费、查询等环节，工作效率和质量得到了明显提高。此外，健康管理系统还将与医院信息系统

（HIS）、实验室信息管理系统（Laboratory Information System，LIS）通过信息化手段协同运行。LIS、影像存档及通讯系统（PACS）、健保系统等各大系统无缝衔接，统一数据库架构及控制流程，实现资料自动传送整合，使员工工作量明显减少，错误率降低，提高办事效率，确保资料准确无误。

2. 提升健康服务内涵

利用信息化技术可以在提高健康服务时实现自动纠错功能，规避重复选择、特征性项目错误等人工无法及时发现的问题，如胸片和肺部 CT、单项肿瘤标志物和综合性肿瘤标志物、有性别差异的项目等，通过事前设置好规则，服务时事中可以自动规避相关风险。此外，信息化系统在采集个人健康信息后，可以与预制的疾病风险库、专家共识、诊疗指南等信息库数据对比，为服务对象提供个性化的健康服务。

3. 强化服务过程质量管理

科学合理的健康服务流程是健康服务有序、规范、高效开展的重要保障，也是确保服务质量的基础。利用全流程智能服务指导系统、排队管理系统、检查预约系统等，不仅可以方便患者明晰流程，也可以更好地解决服务过程无序、混乱、低效等问题，还可以通过信息系统加强服务过程中信息核对、匹配，在提升健康服务工作效率的同时，减少因秩序混乱导致的错误事件发生，强化服务过程中的质量管理。

4. 促进提升结果质量管理

信息化系统的使用，可以提升健康服务结果管理，提高服务结果质量。其次，信息化系统可以支持健康服务监测和追踪，对健康服务进行连续、动态观察，实现数据的横向、纵向、异常指标对比，有助于全面掌握服务对象整体情况，提升健康服务的准确性。随着循证医学、流行病学、生物统计学及大数据和人工智能技术的发展，大量数据信息交互，利用信息技术可以在对健康相关数据分析的基础上，更好实现健康风险评估，提高评估结果准确性，进而提升健康干预的有效性。

健康服务流程是包含监测、评估、干预、追踪、再监测的循环，健康服务过程中产生了大量数据流，基于信息化在事前、事中、事后三阶段质量控制，既可以提高服务质量，减少差错发生，又可以确保健康服务的准确性，为后期对健康服务数据进行深度挖掘及有效利用奠定了基础，也将在健康风险预测、慢性病管理、医疗服务及科研创新方面带来巨大的促进作用。

本章小结

我国标准的分类，包括国家标准、行业标准、地方标准、团体标准和企业标准。卫生健康信息标准按照标准化对象不同可分为基础类标准、数据类标准、技术类标准、安全与隐私类标准和管理类标准。健康服务数据具有数据量大、涵盖全面、种类丰富等特点，其管理的流程主要包括：数据采集、数据处理、数据存储、数据分析、数据应用五个步骤。

NOTE

练习题

一、填空题

1. 按照标准化服务对象，通常可以将标准分为_____、_____和_____三大类。

2. 按标准的性质可将标准分为_____、_____和_____。

3. 按照不同标准的适用范围，标准可以分为_____、_____、_____、_____和_____五个类别。

4. 健康服务信息化建设的原则包括四个方面：_____、_____、_____、_____。

5. 健康服务数据管理流程包括_____、_____、_____、_____和_____五个步骤。

二、选择题

（　　）1._____是指由团体按照自行规定的标准制定程序并发布，供团体成员或社会自愿采用的标准。

　　　　A. 国家标准　　　　B. 行业标准　　　　C. 地方标准　　　　D. 团体标准

（　　）2._____是针对业务信息系统建设、信息传输与交换、处理与利用等过程所规定的技术要求，如业务信息系统功能规范、信息平台技术规范、传输与交换规范、接口规范等。

　　　　A. 基础类标准　　　　B. 数据类标准　　　　C. 技术类标准　　　　D. 管理类标准

（　　）3._____机构智慧服务基本建立。服务对象健康服务信息在一定范围内实现互联互通，机构能够为服务对象提供全流程的个性化、智能化服务，服务对象享受健康服务更加便利。

　　　　A. 1 级　　　　B. 2 级　　　　C. 3 级　　　　D. 4 级

（　　）4._____是指对不同来源的数据进行数据清洗、数据脱敏、数据转换和分类，最终整合成标准规范的数据库。

　　　　A. 数据采集　　　　B. 数据处理　　　　C. 数据存储　　　　D. 数据分析

三、判断题（请在正确表述后面的小括号内打"√"，错误的打"×"）

1. 数据元是为特定用途设定的一组数据的集合。（　　）

2. 全面推进健康行业全民健康服务信息化基础标准的实施，包括基础类、数据类、应用类、技术类、管理类、安全隐私类六大类。（　　）

3. 健康服务信息化建设的等级评定中，4 级是指基于机构的智慧医疗健康服务基本建立。（　　）

四、简答题

1. 一项标准通常包含哪些内容？

2. 什么是健康服务信息？

3. 什么是数据分析？

五、讨论题

云计算在健康服务与管理行业有哪些应用？

NOTE

扫一扫，查阅本
模块PPT、视频
等数字资源

第十章　健康监测技术

学习目标

通过本章的学习，你应该能够：

掌握　健康信息的概念和分类；便携式健康监测设备的概念、技术和测量原理；可穿戴设备的概念、技术和测量原理；危急值的概念和分类。

熟悉　健康监测的原理；便携式健康测量设备的分类；可穿戴设备的分类。

了解　常见便携式设备的应用场景；常见可穿戴设备的应用场景。

章前引言

在健康管理三部曲中，健康测量是第一步，也是健康风险评估和健康干预的基础和前提。健康测量指通过医学和非医学的技术，采用科学有效的测量方法及特异、敏感的测量指标，对健康进行主观和客观检查评价的过程。

随着"生物-心理-社会"医学模式的发展，以及世界卫生组织新健康概念的提出，健康监测在世界各国得到了发展。以疾病为中心向以健康为中心转变，健康监测的服务对象从疾病人群，逐步扩展到亚健康与健康人群，深入大众的日常生活。

健康监测针对特定人群的健康状况、健康危险因素进行定期观察或不定期调查及普查，以掌握其健康状况和主要健康危险因素变化；并通过分析其健康状况，发现影响健康的危险因素，及时为健康状况的评价和风险评估提供条件，对危险因素的识别和亚健康问题的早干预，疾病的早发现、早诊断、早治疗，以及健康干预效果的科学评价等都具有重要意义。

准确的健康风险评估离不开真实、系统、全面的健康信息，健康测量的目的是通过主观和客观的测量方法，收集个体和群体的健康信息，为健康风险评估和健康状态的动态评价提供数据和资料。健康测量包括健康检测和健康监测。健康检测和健康监测常用的技术多样，尤其是便携式健康监测设备和可穿戴健康监测设备相关的技术、原理和应用。本章学习内容丰富，介绍了健康监测的技术、方法和原理，并以某品牌智能手表为例，介绍健康监测的步骤和原理。

第一节　健康信息监测原理

一、健康信息

1. 健康信息的概念

健康信息是经过组织的健康数据，是健康服务与管理实施的源头和依据，是健康风险评估的基本素材，是健康服务与管理效果评价的重要依据。健康信息从健康管理的角度可以分为两部分：反映个体和群体健康状态的信息及影响因素，前者主要反映个体或群体的健康状态，后者主要用于分析个体或群体的健康风险。两者结合在一起，共同服务于健康管理的全周期和全流程。

2. 健康信息的分类

健康信息内涵广泛，可以从不同角度对其进行分类。根据信息内容不同可以分为人口数据、社会经济学数据、财务数据、临床数据和卫生服务记录等；根据信息覆盖范围可以分为个人健康信息和公共健康信息；根据信息的表现形式不同可以分为人口信息电子病历、居民健康档案和健康统计信息。

二、健康信息监测

1. 健康信息监测的概念

健康信息监测，简称健康测量，指通过医学和非医学的技术，采用科学有效的测量方法及特异、敏感的测量指标，对健康进行主观和客观检查评价的过程。健康监测指对特定人群的健康状况、健康危险因素进行定期观察或不定期调查及普查，以掌握其健康状况和主要健康危险因素的变化；并通过分析其健康状况，发现影响健康的危险因素，提出存在的主要问题。

健康检测和监测指标应该选择科学可靠、系统完整的指标体系，尽可能全面地反映健康问题，指标体系必须符合全面性、客观性、科学性、实用性、简便性、合理性等基本要求。

健康测量主要包括主观采集法和客观采集法。主观采集法包括健康问卷调查、健康量表测试、健康咨询交流和交谈等。通过主观采集方法可以测量一个人的身体健康状况、焦虑情况、社会适应能力等，将测量结果以数字或符号呈现出来，使我们可以获得具体化、科学化、精确化的测量结果，以便对目标人群健康及行为等问题进行分析和总结。

客观采集法需要借助客观检测与监测设备、仪器与技术进行健康信息的采集。仪器设备监测技术包括生理信号监测技术、体能监测技术、心理健康监测技术、健康风险因子监测技术、中医健康辨识技术等。

健康服务过程中，将主观采集法和客观采集法两者结合使用，获取综合的健康信息，有利于做出更为全面的健康评估，以便实施更具有个性化的健康管理。

2. 健康信息监测技术

（1）健康信息监测技术分类　健康信息监测方法分为间断性监测和持续性监测。间断性监测指健康监测指标的单次测量，其缺点为监测数据的不连续性，不利于动态健康数据库的建设和管理及健康管理效果评价。持续性监测指健康监测指标的连续动态测量，可以观察监测指标的趋势变化或走向，有利于健康管理的效果评估。

（2）常见健康信息监测技术　主要包括传统健康监测和基于物联网的健康监测。传统健康监测主要是使用传统测量设备和移动体检车获取健康信息。传统测量设备一般采用简单的电子电路来转换测量数据，用直观的、直读的模式显示或读出测量数据，而其数据存储和处理功能欠佳，无法智能化评估。基于物联网的健康监测技术主要包括可穿戴式健康监测系统和移动医疗 APP，其数据存储和处理功能较好，可以进行智能化评估。

第二节　便携式健康监测

一、便携式健康监测概述

1. 便携式健康监测的概念

便携式健康监测是指通过方便可携带的医学仪器和技术手段对特定人群或人群样本的健康状况进行定期观察或不定期调查。健康检测是健康管理的工作基础，对健康危险因素的早期识别和疾病的早期发现具有重要意义。

2. 便携式健康监测的分类

（1）主动监测　主动监测是受检者对自身健康状态进行积极监测的重要手段。项目（如血压、血糖等）可进行自我测量，也可定期到健康管理中心或其他医疗机构如社区卫生服务站等复查测量，并将复查结果主动反馈到健康管理中心。

（2）被动监测　由健康管理实施小组通过对所管辖的受检者进行积极测量和监测，收集受检者各个监测指标的变化信息。

3. 便携式健康监测技术

（1）传统便携式健康监测技术　主要有便携式电子血压计、体重仪、血糖仪等。

（2）基于物联网的健康监测技术　主要包括可穿戴式健康监测系统和移动医疗 APP。

可穿戴式健康监测系统（Wearable Health Monitoring System，WHMS）：是指穿着或佩戴在人体上，能长时间动态监测人的生理、物理及环境信息的生物医学监测装置，该装置中的生物传感器可以采集人体运动与生理参数，在不影响人体正常活动的情况下，对人体进行非介入、连续无创的身体状态监测。

移动医疗 APP：是基于移动终端的医疗应用软件，主要涵盖了医药产品电商应用、满足专业人士了解专业信息和查询医学参考资料需求的应用、满足寻医问诊需求的应用、预约挂号及导医、咨询和点评服务平台及细分功能产品等。

二、便携式健康监测设备

便携式健康监测设备包含心电、血压、血糖、体重、体脂、体温等多种参数的监测设备，以及基层诊疗随访设备，多用于监测老年人的身体健康指标，便于基层医务人员随访。

NOTE

1. 便携式健康监测设备的用户分类

便携式智能健康监测产品可以满足不同人群对日常健康管理的需求，其用户可以大致分为孕妇、慢性病患者、儿童、老年人这几类，不同的人群对健康监测的需求也不尽相同。

2. 便携式健康监测设备的应用

慢性病患者用户基数大，主要集中在血糖、血压和心率等方面的监测；孕妇对血压、血糖及胎心监护关注密切；儿童以体温监测为主要需求，要求能持续监测体温并发出预警；老年人的主要需求有血压、血糖、心率、心电及睡眠监测，同时希望具备定时提醒以及远程监控功能。

依托便携式健康监测设备，一方面，用户在家就可以方便快捷地进行医疗检测，既节省了医疗资源，又提升了服务体验，有效节约了冗余的排队检测时间。另一方面，便携式健康监测设备的应用还能够减轻医护人员的工作量，节省医护资源。

第三节　可穿戴健康监测设备

一、可穿戴技术的概念与特点

1. 可穿戴技术的概念

可穿戴技术是一种研究如何把科技功能整合到人们的日常随身物品里面，并进行智能化设计，开发出符合用户要求和需求的穿戴设备的技术。通过可穿戴设备，用户既可以采集自己的身体数据，记录行为习惯，又可以采集环境数据，通过对数据的计算、反馈，进而影响或改变人的行为，实现人与物之间的数据化连接。随着传感器、无线网络、嵌入式、多媒体、生物工程等技术的高速发展，可穿戴技术已经逐步渗入医疗健康领域。

2. 可穿戴技术的特点

可穿戴技术相对于传统技术，具有鲜明的便捷性、实时性和互动性。

（1）便捷性　可穿戴设备微型、轻巧、便捷、简约，穿戴在用户身上，人与设备的物理和思维关系就更紧密，用户可以佩戴进行日常活动，在各种环境下，都能随时运行和使用。

（2）实时性　可穿戴设备在帮助用户获取所需数据的同时，对数据进行处理，实时将数据结果以可视化的形式向用户呈现，达到设备为用户服务的目的。

（3）互动性　可穿戴设备能将虚拟的信息数据应用到真实的现实场景，将合成的虚拟画面、场景或系统提示信息叠加到真实场景中，从而实现对现实的增强和人机互动，提高用户对环境的感知能力。其不仅有数据的采集，还有基于数据分析的提醒、预警、干预或对接服务功能。

二、可穿戴技术的相关原理

1. 生理信号测量技术

生理信号是指可由生命体获得的信号，包括生理过程自发产生的信号（自发信号）、外界施加刺激或发生物体响应后所产生的信号（诱发信号）、医学影像（被动信号），可以区分为电生理信号、非电量生理信号、医学影像信号等类型。

（1）生理信号的特点　①信号弱，直接从人体中检测到的生理电信号，一般在μV量级。如自发脑电5～150μV，从母体腹部感知胎儿心电仅有10～50μV。②噪声大，生物电信号受到多种噪声的影响，包括工频干扰、肢体动作、精神紧张等引起的伴随干扰。③频率范围较低，除声音信号（如心音）频谱成分较高外，其他生理电信号频谱一般较低，如心电频谱为0.01～35Hz，脑电频谱分布在1～30Hz。④非平稳随机性，生物医学信号是非平稳的随机信号，它的规律主要源于大量数据的统计结果，其统计特征（如均值、方差等）随时间的变化而改变，而且有明显个体差异。一般是作为周期性信号，通常借助统计方法来检测、辨识和估计它的统计学特征。⑤混沌性，正常健康生命体的动力学特征是混沌的，通过混沌理论可以得到生理信号的混沌特征参量，更能反映生理信号的本质。

因此，要把掺杂在噪声和干扰信号中有用的生理信号检测出来，除对检测用的传感器系统要求具有灵敏度高、噪声小、抗干扰能力强、分辨力强、动态特性好的特征之外，对信号提取和分析的方法也有较高的要求。

（2）生理信号的测量基础　生理指标监测的首要问题是能够感知生理信号，传感器是关键所在，是测量技术的基础。

可感知生理信号的传感器多种多样，根据不同的标准可以分为不同的类型。以下就几种最常见的传感器做简要介绍。①能量类传感器：应变电阻传感器测量位移和力；电感传感器可用于测量位移、力、压力；压电式传感器可用于测量力和加速度；热电偶传感器可用于测量温度、温差、电势。②电磁类传感器：测量身体微弱磁场（如心脏磁场等）的特征参数，包括磁场的极性、强度及其变化量等。③光学传感器：光学传感器利用其光电效应，测量成分颜色、物质浓度等。光学传感器利用光学特性和光谱分析测量生物物质成分、含量（如血糖、血氧饱和度）、流量、温度及其热成像，气体及其气流量分析等。④运动型传感器：如陀螺仪、加速度计、压力传感器和磁力计等，可用于运动和运动类型监测、睡眠质量监测、热量消耗监测、体姿识别、位置跟踪等。⑤环境监测传感器：湿敏电阻传感器测量湿度；热敏电阻传感器测量温度；气敏电阻传感器测量气体，光敏电阻传感器测量光强和光成分等。⑥声音和图像传感器：声音传感器可以监测各种声音（如心音等），还可进行语音识别等。图像传感器（CCD、CMOS）可以对生物医学影像、血流、脉搏分析。⑦化学传感器：测量生物体中的化学成分（如 O_2、CO_2、微量元素等）。⑧生物传感器：用于专门的生物物质（如酶、蛋白质、胆固醇、抗原、抗体等）测量。

2. 监测信息的互联互通技术

无线通信技术的发展对现代医疗技术的进步起到了巨大的推动作用。目前，存在多种通信技术可以用于健康可穿戴式设备之间的互联互通。

（1）无线网络技术　①蓝牙（Bluetooth）：蓝牙的工作频率2.4GHz，可提供高达1Mbps的通信速率。蓝牙标准采用跳频和扩频技术，能抑制码间干扰，提高通信质量；因其提供点对点串行通信和共享信道的主控制器接口的通信方式，非常适用于人体局域网构建。但蓝牙功耗比较大，适合于小通信量信息传输。②无线USB：无线USB技术是一种基于超宽带技术的无线通信技术。它工作在3~10.6GHz，其通信距离分为3m和10m两种，适于短距离无线数据传输，其数据传输速率可分别高达480Mbps和110Mbps，但功耗较大。③WLAN（Wi-Fi）IEEE

802. 11：WLAN 工作在 ISM 频段，其中 802.11b 和 802.11g 工作在 2.4GHz 频段，数据传输率分别为 11Mbps 和 54Mbps。802.11a 工作在 5GHz 频段，可提供最高 54Mbps 的传输率。WLAN 通信距离较远，因采用直接序列扩频技术，其抗干扰能力强，但是功耗大。④射频识别技术（RFID）：RFID 是一种利用空间耦合交变电磁场实现非接触式的室内短距离无线通信技术。目前的工作频段有 13.56MHz、432MHz，以及 900MHz、910MHz 和 910.1MHz 几个频点。RFID 传输速率极低，利用其电子标签能力可以实时监测患者，利用少量储存能力掌握患者信息。⑤人体通信（Bio. channel）：人体通信技术是利用近人体磁场或人体本身作为通信媒介的新型通信技术，于 1995 年由麻省理工学院（MIT）媒体实验室的 Zimmeman 提出，其通信距离非常短，甚至需要人体接触才能通信，可以人为精确地控制通信范围和通信的对象，降低不同信道信号窜扰。

（2）无线体域网　体域网（body area net-swork，BAN）就是附着在人体身上的（无线）网络。一般由传感器、汇集器、网关组成。传感器既可佩戴在身上，也可植入体内，担负生理信息的感知任务。汇集器负责收集来自传感器的感知信息，简单操控和协调传感器工作。网关负责体域网内部以及体域网与外部网络之间的通信，使数据得以安全地传送和交换。由于考虑穿戴的便利性和身体活动的无妨碍性，一般选择无线技术进行通信，所以体域网也叫无线体域网（wireless body area network，WBAN）。

利用体域网可长期监测和记录人体健康信息。BAN 早期应用主要用来连续监视和记录，诸如糖尿病、哮喘和心脏病等慢性病患者的健康参数，并提供或控制某些方式的自动调理或疗法。例如，对于糖尿病患者，BAN 一旦监视到胰岛素水平下降，马上激活胰岛素泵工作，自动为患者注射胰岛素，使其胰岛素控制在正常水平。

3. 生理信号的检测与分析技术

生理信号是从被干扰和噪声淹没的信号中检测出有用的生物医学信息特征，要求有针对性的信号检测手段和一套行之有效的分析方法。

（1）生理信号的检测方法　①时域滤波法：时域滤波法原是通信研究中用于提高信噪比的一种叠加平均法，常用于检测微弱的生物医学信号（如脑电图等），因为使用时域滤波法可以有效地将有用的生物医学信号从干扰信号中提取出来，以便更准确地实施健康评价。②频域滤波方法：频域滤波是消除生物医学信号中噪声的另一种有效方法。频域滤波器可分为两类：有限冲激响应滤波器和无限冲激响应滤波器。③自适应滤波方法：自适应滤波器能够跟踪和适应系统或环境的动态变化，不需要事先知道信号或噪声的特性，通过采用期望值和负反馈值进行综合判断的方法来改变滤波器的参数。此外，还有生物医学信号的混沌测量、生物医学信号的稀疏测量等方法。

（2）生理信号的分析方法　传统的统计学分析方法在生理信号分析中发挥了重要作用，但并非所有生理信号都能够满足统计学的应用条件。因此，需要结合生理信号的特点，利用一些非统计学方法和最近发展起来的新方法。

①频域分析方法：频域分析方法（频谱分析法）是利用信号的频率特性来分析线性定常系统的动态特性，掌握线性系统的稳态响应。如对脑电信号进行分析，脑电图记录了由大脑各组织发出的各种频率的脑电总和，正常脑电图有一个频谱，但当大脑的某一组织发生病变时，频谱就有了改变，基于频谱就能分析和辨识出病变组织。②人工神经网络分析方法：人工神经

网络（artificial neural networks）是一种模仿生物神经元结构和神经信息传递机理的信号处理方法，是由大量简单的基本单元（神经元）相互广泛连接构成的自适应非线性动态系统。神经网络应用很多：微弱生理电信号的检测和处理（如对自发脑电 EEG 的分析和脑干听觉诱发电位的提取），心电信号压缩等。③小波分析方法：小波分析方法在心电数据压缩、生物医学信号信噪分离、QRS 波综合检测、EEG 时频分析、信号提取与奇异性检测等方面有广泛应用。

三、可穿戴技术在健康管理中的应用

医学健康是可穿戴设备最主要的应用领域，也是最具有前景的应用领域。医用可穿戴设备的发展将为医疗保健带来一场深刻的变革，为医疗模式向以健康为中心，向以人为本，向数字化、智能化方向转变提供了不可或缺的工具，受到了健康管理机构、医疗保健康复器械企业、医学人工智能企业等机构的普遍关注。

1. 应用的基本原则

从健康监测目的出发，应用可穿戴技术、设计可穿戴设备，要充分考虑身体穿戴部位的生理信号特性，保障安全性、可感测性、可调控性，以及信号的稳定可靠性等。

（1）安全性　包括电磁安全性、使用安全性等，无损伤为主，微创伤次之。

（2）可感测性　根据身体部位选择合适的传感器，尽可能多获得有效信号。

（3）可调控性　设备可调控性要基于测量反馈的自动调理和治疗的可操控性。

（4）信号的稳定可靠性　尽可能获得稳定的信号，规避假信号、伪信号。

2. 应用的主要类型

（1）智能服装　智能服装就是具有智能感知、智能处理、智能控制和网络传输等能力的新型服装。服装的"智能"主要通过以下两种方式体现：一类是将传感技术、微电子技术和信息技术引入人们日常穿着的服装中，包括导电材料、柔性传感器、低功耗芯片技术和低功耗无线通信技术等；另一类是利用智能服装材料（如形状记忆材料、相变材料、色变材料、刺激反应水凝胶等功能材料）直接制作服装，再增加数据处理和无线网络能力。智能服装主要包括智能衣裤、智能鞋袜、智能帽等。

（2）智能佩戴设备　智能佩戴设备包括智能眼镜和智能手环等。这些设备可以用于导盲、疲劳监测、脑电监测、能量消耗监测、睡眠监测等。

（3）智能配饰设备　智能配饰设备包括智能戒指、智能耳环、智能项链和吊坠等。可以用于运动监测、睡眠监测、疲劳监测、耳脉监测、定位跟踪、汗液监测等。

3. 应用的主要环节

可穿戴技术可以应用于个体健康管理的全过程中。包括健康测量、健康状态评价、健康风险控制和干预等。

（1）健康测量　通过可穿戴技术实时自我测量，随时随地进行生理指标、睡眠情况、日常活动、饮食习惯、周围环境等信息的测量，为健康管理提供长效的监测数据。同时，还可以结合移动互联网，实现生理指标的远程监护，为家庭监护和社区监护提供有力支撑。

（2）健康状态评价　对于通过可穿戴设备测量的健康数据，使用横向偏差分析、纵向偏差分析、变异性分析等方法进行综合的健康状态评价。首先，横向偏差分析可以结合年龄段、时间段、性别等信息，与相关生理指标的正常值进行偏差对比分析，为健康评价提供及时性依据。其次，纵向偏差分析以周、月或年为周期，与自己的历史记录进行偏差对比分析，预测生理状态的变化趋势。最后，变异性分析可以借助可穿戴设备具备生命体征信息的连续监测能力，从时间域和频率域分别对健康信息进行变异性分析，便于健康状态精确评估、健康风险及时分析和预警，为健康和医疗管理提供辅助性的决策依据。

（3）健康风险控制和干预　是健康测量和健康状态评价的主要目的，借助可穿戴技术可以实现一系列的健康干预措施和手段。首先，应用于健康素质干预，借助穿戴设备或智能手机等工具，以远程教育和培训等方式实施国人健康教育，提高国人的健康素养。其次，应用于健康生活干预，依据监测数据及其分析，从生活习惯、饮食结构等方面进行干预，改善和提高用户的生活方式。再次，应用于健康行为干预，依据健康体检数据和监测数据的融合分析，自主制订身体锻炼的计划方案和实施措施，通过穿戴设备干预锻炼活动的执行和监督。最后，应用于健康调理，借助可穿戴设备可对用户不良情绪实施心理、生理调节，促进健康水平不断提升。

第四节　危急值的识别与管理技术

一、危急值的概念和分类

1. 危急值的概念

"危急值"也被称为"Critical value"，是指某些生理指标达到一定的阈值时，患者可能正处于有生命危险的边缘状态，若能及时给予有效的帮助或治疗，可以挽救患者的生命，否则，有可能出现严重的不良后果。利用健康检测设备可以检测相应的生理指标，进行实时监测，有利于对危险情况及时做出应对，对危急值管理有重大意义。

2. 危急值的分类

按照监测到的危急值的危急程度和干预政策，可将危急值分为 A 类和 B 类。① A 类：需要立即进行临床干预，通过设备或手术急救，否则将导致严重的不良后果或危及生命。② B 类：需要通过急救设备或药物进行简单处理，再由临床进一步检查以明确诊断或需要医学治疗的重要异常结果。

二、危急值的管理技术

1. 危急值管理的分类

使用健康检测设备可以方便、有效地检测人的各项基础生理指标，通过对检测结果的观察和分析，可以了解人的身体状况。这些设备也可以实时监测生理指标，在危急值出现的时候，通过不同的技术手段来帮助出现危机的人缓解危机。通过对出现的危急值使用不同的技术手段，使得危急值可以迅速被通知到相应的人员，从而及时提供帮助或治疗，有效帮助患者应对生命危机，降低风险。因此，对危急值的管理可以分为以下几类。

（1）使用声音进行管理　当设备监测到穿戴者的生理指标达到阈值，危急值出现时，可以通过设备上的声音播放系统发出求救声音，按照预设的呼救内容进行高音量和高频率的播放，迅速引起他人的关注，从而及时提供救援服务。在得到救助的同时可以人为关闭声音系统，解除警报。如果在关闭声音系统后短时间内危急值再次出现，则重复播放求救声音，再次寻求救助。

（2）使用通讯技术进行管理　当设备监测到穿戴者的生理指标达到阈值，危急值出现时，设备可以使用内置的通讯系统拨打提前设置好的紧急联系人号码，可按先后顺序设置多位紧急联系人，若第一人未取得联系，则拨打第二人的号码，全部未接通则从第一人重新开始。如果在拨出期间接到紧急联系人来电，则优先接通来电。在接通电话后，根据危急值的不同，使用人工声音进行播报，告知穿戴者的哪项生理指标出现问题，方便紧急联系人准备有效的应对手段。

（3）使用全球导航卫星系统进行管理　当设备监测到穿戴者的生理指标达到阈值，危急值出现时，设备内的芯片通过全球导航卫星系统，例如北斗卫星导航系统（BDS），获取穿戴人的坐标信息，随后使用卫星将危急值和坐标一起发送至预设好的接收方，接收方通过此信息做出快速反应，准确找到穿戴者，同时通过危急值的类型做好治疗准备，高效应对危急值的出现。

（4）使用网络技术进行管理　当设备监测到穿戴者的生理指标达到阈值，危急值出现时，设备内的芯片可以将危急值和获取到的坐标信息通过5G或4G网络发送至接收方，接收方通过网络获取这些信息，之后按照相应的应对措施对穿戴者做出干预，及时提供救援。

（5）使用雷达探测技术进行管理　使用雷达探测技术的设备主要针对人类在正常活动中无意跌倒而带来的危急情况，设备可以通过雷达输出的信号来检测丰富的点云信息，从而监测是否跌倒。监测到有人跌倒时，通过设备的内置芯片向预设好的联系人发送警报，在成功起身后停止发送警报，但仍会提醒跌倒的人及其联系人做进一步检查；如果在一定时间内跌倒的人未能起身，则加大警报力度，及时干预，避免更大危急情况的发生。

2. 危急值管理的意义

危急值管理指通过成熟的技术对危急值做出快速、有效的应对，是一件非常有意义的工作。具体可以体现为：①危急值可以反映当前生理指标已经达到或超过阈值，当可穿戴设备检测到危急值出现时，快速发出警报，通过不同的方法将警报发送到不同的接收人，使患者可以及时自救，也可由家属帮忙急救或医生及时进行干预，避免生命危机的出现。②危急值管理机制可以使穿戴健康监测设备的人和家属增强生命安全意识，增加医学常识和急救知识，提高对自身健康管理的认知，使其在危急值出现的时候可以有更好的应对措施。③危急值管理可以在危急值发生时，针对不同类型的危急值预警提出相应的应急方法，按照预案及时准备好药物或设备进行干预，合理利用医疗资源，调节患者的身体状况，提供有效的治疗方案，以应对出现的各种危急情况。

本章小结

健康测量是健康管理的第一步，也是健康风险评估和健康干预的基础和前提。健康测量指通过医学和非医学的技术，采用科学有效的测量方法，以及特异、敏感的测量指标，对健康进行主观和客观检查评价的过程。

本章介绍了健康监测的技术、方法和原理，常见的便携式健康监测设备，可穿戴健康监测设备的测量原理和应用场景，以及危险值的识别与管理技术等内容。

练习题

一、填空题

1. 健康测量方法主要包括_____和_____，前者包括问卷调查法、访谈法等，后者需要借助客观检测设备、仪器进行健康信息采集。

2. 可穿戴技术的特点：_____、_____和_____。

3. 危急值管理的主要分类包括：_____、_____、_____、_____、_____。

二、选择题

(　　) 1. 健康检测指标不需要满足以下哪一项要求。

  A. 全面性　　　　　　B. 科学性　　　　　　C. 客观性　　　　　　D. 创新性

(　　) 2. 可穿戴技术的应用要求坚持的基本原则不包括____。

  A. 安全性　　　　　　B. 可感测性　　　　　C. 可调控性　　　　　D. 信号不稳定性

(　　) 3. 下面____项生理指标出现时需要进行危急值管理。

  A. 心跳 95 次 / 分　　B. 血氧 91%　　　　　C. 体温 38.1℃　　　　D. 血糖 6.0mmol/L

三、判断题（请在正确表述后面的小括号内打"√"，错误的打"×"）

1. 健康测量方法中主观采集方法与客观采集方法相比有很多不足，如果可以通过设备测量，则无须采用主观测量方法。(　　)

2. 健康信息可以反映个体和群体的健康状态，但是不能反映健康的影响因素。(　　)

3. 危急值管理不需要额外的设备来实时监控人体生理指标。(　　)

4. 心搏骤停时要及时寻找附近的自动体外除颤器来开展急救工作。(　　)

四、简答题

1. 健康管理服务过程中，常用的健康监测技术有哪些？

2. 可穿戴技术在健康管理服务中的优势主要体现哪些方面？

3. 危急值的管理技术在健康管理服务中的主要意义体现在哪些方面？

五、讨论题

健康监测技术在 5G 和 AI 时代的应用场景？

NOTE

扫一扫，查阅本
模块PPT、视频
等数字资源

第十一章　健康评估技术

学习目标

通过本章的学习，你应该能够：

掌握　健康评估所需数据的来源、特点；健康评估知识库、规则库的结构和组成；数据可视化的基本原理；利用现有软件工具完成缺血性心血管病 10 年发病危险评估的全过程。

熟悉　用于健康评估工作的信息通信技术；正则表达式在文本型健康数据处理中的作用；健康评估的算法和过程；运用 ECharts 等工具实现数据可视化。

了解　知识图谱在健康评估中的应用；SQL、HTML、JavaScript、Python 等语言在健康评估中的应用；互联网上的健康数据源、健康评估和可视化工具。

章前引言

在健康管理三部曲中，健康评估起着承上启下的重要作用。在通过健康体检、问卷等方式获取健康信息之后，只有通过健康评估，识别健康危险因素，才能进行针对性的干预和管理。健康评估运用健康知识最为密集，是健康管理的核心技术，也是健康管理信息化工作的重点和难点。实现智能健康评估，提高健康评估工作效率，是满足日益增多的健康评估需求的必由之路。

问卷、风险计算、评估报告是健康评估的三个基本模块。从信息角度来看，其实质仍然是信息通信技术的基本内容。遵循摩尔定律快速增长的计算能力，不断更新换代的通信技术，以移动互联网、物联网、云计算等为代表的互联网新技术的不断涌现，为智能评估的发展和应用奠定了坚实的技术基础。机器学习，尤其是以深度学习为代表的人工智能技术兴起，为"智能"提供了可实现的技术路径，甚至注入了新的内涵。

科学的决策离不开信息的支撑。健康评估的目的就是将通过各种途径收集的健康数据转变为健康信息，为后续进行健康干预提供科学依据。健康评估大致包括以下模块：①问卷，收集整理健康评估所需要的健康数据。②风险算法，通过评估算法将健康数据转变为健康信息。③评估报告，将评估得到的信息友好地展示和传递。

信息技术能够从以下方面使健康评估工作更加"智能"高效：①更加高效地收集、整理、传输、存储数据，以更加友好的方式展示，提高数据的洞察力。②构建健康评估知识库、规则库，将健康领域知识更好地融入健康管理信息系统，实现自动高效的健康评估，提高工作效率，辅助甚至替代部分重复、机械的专业工作。③可视化展示健康评估结果，使健康管理对象更好地理解健康评估的结果，感知自身的健康危险因素，提高改善生活方式的主动性，增加健康干预的依从性，更好地实现后续健康干预的目标。

第一节　健康评估所需要的数据

健康数据是健康评估的起点，具有来源广泛、类型多样的特点。按照健康评估的需求，快速、高效地收集完整、准确的健康数据是健康评估工作的第一步。

一、健康数据的来源

1. 个人健康数据

健康评估所需要的个人健康数据主要有基本数据、体检数据、问卷数据、随访数据等。基本数据指个人的人口学和社会经济学等基础健康数据，由个人提供，一般在健康信息系统建档时填写。体检数据、问卷数据、随访数据来源于健康体检和健康管理信息系统。此外，保健信息系统中的保健数据、医院信息系统中的诊疗数据、个人通过便携和可穿戴设备采集的健康数据，以及任何与健康有关的数据，都是健康评估的潜在数据来源。

2. 群体健康数据

健康评估不仅需要收集评估对象的个人数据，还需要收集群体数据。健康评估依靠群体数据找出数据间的规律、相关性及可能的因果关系，构建和优化健康风险评估模型，更好地对个人健康风险进行评估。除健康服务数据源中的个体数据不断积累而形成的群体健康数据外，健康统计数据源、健康产品数据源、健康文献数据源、健康在线数据源中也包含群体健康数据。

二、健康数据的类别

健康数据是对健康相关指标的观测结果。有些健康数据比较简单，易于处理，如定量数据、定性数据、有序数据（也称为半定量数据或等级数据），而文本数据，尤其是长文本数据，由于输入自由度大，难以处理，多属于非结构化数据。心电图、脑电图等图形数据，彩超、放射影像等图像数据往往需要各科专家判读或审核，组学数据维度极高、数据量巨大，需要专用的方法分析处理。有些健康数据如睡眠监测、心脏彩超、动脉硬化检测等的结果数据，是多种类别数据的组合，多具有特定的结构。

三、健康数据的获取与整理

针对健康数据的不同来源、类型，可以采用不同的技术辅助收集与整理。

1. 跨系统健康数据的收集

（1）查询与报表　健康信息系统通常会将数据存储在后台数据库中，通过数据查询语言

NOTE

进行数据的操作。关系型数据库是目前的主流数据库。SQL（Structured Query Language，结构化查询语言）是关系型数据库的标准语言，可以用来检索、修改数据，显示报表，导出数据。

比如，某健康管理中心需要选择出尿蛋白 ++ 以上或血肌酐异常的体检客户，评估其肾功能并进行随访干预。手工查找费时耗力且容易出错，而图 11-1、图 11-2 中的 SQL 语句和报表工具就能快速便捷地完成此项任务。

```
select f.tjh000 体检编号, f.xm0000 姓名, case when f.xb0000 = 1 then '男' when f.xb0000 = 2 then '女' end 性别, f.nl0000 年龄, f.csrq00 出生日期,
       f.dh0000 电话, item.jcxmmc 项目名称, item.jyjg00 结果, item.JGSM00 提示, item.ckfw00 参考范围, item.cjrq00 检查日期
from   hm_yw_tjjcxm item, hm_yw_tjr000 f
where  item.tjh000 = f.tjh000 and f.cjrq00 between to_char(:dateFrom, 'YYYYMMDD') and to_char(:dateTo, 'YYYYMMDD') and
       (jcxmid = 58 and JGSM00 = '↑' or jcxmid = 64 and item.jyjg00 not in ('+', '1+', '-', 'Neg', 'Trace')) and jyjg00 is not null
```

图 11-1　查询尿蛋白 ++ 以上或血肌酐异常人员的 SQL 语句

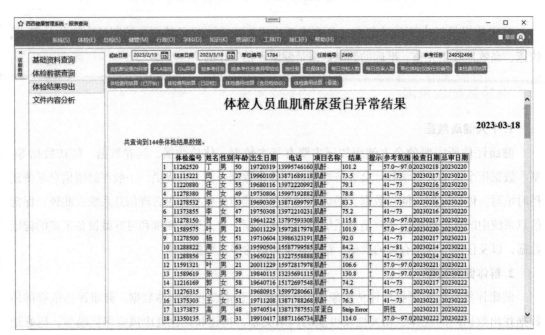

图 11-2　自定义报表工具生成的数据查询界面及数据查询展示

（2）跨库查询与视图　通过数据库链接技术，可以在一个数据库中查询分布在多个数据库中的数据，在 Oracle 中该技术称为 DBLink，SQL Server 中称为链接服务器，桌面数据库工具 Access 也可以通过链接表功能实现。

在数据库应用中，尤其是跨数据库查询和通过接口访问数据时，常常使用视图技术。视图是由查询定义的虚拟表，可以起到控制访问权限、隐藏数据结构、简化查询操作、转换数据格式、聚焦重点数据的作用。如果定义了一个用于查询血肌酐和尿蛋白异常的视图 v_CrAbnormalOrUrinePro2，那么每次查询的语句就可以简化，见图 11-3。

```
create view v_CrAbnormalOrUrinePro2 as
select f.tjh000 体检编号, f.xm0000 姓名, case when f.xb0000 = 1 then '男' when f.xb0000 = 2 then '女' end 性别, f.nl0000 年龄, f.csrq00 出生日期,
       f.dh0000 电话, item.jcxmmc 项目名称, item.jyjg00 结果, item.JGSM00 提示, item.ckfw00 参考范围, item.cjrq00 检查日期
from   hm_yw_tjjcxm item, hm_yw_tjr000 f
where  item.tjh000 = f.tjh000 and
       (jcxmid = 58 and JGSM00 = '↑' or jcxmid = 64 and item.jyjg00 not in ('+', '1+', '-', 'Neg', 'Trace')) and jyjg00 is not null

select * from v_CrAbnormalOrUrinePro2 where 检查日期 between to_char(:dateFrom, 'YYYYMMDD') and to_char(:dateTo, 'YYYYMMDD')
```

图 11-3　视图的创建与使用

（3）接口程序与 Web Service　为了便于其他程序访问自身的数据和功能，一些程序公开自己的一些类和函数，让调用者能够通过接口来处理数据，而又无须了解本程序的内部工作机制。

Web Service 是一种标准化的数据和功能共享的技术。它是一个平台独立、低耦合、自包含、基于可编程的 web 应用程序，使用开放的 XML 标准来描述、发布、发现、协调和配置这些应用程序，用于开发分布式的交互操作应用程序。

（4）电子健康档案和数据中心　构建电子健康档案是一种更好地解决跨库健康数据访问的方法。将分散在不同地点、不同系统、以不同形式表示和存储的健康数据通过统一的标准汇集和交换，形成的电子健康档案已经实现了数据的收集与整合，能够有效地实现信息共享。

数据中心是全球协作的特定设备网络，用来在因特网络基础设施上传递、加速、展示、计算、存储数据信息，主要目的是用来处理商业和组织的数据，一些区域性的或专业健康数据中心不断建立，甚至某些大型医院也开始构建本单位的数据中心。

2. 问卷数据的收集

传统问卷数据收集需要当面填写、手工录入，非常繁琐耗时且易于出错。使用电脑、手机、平板等工具进行在线问卷的收集有很多优点：①优化界面设计，提升用户体验；②设置数据验证，保证结果有效；③突破时空限制，优化工作流程；④自动评估结果，实时交互反馈；⑤实现数据共享，拓展信息价值。

在线收集问卷数据有多种方式：一些办公软件如 WPS 的共享文档，提供在线编辑和共享协作功能；微信及小程序可以自定义要收集的问题，向目标用户推送问卷链接后，用户就可以在自己的手机微信端填报相应的数据；互联网上还有很多专业提供问卷服务的网站和 APP，也可以用来进行问卷的制作与数据收集。针对一些使用频率高、作用重要的问卷，需要在上述基础上进一步优化，使用更完善的评估逻辑，专用的 APP 是一种更好的实现方法。

例如，《健康体检基本项目专家共识》把生活方式调查问卷列为健康体检基本项目，体检结果结合生活方式问卷，能够更好地进行健康评估。为方便数据收集，优化健康体检流程，在 APP 中实现了如图 11-4 的生活方式调查问卷，进行了深度的优化。用户可以在检前、检中或检后填写。检前填写的问卷，不仅可以实现检前评估，并依据评估结果推荐个性化的体检套餐，还可以用来做检后健康评估，实现一份问卷多次利用。

3. 文本数据的抽取

（1）关键词匹配　关键词匹配就是在文本中进行查找特定的字、词或短语，即关键词。这种方法容易出现漏查或错查的情况。例如，在需要判断 CT 检查有无肺结节时，如果以"肺结节"为关键词搜索，那么"肺部结节""肺多发结节""肺小结节"等就会被漏查；如果以"肺"和"结节"进行两次查找，那么"肝脏高密度结节影""肺部未见结节影"又会被错查。所以使用关键词匹配时，一定要先将文本数据进行适当分割，对关键词也要进行适当分割，分别进行匹配。还要注意进行否定字词的排除，如"未见""否认""不"等。文本数据和关键词分割后，每次单独的匹配都会有一个结果，对这些结果运用适当的逻辑运算，才能得到最终的结果。

（2）正则表达式　正则表达式提供了功能强大、灵活而又高效的方法来处理文本。它具有丰富的模式匹配表示方法，可以快速分析大量文本。正则表达式的主要功能：验证文本是否匹配预定义的模式；查找特定模式的字符串；提取、编辑、替换或删除文本子字符串。许多编程语言都支持正则表达式。正则表达式定义了很多特定意义的元字符，使用它们来组成需要的匹配模式，表 11-1 显示了部分正则表达式的元字符。

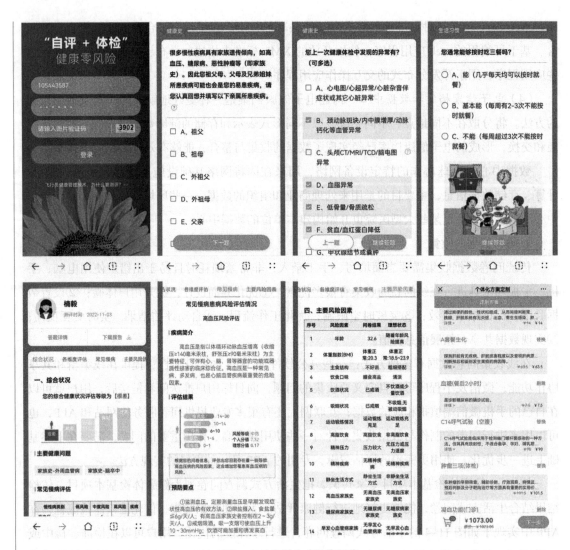

图 11-4　生活方式调查问卷

表 11-1　正则表达式的元字符

字符	描述
\	将下一个字符标记为一个特殊字符、或一个原义字符、或一个 向后引用、或一个八进制转义符。例如，'n' 匹配字符 "n"。"\n" 匹配一个换行符。序列 "\\" 匹配 "\" 而 "\(" 则匹配 "("。
*	匹配前面的子表达式零次或多次。例如，zo* 能匹配 "z" 以及 "zoo"。* 等价于 {0,}。
+	匹配前面的子表达式一次或多次。例如，'zo+' 能匹配 "zo" 以及 "zoo"，但不能匹配 "z"。+ 等价于 {1,}。
?	匹配前面的子表达式零次或一次。例如，"do(es)?" 可以匹配 "do" 或 "does"。? 等价于 {0,1}。
{n, m}	m 和 n 均为非负整数，其中 n ≤ m。最少匹配 n 次且最多匹配 m 次。例如，"o{1, 3}"将匹配 "fooooood"中的前三个 o。'o{0, 1}' 等价于 'o?'。请注意在逗号和两个数之间不能有空格。
.	匹配除 "\n" 之外的任何单个字符。要匹配包括 '\n' 在内的任何字符，请使用像 '[.\n]' 的模式

续表

字符	描述
（?!pattern）	负向预查，在任何不匹配 pattern 的字符串开始处匹配查找字符串。这是一个非获取匹配，也就是说，该匹配不需要获取供以后使用。例如'Windows（?!95|98|NT|2000）'能匹配"Windows 3.1"中的"Windows"，但不能匹配"Windows 2000"中的"Windows"。预查不消耗字符，也就是说，在一个匹配发生后，在最后一次匹配之后立即开始下一次匹配的搜索，而不是从包含预查的字符之后开始
x|y	匹配 x 或 y。例如，'z|food'能匹配"z"或"food"。'（z|f）ood'则匹配"zood"或"food"
[a–z]	字符范围。匹配指定范围内的任意字符。例如，'[a–z]'可以匹配'a'到'z'范围内的任意小写字母字符
[^a–z]	负值字符范围。匹配任何不在指定范围内的任意字符。例如，'[^a–z]'可以匹配任何不在'a'到'z'范围内的任意字符
\d	匹配一个数字字符。等价于 [0–9]

如，可用"[一–龟]*肺.*高危.*"去测试 CT 检查结果是否给出了肺高危结节，其中"[一–龟]"近似地表达了任一中文字符，第一个"*"表示前面的匹配模式即中文字符可以出现 0、1 或多次，".*"出现了两次，表示在"肺"和"高危"之间，以及高危之后可以出现 0、1 或多次除回车外的任意字符。再比如，"心电轴（左\|右）偏（\d{1，3}）[°度]"去匹配心电图结果中有无心电轴左偏或右偏的定量描述，并将"左"或"右"，以及偏移的度数抽取出来。

（3）自然语言处理　自然语言处理研究人与计算机之间用自然语言进行有效通信的各种理论和方法，主要用于机器翻译、舆情监测、自动摘要、观点提取、文本分析、问题回答、文本语义对比、语音识别、中文 OCR 等方面。

从头构建和训练自然语言处理的模型是基础性的工作，使用成熟的工具则更方便。百度、科大讯飞、腾讯、阿里、华为等科技公司均发布了自然语言处理接口，可在线调用，便捷地在自己的信息系统中加入自然语言处理的功能。

4. 互联网健康数据的抽取

健康管理信息系统通常采用 B/S 架构，健康数据大多通过网站发布与访问。HTTP（Hyper Text Transfer Protocol，超文本传输协议）、WWW（World Wide Web，万维网）网络等标准和协议为网络数据的访问和抽取创造了很多便利条件。

（1）HTML　HTML（Hyper Text Markup Language，超文本标记语言）是万维网的信息表示语言，它包括一系列标签。HTML 文本由 HTML 命令组成描述性文本，用于说明网页的结构和内容。见图 11-5，右侧显示为 HTML 标记语言文本，左侧是浏览器按 HTML 文本显示的内容。

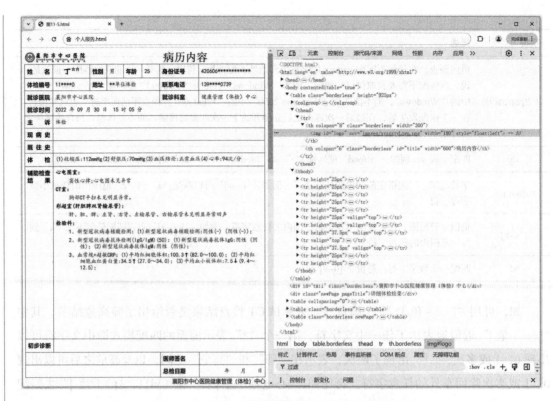

图 11–5　HTML 标记语言及在浏览器中的页面呈现

在万维网上，每一个网页都有一个唯一的地址，通过 URI（Uniform Resource Identifier，统一资源标识符）将互联网上的资源进行标识，组成一个具有层次关系的统一网络，不同网页之间通过超链接实现便捷的跳转。

（2）网络爬虫　网络爬虫是一种按照特定规则自动抓取万维网信息的程序或者脚本，是搜索引擎构建网页索引的基本技术。对于有规律的健康信息源，可以使用网络爬虫工具抽取需要的特定信息，例如可以在期刊网上使用网络爬虫工具自动抓取文献基本信息，以便搜索包含特定关键词的文献。

网络上还有很多网页数据采集工具，可实现可视化的设定和录制功能。

（3）UI 自动化　UI 自动化用于网页和桌面应用程序界面测试，它能够查找定位界面元素，并可以模拟用户的键盘、鼠标操作，就像真正的用户在操作一样。UI 自动化工具也可以提取部分界面数据，分为 Web 应用程序和桌面应用程序的 UI 测试工具。其中，Web 应用程序的 UI 测试工具有 Selenic、Katalon、Selenium 等，与网络爬虫技术相结合，可以实现强大的网络访问和数据抽取能力。基于 Windows 的桌面应用程序也有用于自动化测试的技术，如 Microsoft Active Accessibility 及 UI Automation，可用于程序接口开发和数据抽取工作。

（4）互联网健康数据资源　表 11–2 列举了一些互联网健康数据资源：

表 11–2　互联网上的部分健康数据资源

类别	名称	网址
文献数据源	知网	www.cnki.net
	万方	www.wanfangdata.com.cn

NOTE

续表

类别	名称	网址
文献数据源	百度学术	xueshu.baidu.com
	Bing 学术	cn.bing.com/academic
	谷歌学术	scholar.google.com
	Medline/PubMed	pubmed.ncbi.nlm.nih.gov
	Cochbrane Library	www.cochranelibrary.com
	Embasc	www.elsevier.com/solutions/embase-biomedical-research
	中华医学期刊全文数据库	www.yiigle.com/index
医学公共数据集	重症监护数据集	mimic.physionet.org
	PhysioNet 数据集	physionet.org
	美国 CDC 数据集	www.cdc.gov/brfss/index.html、wonder.cdc.gov
	CHNS 数据集	www.cpc.unc.edu/projects/china
政府部门网站	中国政府网	www.gov.cn
	国家卫生健康委员会	www.nhc.gov.cn

第二节 健康数据的分析

一、健康数据的整理与初步分析

对收集到的健康数据进行整理和初步分析，保证数据准确可靠、符合要求，才能进入下一步的健康评估计算。

1. 数据验证

在数据录入和提交时对数据进行验证，可以提高数据采集的准确性。B/S 架构的程序通过浏览器表单录入和提交数据，C/S 架构的程序则是通过窗体。不同的程序开发平台均支持数据验证，可以限制输入数据的类型、长度，还可以通过正则表达式设定输入的字符串模式，也可以自定义验证的规则。可以在录入框获得焦点时显示录入提示，在录入不符合规则时显示对应的错误信息，这些都能够帮助用户更准确地录入数据，同时获得更好的交互体验。

2. 数据分布分析

收集数据后，需要了解数据分布情况。很多统计学变量用于描述定量数据和定性数据的分布情况。定量数据集中趋势用平均数进行描述，常用的有算术均数（Arithmetic Mean，A）、几何均数（Geometric Mean，G）、中位数（Median，M）等，离散趋势的统计量有极值（最大值、最小值）、极差（Range，R）、四分位间距（Quartile，Q）、方差（Variance）、标准差（Standard Deviation，S）、变异系数（Coefficient of Variation，CV）等。定性数据常用的描述统

NOTE

计量有率、构成比、相对比等。

对数据进行分类计数后，还可以用图表直观地展示数据的分布特征。

3. 文本数据的初步处理

为便于进一步的处理，需要将文本数据转变为一项或多项定量或定性数据，方法：①文本数据的编码；②文本内信息的抽取；③文本数据的拆分。

4. 数据的规范化处理

不同的健康数据有不同的特点，常常需要进行规范化处理。

（1）等比缩放　不同健康数据的参考范围不同，有些存在数量级的差别。如成人外周血白细胞的参考范围为（$3.5 \sim 9.5$）$\times 10^9$/L，而血清总胆固醇的参考范围为 $2.5 \sim 5.2$ mmol/L。处理时，可以将指数级数作为单位，如 10^9/L，这样对数据进行了等比缩放，可使录入和处理更加便捷。

（2）对数转换　呈指数分布的数据变化幅度较大，在图中不易呈现规律，而对其进行对数运算后，数据之间的差异减小，非线性关系可以转化为线性关系，更容易进行数据分析。

（3）归一化　归一化是一种简化计算的方式，即将有量纲的表达式经过变换转化为无量纲的表达式，成为标量。归一化的映射方法有很多种，如线性函数归一化 x_{nom} 可将原始数据映射到 [0, 1] 的范围，实现对原始数据的等比缩放；零均值归一化 z 将原始数据集归一化为均值为 0、方差为 1 的数据集。

$$x_{nom} = \frac{x - x_{min}}{x_{max} - x_{min}}, \quad z = \frac{x - \mu}{\delta}$$

健康数据的参考范围对健康数据的分析和应用有重要的意义，参考范围常常根据 $\overline{x} \pm yS$ 的结果设置，y 取 1.96 或是其他值。假设某健康数据的参考上、下限分别为 Ref_{max}、Ref_{min}，则如下公式将健康数据 x 归一化为 x_s，可表示健康数据相对于参考值的偏移大小，当 x 为 Ref_{min} 时，x_s 等于 –1，为 Ref_{max} 时，x_s 等于 1，也就是说 $|x_s| \leq 1$ 时，x 在正常范围内（假设参考值属正常范围）。这样，虽然有不同的参考值，但不同的健康数据也有了可以相互比较的转换标量。

$$x_s = \frac{x - \dfrac{Ref_{max} + Ref_{min}}{2}}{Ref_{max} - Ref_{min}} \times 2 = \frac{2x - Ref_{max} - Ref_{min}}{Ref_{max} - Ref_{min}} = \frac{2x - 2Ref_{min}}{Ref_{max} - Ref_{min}} - 1$$

（4）区间映射　不同的健康数据中，有些偏离正常范围的幅度较小，有些非常大，即 x_s 的值域变化仍然较大。当需要将健康数据以图形的方式在有限的范围内展示，并且希望大多数在正常范围内的数据分布在合适的区间之内，或者需要将健康数据作为机器学习的数据源时，需要其他的映射方法，或对归一化数据进行再次映射。机器学习中的 Sigmoid、tanH、Softsign、ArcTan 激活函数可供参考，图 11-6 显示了它们的函数图形。

Sigmoid 函数 $\delta(x) = \dfrac{1}{1 + e^{-x}}$，值域为（0，1）；tanH 函数 $\delta(x) = \dfrac{e^x - e^{-x}}{e^x + e^{-x}}$，值域为（–1，1）；Softsign 函数 $\delta(x) = \dfrac{x}{1 + |x|}$，值域为（–1，1）；ArcTan 函数 $\delta(x) = \tan^{-1}(x)$，值域为 $\left(-\dfrac{\pi}{2}, \dfrac{\pi}{2}\right)$。

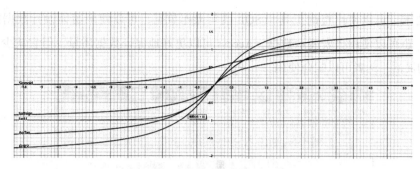

图 11-6　几种激活函数的图形

结合 Sigmoid 函数的特点，通过对 x、y 轴的数值大小进行缩放，可以得到更适合需要的函数，如自定义函数 $\delta(x) = \frac{4}{\pi}\tan^{-1}(x)$ 将 ArcTan 函数在 y 轴上放大 $\frac{4}{\pi}$ 倍，得到的函数值域为 $(-2，2)$，若采用此函数对 x_s 再次映射，当 x 为参考值上下限时，其值仍然为 ±1，正常范围内的健康数据将被映射到 ±1 之间，占据值域中间 50% 的范围，异常值将被映射到 $(-2，-1)$ 及 $(1，2)$ 之间，各占据值域两侧 25% 的区间。

（5）缺失值处理　健康数据不易收集且具有较高的潜在价值。如遇到一些数据缺失的情况，可采用以下方法处理：①直接删除。② LOCF 法（Last Observation Carried Forward），用前一次的数据填补后面的数据，或用前后两次数据的均值。③虚拟变量法，用于分类自变量的缺失，把缺失值作为一类。④均值填补法，主要用于连续数据的缺失，把缺失值用该变量的均值来填补。⑤回归填补法，依据其他变量建立缺失变量的回归方程，使用其他变量预测缺失值。

5. 常用的数据处理工具

（1）电子表格　电子表格是最常用的办公软件之一。数据有效性验证、排序、数据筛选、条件格式、数据透视表、数据分析、公式、朗读功能、第三方插件、宏和编程接口等，这些功能灵活易用，能为我们处理数据提供便利，图 11-7 显示了电子表格数据有效性验证的设置界面。

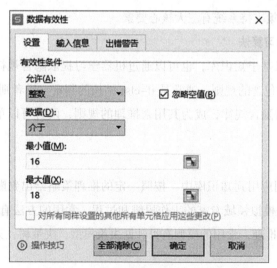

图 11-7　电子表格的数据有效性验证

（2）桌面数据库工具　当数据量大，或需要更强大的数据处理能力时，Access 是比电子表格更合适的选择。与电子表格相比，Access 中的表更加规范，可以详细定义表中的数据格式和验证要求，可以使用查询工具和 SQL 语句操作数据，可以使用窗体设计数据操作界面（图 11-8），也可以使用报表展示数据。Access 可以更好地保证数据质量，但它缺少了电子表格中公式的灵活，两者可以配合使用。

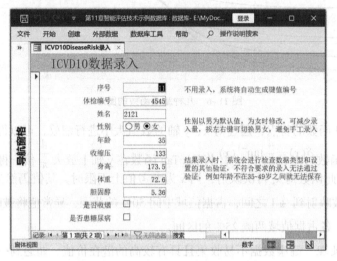

图 11-8   Access 生成的数据录入窗体

（3）统计软件　常用的数据统计软件有 SPSS、SAS、STATA，R，Python 等，这些软件无一例外地提供了数据录入的界面，如 SPSS 数据编辑窗口就与电子表格非常相似。同时这些软件都具有强大的统计功能。

（4）在线数据分析　近年来，出现了很多在线数据分析和统计分析的工具和平台，如 SPSSAU、SPSSPRO 等。这些平台提供了强大的数据导入、存储、分析、可视化展示等功能。

二、健康评估的决策支持

决策，指决定的策略或办法，是人们为各种事件出主意、做决定的一个复杂的思维操作。科学的决策需要经过信息搜集、加工，才能做出判断，得出结论。健康评估可视为一种健康决策。智能健康评估的决策支持系统有三大核心要素。

1. 知识库和机器学习算法

决策支持系统可以基于知识库，也可以通过机器学习提取隐含规律。前者依赖于预先设定的知识库，知识库中包含的规则，通常是 if-else 结构的判定。后者则是通过机器学习算法，获取大量群体数据中的隐含规律，成为其用来推理的规则，两者可以单独使用，也可以同时使用。

2. 推理机

推理机将逻辑规则应用到知识库中，按照一定的推理策略给出判断结果或是推导出新的知识。推理机的目标是模拟领域专家的工作思维和过程，常用的方法有正向推理和反向推理、确定性推理和不确定性推理，常用的模型有贝叶斯决策模型、决策树、人工神经网络等。

3. 人机交互

人机交互又称会话部件，提供系统与用户之间数据输入、输出的通道及其操作界面，用于将用户的需求和信息传输给系统，并把决策的结论反馈给用户。

NOTE

三、健康知识库

要实现智能健康评估，辅助甚至部分替代健康专家的工作，就需要将健康领域知识以计算机可以运用的方式维护到数据库中，这就是健康知识库，可大致分为以下三类。

1. 基础配置库

基础配置库是对健康数据的说明和限定，如体检单项数据的编号、名称、数据类型、单位、参考范围等，必须在健康数据收集之前就设置好，也是健康信息系统运行的基础，包括科室库、项目库、单项库、问卷库等。所有收集到的健康数据都会有一个外键，用于指向基础库的主键，基础配置库定义了健康数据的类别及分析处理的基本方法。

由图 11-9 可知，体检中心开设多个体检科室，体检科室开展体检项目，体检项目包含许多体检单项。为方便客户选择，体检中心还会制定由若干体检项目组成的体检套餐，这些都属于基础配置库。体检客户前来体检，就会产生一次体检记录。客户选择体检套餐，调整检查项目，最终的体检数据主要包含科室小结和各单项检查的结果。其所选择的套餐、项目、检测得到的单项结果、汇总而来的科室小结，都是参照基础配置库生成的。基础配置库的设定决定了健康数据的性质及相互关系。

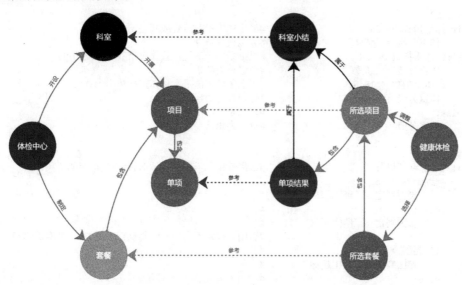

图 11-9　体检数据、基础配置库及其参照关系

2. 健康信息库

特定的健康评估需要相应的领域知识。评估客户的饮食是否合理，或者向客户推荐科学的食谱，需要营养饮食方面的知识库：原料库收集基本食材的营养数据；成品菜谱库，收集常见菜品的名称、制作方法、包含食材等；饮食菜谱模板库设置符合特定人群饮食习惯的菜谱模板。进行运动评估和运动方式的推荐，需要运动类知识库，用于存储不同运动类型的分类、强度、代谢当量、适应证、禁忌证等；进行健康问题的评估，需要维护异常指标库；对客户做随访，需要维护随访干预的项目及模板。

3. 评估规则库

评估规则是将评估算法以计算机可以理解和运行的方式存储在电脑中，在需要时由健康信息系统调用执行。

NOTE

规则实质上是根据健康数据的不同，获得不同的计算结果，从而选择不同的操作。其基本形式是 if-else 结构，属于结构化程序的三种基本结构之一的分支结构或选择结构。构建一条可运行的规则，有三个基本要素：分支结构、逻辑判断、运行环境。

（1）分支结构　分支结构有很多变体，见图 11-10，形式 1 只包含 1 个判断，当判断成立时执行后续的语句，不成立时则跳过；形式 2 也只包含 1 个判断，当判断成立时，执行 if 下面的语句，不成立时，执行 else 下面的语句；形式 3 依次执行 3 个判断，满足一个判断时，执行紧随其后的语句，并中断不再执行后续的判断，若所有判断都不成立，则执行 else 后面的语句，这里的 else 语句也可以缺失，那么所有判断都不成立时，不执行操作；形式 4 则把分支结构进行嵌套，能够表达更复杂的逻辑判断。

```
#形式1
if 体重指数 >= 28:                      #如果体重指数达到或超过28
    体重分级 = "肥胖"                    #将体重分级设为肥胖
                                        #否则不设置

#形式2
if 甘油三酯 > 1.71:                     #如果甘油三酯超过1.71
    甘油三酯判定 = "甘油三酯升高"         #则判定为甘油三酯升高
else:                                   #否则
    甘油三酯判定 = "甘油三酯正常"         #判定为甘油三酯正常


#形式3
if 体重指数 >= 28:                      #如果体重指数达到或超过28
    体重分级 = "肥胖"                    #分级设为肥胖
elif 体重指数 >= 24:                    #以上条件未满足，且体重指数达到或超过24
    体重分级 = "超重"                    #分级设为超重
elif 体重指数 < 18.5:                   #以上条件未满足，且体重指数小于18.5
    体重分级 = "消瘦"                    #分级设为消瘦
else:                                   #以上条件均不满足时
    体重分级 = "正常"                    #分级为正常


#形式4
if 性别 == "男":                        #如果性别为男，执行下面4行中的嵌套的语句
    if 腰围 > 85:                       #
        腰围判定 = "腰围超标"            #
    else:                               #
        腰围判定 = "腰围正常"            #
else:                                   #否则（性别不为男），则执行下面的4行嵌套的语句
    if 腰围 > 80:                       #
        腰围判定 = "腰围超标"            #
    else:                               #
        腰围判定 = "腰围正常"            #

#形式5
if 性别 == "男" and 腰围 > 85 or 性别 == "女" and 腰围 > 80
    腰围判定 = "腰围超标"
else:
    腰围判定 = "腰围正常"
```

图 11-10　分支结构的形式

（2）逻辑判断　导致分支结构分支执行的原因在于其中的逻辑判断，以上示例使用了比较运算符，比较运算符包括大于 >，大于等于 ≥，小于 <，小于等于 ≤，等于 =，不等于 !=，这些运算符的共同特点是得到一种称为布尔类型的结果，这些结果只有两种不同的取值：真 True 和假 False，表示比较判断是否成立。

布尔值也有自己的运算，称为逻辑运算，它可以将多个逻辑判断连接起来，组成更加复

杂的运算。使用逻辑运算，就可以将形式 4 的分支结构改写成形式 5，表 11-3 列举了 Python 的逻辑运算符。

表 11-3　Python 的逻辑运算符

运算符	含义	基本格式	说明
and	逻辑与运算	a and b	a 和 b 两个表达式均为真时，a and b 的结果才为真，否则为假
or	逻辑或运算	a or b	a 和 b 两个表达式均为假时，a or b 的结果才为假，否则为真
not	逻辑非运算	not a	将 a 的值反转，a 为真时，not a 为假，a 为假时，not a 为真

除比较运算和逻辑运算外，还有其他一些运算符和函数返回布尔类型的结果，如 " 结节 " in " 肺部多发结节 " 用于判断字符串 "肺部多发结节" 中是否包含 "结节"，其结果为 True。" 双肾结石 ".startswith（" 肾 "）使用了 startswith 函数，用于判断 "双肾结石" 是否以 "肾" 开头，结果为 False。

使用分支结构，结合顺序结构、循环结构，这三种基本的程序结构，运用各种逻辑运算，并进行嵌套组合，就能使这些简单的程序元素形成复杂的结构，实现任意复杂的评估规则。

（3）运行环境　规则的运行需要信息系统运行环境的支持，如以上运算过程中，体重指数、甘油三酯、性别、腰围等这些健康数据如何获取，运算的结果体重分级、甘油三酯判定、腰围判定又将如何存储，都依赖于运行环境。

四、健康评估算法

1. 来源

（1）查阅文献　健康知识需要不断积累和长期验证，因此，健康评估的算法主要来源于已有的文献。①教材、专著、标准。此类文献中的健康知识经过较长时间的验证，得到广泛的认可，更新较慢。②指南和共识。此类文献的健康知识经权威专家收集整理，定期更新。③期刊论文、会议论文等各种学术交流文献。此类文献中的健康知识是不同研究者和研究机构的研究成果，更新较快。

（2）人工构建　如果没有符合评估要求的健康评估算法，则可以根据专家的经验、运用现有文献中的数据和知识、使用查阅或积累的群体健康数据、构建前瞻队列收集数据等，运用各种方法，根据需要构建新的健康评估算法。

（3）自动生成　有些决策支持系统可以通过机器学习的方法总结隐含规律，从而产生评估算法。机器学习的内容可以是信息系统中不断积累的历史数据，也可以是用户的操作过程。

2. 构建方法

（1）专家经验　此方法主要是根据专家的经验来构建的。比如构建一个冠心病的患病风险评估模型，首先根据知识、经验或文献查询，先列出冠心病的影响因素，如血压、胆固醇、糖尿病史、体力活动、家族史、吸烟、体重等因素，然后把每种影响因素可能出现的不同情况列举出来，并赋予分值，见表 11-4。在评估过程中，根据评估对象不同的健康数据得到各危险因素的评分，再根据一定的运算方法得到最终的评估结果。

NOTE

表 11-4 冠心病影响因素及评分表

危险因素	可能情况	危险分数
收缩压 kpa（mmHg）	26.6（200）	3.2
	23.9（180）	2.2
	21.3（160）	1.4
	18.6（140）	0.8
	16.0（120）	0.4
舒张压 kpa（mmHg）	14.1（106）	3.7
	13.3（100）	2.0
	12.5（94）	1.3
	11.7（88）	0.8
	10.9（82）	0.4
胆固醇 mg/dL	280	1.5
	220	1.0
	180	0.5
糖尿病史	有	3.0
	已控制	2.5
	无	1.0
运动情况	坐着工作和娱乐	2.5
	有些活动的工作	1.0
	中度锻炼	0.6
	较强度锻炼	0.5
	坐着工作，有定期锻炼	1.0
	其他工作，有定期锻炼	0.5
家族史	父母二人 60 岁以前死于冠心病	1.4
	父母之一 60 岁以前死于冠心病	1.2
	父母健在（<60 岁）	1.0
	父母健在（≥ 60 岁）	0.9
吸烟	≥ 10 支 / 日	1.5
	<10 支 / 日	1.1
	吸雪茄或烟斗	1.0
	戒烟（不足 10 年）	0.7
	不吸或戒烟 10 年以上	0.5

NOTE

续表

危险因素	可能情况	危险分数
体重	超重 75%	2.5
	超重 50%	1.5
	超重 15%	1.0
	超重 10% 以下	0.8
	降到平均体重	1.0

为了避免单个专家的局限，往往使用 Delphi 法，同时征询多名专家的意见，进行整理、归纳，将修改版本再次向专家反馈、征求意见，再集中、再反馈，直至得到一致或满意的结果。

（2）统计学方法　收集整理一定量的样本数据，把健康数据作为自变量，评估结果作为因变量，使用统计学方法，找出与因变量相关性最大的自变量，建立这些自变量与因变量之间数学模型数量关系式，比较常用的是多元回归分析。这种以数据为基础的算法模型依据真实数据，结果更加客观准确。此种方法的典型代表是 Framingham 冠心病模型，它是在前瞻性研究的基础上建立的，受到了较为广泛的认可和使用。该模型也被很多机构作为建立其他模型的基础，并由此演化出了适合自己使用的评估模型。

（3）机器学习　近年来，随着信息技术的发展，计算机的算力快速增长、机器学习的方法不断创新和突破、越来越多的健康数据被收集和存储，机器学习应用于健康领域逐渐成为重要的发展趋势。

深度学习是一种基于多层神经网络的机器学习方法。已在健康影像领域获得广泛应用。如人工智能识别肺结节，将肺部 CT 影像有无肺结节、肺结节的位置进行标注，然后使用深度学习的监督学习方法训练评估模型，使其在肺结节的诊断方面能够达到有经验的影像科专家的水平，这一技术已在影像诊断、健康管理领域获得广泛商业应用。该技术结合手术及病理切片的结果，训练出来的评估模型可以辅助判断肺结节的恶性风险，将肺部结节评判为高危、中危和低危，从而分别给予不同的诊疗或随访干预方案。另外，使用眼底照相诊断糖尿病视网膜病变、预测心脑血管疾病、神经认知障碍等的人工智能辅助系统也正在快速推广使用。

3. 存储

必须将健康评估的算法存储在计算机的存储器中，在需要时加载运行。以下是几个健康评估的例子。

例 1. 已知钾离子的参考范围为 3.5～5.5mmol/L，评估钾离子结果 4.2mmol/L 是否在正常范围之内。

例 2. 40 岁男性身高 172cm，体重 74kg，评估其是肥胖、超重、消瘦还是正常。

例 3. 58 岁男性，收缩压 160mmHg，BMI 27kg/㎡，吸烟，有糖尿病史，总胆固醇 5.6mmol/L，评估其缺血性心血管病 10 年发病风险。

例 4. 某男性做了胸部 CT 检查，如何根据湖北省肺癌早期筛查的规范（图 11-11）对其胸部 CT 结果进行评估及随访。

NOTE

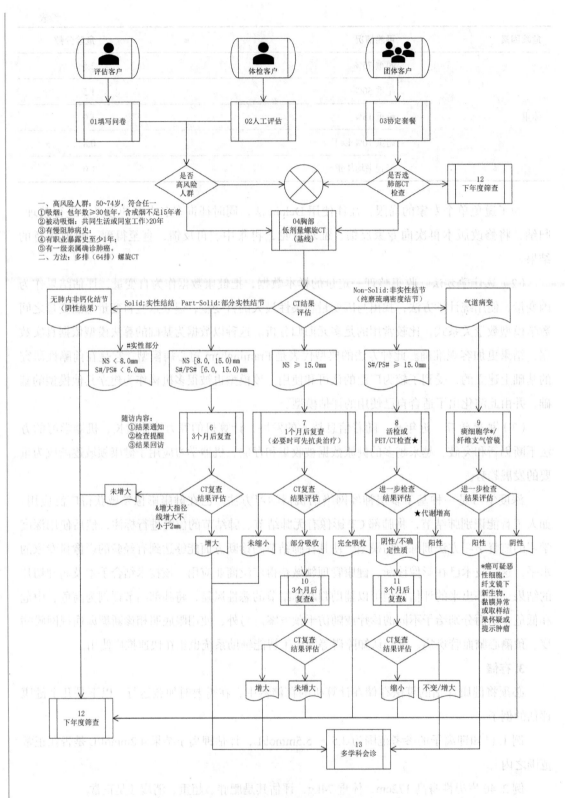

图 11-11　湖北省肺癌早期筛查的评估与随访流程（1）

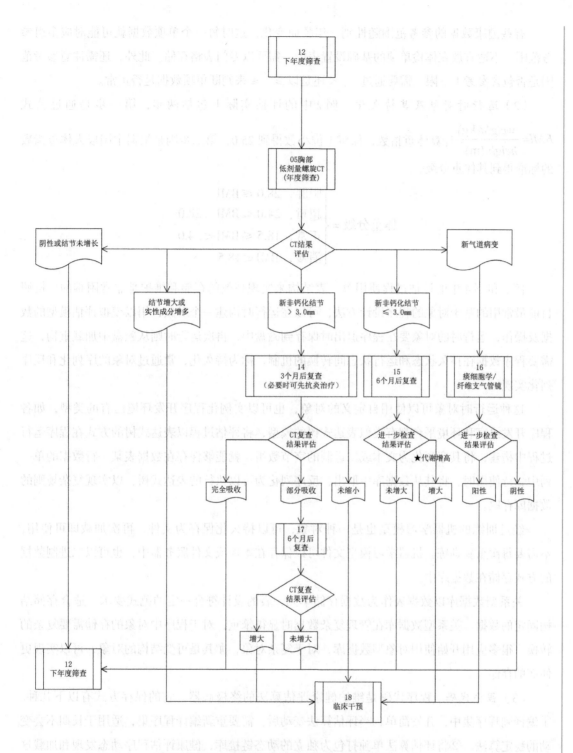

图 11–11 湖北省肺癌早期筛查的评估与随访流程（2）

评估以上各例所采用的算法及复杂度差异很大，用适当的方法在健康信息系统中灵活高效地维护这些规则知识，是健康知识库构建的难点。

规则在计算机中的存储方式有以下几种方法。

（1）**数据表** 例1中的关键在于钾离子正常参考上、下限的存储。健康数据中有很多类似的数据参考范围，因此，可以单独以表格的方式，或者在体检单项的基础设置表中专门设置两个数据列来存放不同的单项最大和最小参考值。

NOTE

有些健康数据的参考范围随性别、年龄而变化，这时每一个单项数据就可能对应多组参考范围，不适宜放在体检单项的基础设置表中，需要以专门表格存储。此外，还需注意参考范围是否包含参考上下限，需要通过>、<还是以≥、≤来判断单项数据是否正常。

（2）运行时对象及其持久化　例2中的评估实际上包括两步，第一步是通过公式 $BMI=\dfrac{weight(\text{kg})}{height(\text{m})^2}$ 计算体重指数，保留1位小数得到25.0，第二步则是根据中国成人体重指数的标准得到其体重分级。

$$体重分级 = \begin{cases} 肥胖，& 28.0 \leqslant BMI \\ 超重，& 24.0 \leqslant BMI < 28.0 \\ 正常，& 18.5 \leqslant BMI < 24.0 \\ 消瘦，& BMI < 18.5 \end{cases}$$

例3和例4中的评估过程使用单一表结构来实现高效的存储和维护是非常困难的。按照目前最常用的基于对象的程序设计方法，可以在运行时构建一个对象，用以模拟评估模型的数据及操作，运行时的对象要在程序退出时保存到磁盘中，再次运行时则从磁盘中加载重构，这需要程序数据在持久状态和运行状态间转换的机制，称为持久化，常通过对象的序列化和反序列化实现。

这种运行时对象可以使用自定义的对象，也可以实例化程序开发环境已有的类型，如各程序开发语言和环境平台都有类似表达式树的模型，将评估过程以表达式树的方式在程序运行过程中构建，将其序列化为文本或二进制的字节数组，就能够保存在数据表某一行数据的单一列中，待使用时，将其从数据库中取出，反序列化为可以执行的表达式树，以实现复杂规则的数据库存取。

经过训练的机器学习模型也是一种对象，可以持久化保存为文件，再次加载即可使用，不需要每次重新训练。机器学习模型文件可以保存在本地或文件服务器中，也可以二进制数据的方式存储在数据库中。

关系型数据库以数据表作为数据存储单元，表的设计符合一定的范式要求，适合存储结构固定的数据。关系型数据库在管理复杂数据时显得笨重，对于程序中对象的存储需要复杂的转换。很多应用开始使用对象型数据库，对于复杂对象，尤其是可变结构的对象，可以实现更便捷的存储。

（3）程序代码　程序代码是维护健康评估算法的终极武器，它的保存方式有以下几种。①编译到程序集中，开发简单，当评估算法变动后，需要重新编译程序集，适用于长期不会变动的稳定算法。②将评估算法单独打包为独立的动态链接库，健康评估程序动态发现和加载这些链接库，当评估算法变动后，只更新编译变动的那个动态链接库。③脚本语言，程序代码不编译，以源代码的方式存储在数据库中，直接运行，或初次执行时编译，目前，随着编译技术和解释引擎技术的快速发展，脚本语言不仅灵活性极高，性能也越来越好。

五、知识图谱及其在健康评估中的应用

知识图谱在健康领域的应用有助于提高健康智能化、健康信息管理的水平。目前健康知识图谱主要应用于临床决策支持系统、医疗智能语义搜索引擎、医疗问答系统、健康管理及健

康教育等方面。人工智能技术的发展和应用，提高了健康医学知识图谱的构建效率和知识推理的准确率。

在健康评估技术中，利用知识图谱可以辅助健康行业进行大数据分析与决策，根据评估对象症状及检查结果等数据自动生成评估结果和干预方案，同时以多种可选择的交互方式呈现，如知识查询、智能问答、推荐方案等。在一定程度上缓解健康专家与管理对象之间的信息沟通障碍，可有效改善健康管理体验，提高后续健康管理服务的精准度、效率和依从性。

在未来，有望通过完善健康数据的标注标准，深入非结构化多模态知识获取，建立多方式协同、医工融合、多方参与、开源共享的大规模动态健康医学知识图谱平台。

第三节　健康评估报告与可视化

健康评估的结果最终以报告的形式呈现给管理对象。个人报告中需要呈现的内容包括客户的主要健康数据汇总、评估结果、危险因素状况、可改善的危险因素提示及相应的建议。这份报告的阅读对象不仅包括健康管理师，还包括对健康专业知识了解不够深入的管理对象。因此，报告内容的呈现既要准确专业，又要直观易懂。

一、评估报告中的可视化示例

视觉是获取信息最重要的通道，超过 50% 的人脑功能用于视觉的感知。利用人眼的感知能力对数据进行交互的可视表达以增强认知的技术，称为可视化。健康评估的结果应当充分利用尺寸、颜色、图形等可视化技术，以设计优良的文字、图、表呈现，达到一图胜千言的效果。

图 11-12 中，以不同颜色标记了血压水平的级别。图中不仅显示了客户当前的血压分级，还给予了整个血压分级的图示，可以让客户在了解自己血压异常的同时了解血压相关知识，提升健康素养。

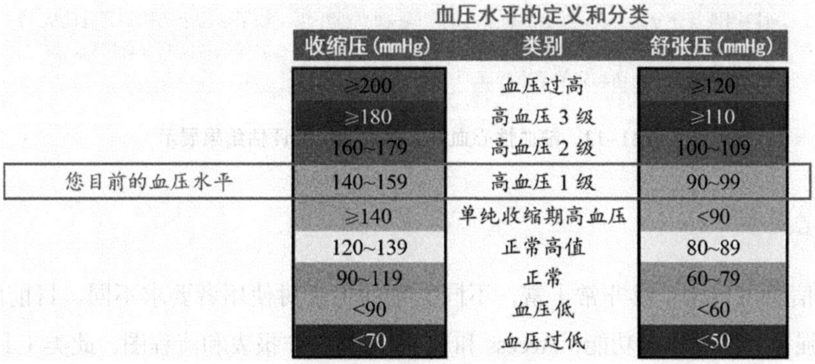

图 11-12　血压水平的可视化展示

表 11-5 列举了缺血性心血管疾病发病风险评估所使用的健康数据，其中可以改变的危险因素以红色表示，相对于不可改变的危险因素的黑色更加醒目，可对客户有一个更加直观明显的提示，促使他们更加关注此类问题，并依此制定健康干预的目标。

表 11-5 还把当前评分与理想评分并列，直观地说明，如果能够达到健康干预的目标，客

户可以获得的健康收益。这种对比可以向客户表明健康干预的目标和意义，从而增加他们改善生活方式的自觉性，提高其健康干预的依从性。

表 11-5　缺血性心血管疾病发病风险评估危险因素与结果

项目	结果	评分	理想评分
性别	男		
年龄	58	4	4
收缩压	160　mmHg	5	−2
BMI	27 kg/m²	1	0
总胆固醇	是	1	0
吸烟	是	2	0
糖尿病	是	1	1
	评分合计	14	3
	人群平均	当前状态	理想状态
发病风险	3.6%	27.7%	1.1%
相对危险	1.00	7.69	0.31
风险等级	低危	高危	低危

图 11-13 中，以条形图的方式对客户当前情况和理想情况风险，以及同性别年龄段人群的平均风险进行可视化展示，以条形图的长度表示发病风险的大小，以颜色表示风险等级，使不同的数据在同一个图中进行对比，更加形象直观。

以上仅仅是可视化的简单示例，还有更多的可视化方法、技巧和形式，能够用于评估报告的展示。

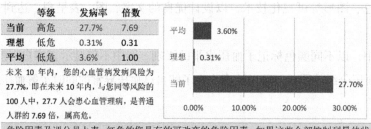

图 11-13　缺血性心血管疾病发病风险评估结果展示

二、可视化工具

数据和信息可视化工具非常丰富，不同类别的工具对使用者要求不同。目前的办公类软件已经具有强大的图文排版功能，Access 和 Visio 还能制作报表和流程图，此类工具界面友好，操作简便；各类数据统计软件如 SPSS、SAS、STATA 都有绘制图表等可视化功能，经常做统计的科研工作者不难掌握；浏览器具有更强大的图形渲染功能，甚至可以呈现动态和 3D 的效果，使用者需要掌握 HTML、CSS、JavaScript 等编码技术；D3.js、ECharts 是专为可视化设计的 JavaScript 库，降低了编码的难度，简单地修改配置文件即可生成高质量的图形，见图 11-14；R 和 Python 是专业的编程语言，均包含非常强大的图表制作模块和库，但需要掌握编程语言和开发环境。可视化工具没有绝对的优劣之分，应当根据需要选择适当的工具。

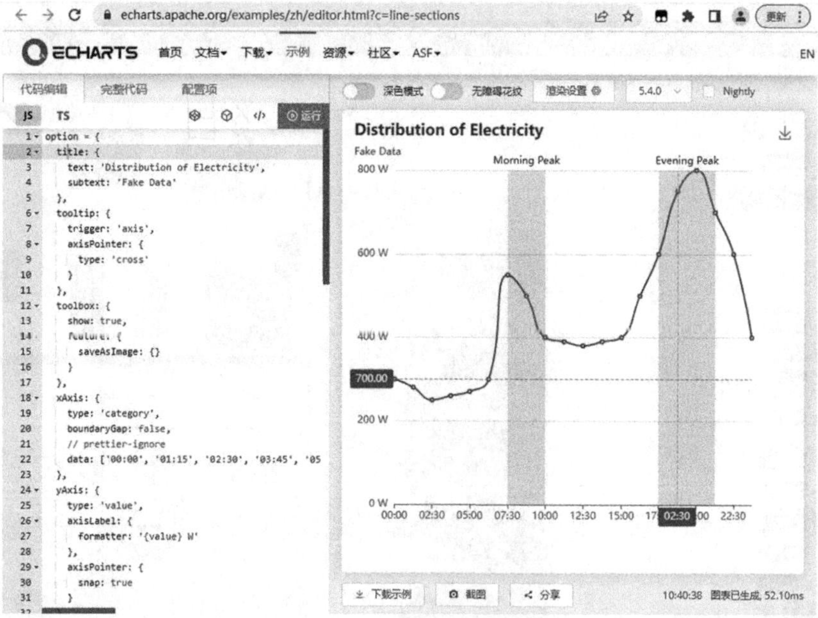

图 11-14 ECharts 示例

三、可视化在健康评估中的其他应用

除了健康评估报告，可视化还可以在健康评估的其他环节发挥作用。

1. 数据的收集整理

如前所述，在数据的收集、录入、整理和初步分析阶段，具有可视化功能的工具辅助我们更好更快地完成数据的收集整理工作。

2. 辅助健康评估

目前很多健康评估工作仍然需要健康专家手工完成。健康专家在进行评估的过程中，需要查看大量的健康数据。从数量庞大的健康数据中进行各种各样的健康评估是非常困难的，可视化工具能够更友好地向健康专家展示数据。比如，以红色显示高于正常上限，以蓝色显示低于正常下限的健康数据，隐藏正常且不重要的结果，突出显示关键的项目数据，以趋势图显示重要指标的变化趋势等，都能够增强对关键数据的聚焦，提高健康评估的效率。

3. 知识的可视化呈现与交互

健康信息化，尤其是健康评估信息化需要面对大量复杂的医学知识。在健康信息化构建过程中，健康知识的维护过程一般为健康专家提出需求，描述医学知识，经由程序员理解和编码，最终进行知识库的设计维护，或者编译成为计算机可以执行的程序。健康专家与程序员之间因专业的差异存在着巨大的沟通成本。其主要的问题在于健康专家存在着一定程度的人机交互障碍，无法直接在计算机上编辑医学知识。利用可视化技术可以解决健康专家的人机交互难题，帮助健康专家直接在电脑上编辑维护健康知识，使健康专家和程序员各自完成自己擅长的工作，更好地分工合作，从而让健康专家在健康信息化的过程中发挥应有的重要作用。

著名的少儿编程软件 Scratch 采用图形化的编程方法，见图 11-15，通过拖拽和简单设置的方式编程，即使是孩子也能很快学会使用。在友好的人机交互、直观的可视化展示方面，它

NOTE

是健康信息化的优秀榜样，尤其是在健康评估知识的维护方面。

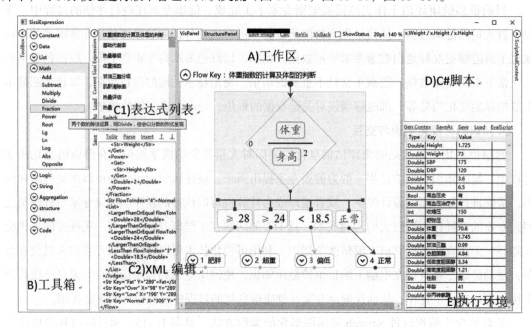

图 11-15　Scratch 编程界面

在一些程序开发平台和环境中，也有提供可视化工具和方法的，比如 .NET 平台的工作流（Workflow），就提供了图形设计界面，并能将工作流以文本的方式进行存储或持久化到数据库保存。

健康评估知识可视化呈现与交互领域的初步尝试，已经能够以可视化的方式编辑和维护健康评估中的医学知识，并将相关的健康数据、知识规则组合成为一个图网络。这样，健康专家就能以直观的方式去构建、修改健康评估规则，这些规则以 XML 的方式存储在文件或数据库中，可以方便地进行版本管理和知识交流（图 11-16，图 11-17，图 11-18）。

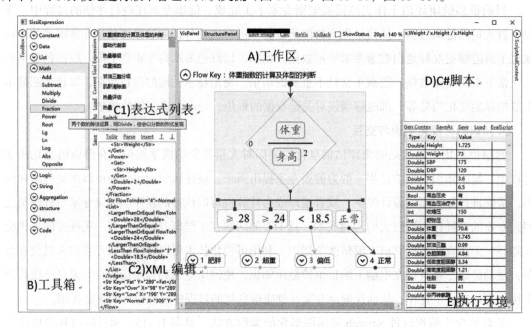

图 11-16　健康评估知识可视化呈现与交互的程序界面

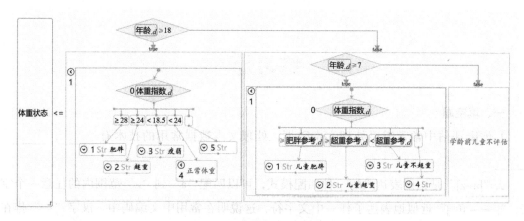

图 11-17　体重状态评估的可视化流程

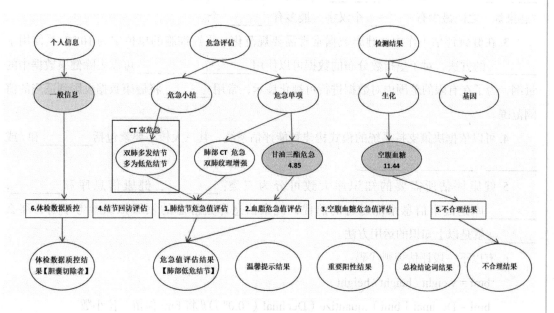

图 11-18　健康评估知识图网络

本章小结

　　问卷、风险计算、评估报告是健康评估的三个基本模块。本章围绕这三个模块，从健康评估所需要的数据、健康数据整理分析评估、健康评估报告与可视化这几个方面介绍了健康评估工作中涉及的信息通信技术。最后，通过一个案例的实训，实施了一个模拟的简单但相对完整的健康评估工作。

　　了解健康评估中相关的信息通信技术，可以让我们在掌握健康知识的同时，了解信息通信技术的可用材料和工具，帮助我们思考健康评估工作的信息化途径和方法，合理地提出需求，从而优化健康评估工作流程、提高工作效率。健康管理信息化，尤其是健康评估，涉及大量的健康知识，需要健康专家的积极参与。从实训过程中我们可以看到，健康专家的信息素养越高，与信息专家的交流越畅通，思考越全面透彻，信息化的主动性越强，就越有利于健康评估信息系统向更加智能高效的方向进步。

NOTE

练习题

一、填空题

1. 健康评估中常常需要处理文本数据，处理文本数据常用的技术有_____、_____、_____。

2. "[a–z]"是正则表达式的一种匹配模式，可以匹配'a'到'z'范围内的任意一个字符，"[一–龟]"近似地表达了任一中文字符，这说明在常用中文编码中，汉字"一"排在_____，汉字"龟"排在_____。"肺[一–龟]{，5}感染灶"匹配的结果中，'肺'与"感染灶"之间最少有_____个汉字，最多有_____个。

3. 在健康评估工作中，健康数据常常需要规范化，将红细胞的单位定为10^{12}/L 是使用了_____的方法，对于呈指数分布的数据可以使用_____。_____可以去除健康数据中的量纲，为了在有限的范围内对数据进行可视化展示，常用_____将健康数据投影到适当的值阈范围。

4. 可以依据决策支持系统的模式构建智能评估系统，其三大核心要素包括_____和/或_____、_____、_____。

5. 健康评估所需要的知识库大致可分为三类：_____、健康信息库和_____，_____库是健康信息系统运行的前提，健康信息库是静态的领域知识参考手册，那么_____就是以上知识的运用方法。

6. 有以下一段评估规则代码：

```
bmi = weight / height / height
bmi = Decimal（bmi）.quantize（Decimal（"0.0"））# 将 bmi 保留一位小数
if bmi >= 28：
    bmiLevel ="Fat"
elif bmi >= 24：
    bmiLevel ="OverWeight"
elif bmi < 18.5：
    bmiLevel ="Thin"
else：
    bmiLevel ="Normal"
```

若某成年健康管理对象前年 weight=55，height=1.8，则上述代码运行后 bmi =_____，bmiLevel=_____，去年 weight 增长到 80，此时再运行上述代码 bmi =_____，bmiLevel=_____，这段代码实际上是在计算客户的_____，并对其进行分级，weight 的单位应当是_____，height 的单位应当是_____，bmi 的单位是_____。

7. 健康评估规则可以在计算机中存储，方式有存储在_____中、存储为_____，甚至是编译为_____或_____，对于解释型语言和执行环境，也可直接保存为_____。

二、选择题

（　　）1. 以下哪些技术可用于跨系统健康数据的收集？

  A. 查询与报表   B. 跨库查询与视图

  C. 接口程序和 Web Service   D. 电子健康档案和数据中心

（　　）2. 以下哪些是在线问卷收集的特点？

  A. 优化界面设计，提升用户体验   B. 设置数据验证，保证结果有效

  C. 占用体检时间，阻碍工作流程   D. 实现数据共享，拓展信息价值

（　　）3. 正则表达式"心电轴（左|右）偏（\d{1，3}）[°度]"可以匹配以下哪些结果？

  A. 心电轴右偏 110   B. 心电轴左偏 –50 度

  C. 心电轴向右偏 110 度   D. 心电轴右偏 110°

（　　）4. 以下哪项工具最不适宜用来处理健康数据？

  A. 已实现相应功能的专用程序   B. 文字处理软件

  C. 电子表格和桌面数据库工具   D. 统计软件和在线数据分析工具

（　　）5. 评估规则的基本形式是什么结构？

  A. if–else   B. do–while   C. foreach   D. block

（　　）6. 评估规则的基本要素不包括以下哪一项？

  A. 分支结构   B. 运行环境   C. 循环结构   D. 逻辑判断

（　　）7. 科学的健康评估基础有哪些？

  A. 符合要求的健康数据   B. 准确的计算

  C. 选择适当的评估方法   D. 专业人员的检查审核

三、判断题（请在正确表述后面的小括号内打"√"，错误的打"×"）

1. 专有 APP 可以实现最佳的体验，只要收集问卷数据，一定要使用专用 APP。（　　）

2. 与关键词匹配相比，正则表达式有更强的模式匹配表示方法，但依然需要核对其处理的数据是否准确无误。（　　）

3. HTML 使用文本书写网页，又含有很多 CSS、JS 等内容，因此即使是编写很规整的网页，从中抽取数据也比一般文本数据更加困难。（　　）

4. 电子表格工具虽然只是办公软件，但也有强大的数据处理能力，可以帮助我们在健康干预工作中处理数据。（　　）

5. 规则实际上是分支结构及其嵌套，可以偶尔使用顺序结构，但不能使用循环结构。（　　）

6. R 和 Python 是常用的数据分析和统计制图程序语言。（　　）

7. 健康评估工作应当按计划、分阶段进行，数据整理和问题处理必须放在数据收集之后再统一进行。（　　）

四、简答题

1. 电子表格中有哪些功能可以帮助我们在健康干预工作中进行数据处理？

2. 在线问卷收集健康评估所需要的健康数据有哪些优点？

3. 在健康评估中，可视化技术能够在哪些环节分别发挥什么作用？

五、讨论题

1. "工欲善其事，必先利其器"，健康干预也必须选择适当的工具，是该因陋就简，还是

NOTE

该追求卓越？是该精雕细琢、完美设计，还是该快速开发、不断改进？谈谈你对健康干预工具选择的看法。

2."人命至重，有贵千金"，健康管理是一项医学服务，面对生命和健康，互联网上的信息良莠不齐，该如何取舍，健康专家的工作能不能、该不该被取代，谈谈你的看法。

3.想一想近些年来有哪些信息通信技术改变了我们的生活方式，引起了你的注意，甚至是感到震撼，这些技术将如何运用到健康评估工作之中。

4.结合本章所学内容，尤其是实训部分内容，谈谈作为健康服务从业人员，你在健康信息化过程中如何发挥作用，以及发挥什么样的作用。

第十二章 健康干预技术

扫一扫，查阅本模块PPT、视频等数字资源

学习目标

通过本章的学习，你应该能够：

掌握 健康干预需要传播的健康信息有哪些；健康干预信息系统需要哪些知识库；如何利用互联网信息技术方法辅助健康干预工作；运动、营养干预的适宜信息技术；信息化健康干预的基本流程。

熟悉 健康信息传播有哪些模式，这些模式对健康干预工作有什么启发；健康干预信息系统构建的基本步骤；不同人群、疾病、危险因素健康干预的特点及适宜信息技术。

了解 互联网信息技术对健康干预信息传播的机遇和挑战；生成式 AI 的发展现状及可能对健康干预工作的影响。

章前引言

健康干预是健康管理三部曲中的第三步。在健康评估发现健康危险因素后，通过各种干预手段，对这些危险因素进行管理和控制，从而减少或防止其对健康的影响。健康干预是健康管理的关键，根据个人或群体实际情况，实施针对性干预，并在干预过程中，收集信息，进行再评估，不断调整和优化健康干预的方案，实现持续的个性化健康干预。

互联网信息技术能够在健康干预过程中发挥重要的支撑作用，辅助各类信息的有效传递、收集，并记录和评价相关工作，从而提高健康干预的工作效率和效果。健康信息传递是健康干预工作的核心内容之一，对照信息的传播模式，分析和归纳健康干预信息传播的特点，妥善利用互联网信息通信技术，能够优化或再造健康干预的工作流程；熟悉健康干预信息系统的构建规律；针对不同人群、病种、危险因素、干预类别的各自特点，因人因用制宜，选择适宜的技术手段，能够更有效地提高健康干预的工作效率。

从信息技术的角度来看，健康干预的核心问题是健康信息的传递，互联网信息通信技术在健康干预中的作用，就是让健康信息的传递更加高效、智能。

健康教育是最重要、最基本的健康干预措施。健康教育的实现极大程度地依赖信息传播。互联网信息通信技术为健康教育带来了新的方法和机遇。健康信息的传播符合一般信息传播的

NOTE

基本规律。结合健康干预的特定需求，能够更好地设计和实施特定信息传播。

构建健康干预信息系统是信息技术对健康干预的基本支撑。首先构建健康干预的相关知识库，然后实现智能化的健康干预流程。

健康干预的目标人群不同，其所患疾病和危险因素等健康状况不同，相应的营养、运动等具体干预内容也不相同。健康干预的工作特点和要求各有差异，需要因人因用制宜，选择适当的互联网信息通信技术，可以辅助健康干预工作的高效开展。

第一节　健康干预中的信息传播

健康干预针对的是可改变的健康危险因素，尤其是不合理的生活方式。这个过程需要健康管理对象本人积极参与。首先需要让其知晓自身存在的危险因素，然后帮助他意识到这些健康危险因素的危害，教会他消除和控制这些危险因素的方法，让他知晓达到干预目标后可以获得的健康收益。从知到信，最后才能产生促进健康的行动。健康干预中的信息传播不可或缺。

一、健康干预信息的传播模式

健康干预的形式多种多样，因而健康干预信息的传播方式各不相同。健康信息的传播符合一般信息传播的基本规律，了解以下信息传播模式，有助于把握健康信息的传播特点和要素，从而制订更加科学的健康干预方案。

1. 线型传播过程模式

拉斯维尔模式也称5W模式，见图12-1，它回答了信息传播中的5个基本要素：谁（Who）、说了什么（What）、通过什么渠道（Which）、向谁说（Whom）、产生什么效果（What effect）。这五个要素构成了传播学研究的五个基本内容，即控制分析、内容分析、媒介分析、受众分析和效果分析，基本揭示了信息传播过程的本质，通过这个模式，我们能够很全面地分析健康干预过程中信息传播的各种要素。

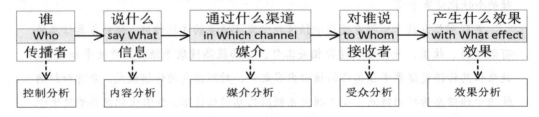

图12-1　拉斯维尔模式

2. 互动模式

互动模式强调信息传播者和接收者双方各自的背景，注意他们之间的语义空间是否一致。要实现信息的传播，两者之间一定存在共同之处，且共同之处越大，信息的传播就越顺畅。同时，传播会产生共同的文化，从而产生更多共性，而这种共同的文化和共性会使两者的信息传播更加顺畅、更加容易。这就是传播的互动模式，见图12-2。互动模式提示我们，健康干预的信息传递首先要从双方关注的共同点出发，不断地反复进行，提高健康管理对象的健康素养，寻找更多的健康关注，从而不断提高健康干预的效果。

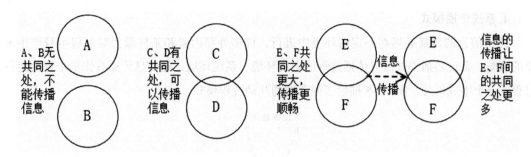

图 12-2　互动模式

3. 控制论模式

传播的控制论模式强调"传播本身就是一种控制"。传播者通过对信息传播过程的控制和管理，来确保传播的信息符合某种目的和意图，并在信息传播中保持一定的"话语权"。信息的传播过程不是线性的单向流通，而是双向流动的，接收者通过反馈也能够提供特定的信息。循环模式和施拉姆的大众传播过程模式均属于控制模式，见图 12-3、图 12-4。通过这一模式，提示我们应当通过信息传播的控制，向客户传递正向的健康信息，"控制"客户向健康干预目标努力。

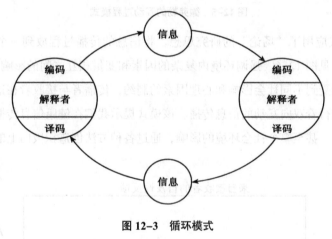

图 12-3　循环模式

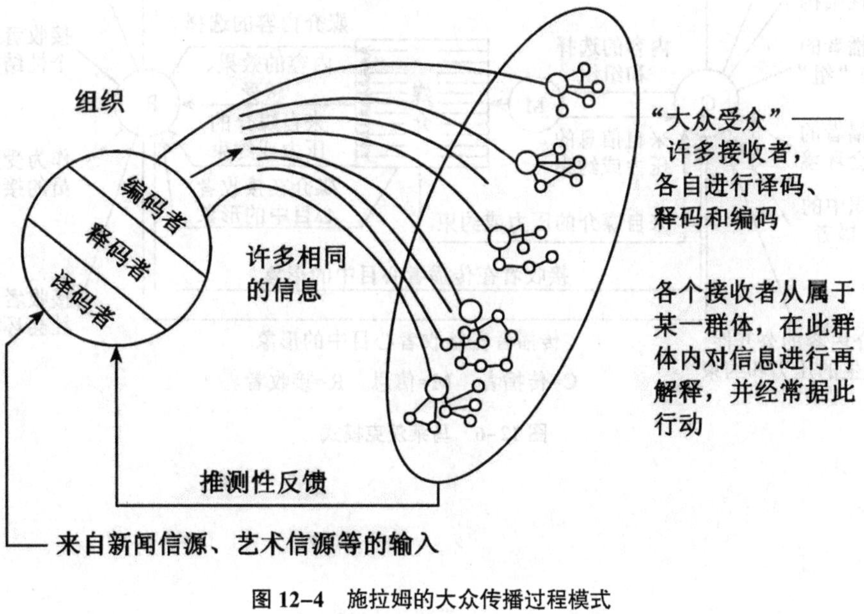

图 12-4　施拉姆的大众传播过程模式

NOTE

4. 系统传播模式

任何信息的传播必然在一定的环境中进行，许多外部因素和条件都会对过程本身产生重要的影响。系统传播模式研究传播过程的宏观环境、系统环境，把信息传播看作整个社会运行过程的一个组成部分，图 12-5 描绘了德弗勒的互动过程模式。

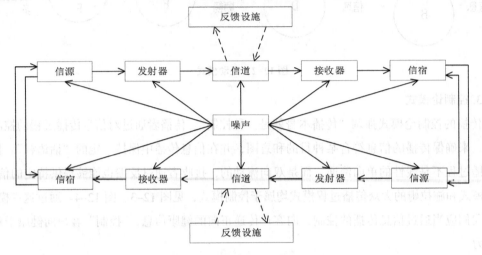

图 12-5　德弗勒的互动过程模式

马莱茨克模式应用了"场论"的研究思想，将信息的传播过程放到一个非常复杂的社会系统中进行研究，见图 12-6，强调环境内复杂的因素和变量相互之间的影响，在这样的"场"中，信息的传播会受到不同社会影响和心理因素的制约，传播者与接收者在这些影响力和因素的共同作用下，进行着双向互动的信息传播。该模式提示我们在健康信息传播工作中，要注意管理对象周围的人，甚至整个社会环境的影响，通过各种方法创造积极向上的健康氛围，提高健康干预的效果。

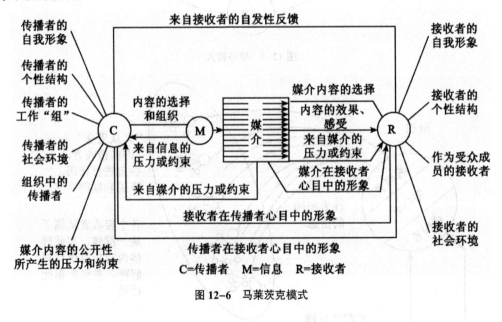

图 12-6　马莱茨克模式

二、健康干预需要传播的信息

1. 健康评估结果

健康管理三部曲环环相扣，健康评估的结果就是健康干预工作的起点，其核心内容是健康危险因素。

2. 健康干预目标

根据健康危险因素等健康信息，制定特定的时间内，某项健康数据经过干预的控制目标，这是健康管理师和客户共同的努力方向，也是评估健康干预工作效果的重要依据。

3. 健康干预方案

实现健康干预目标，需要进行系统的、有计划的健康干预。干预从什么时间开始、周期多长、做什么样的干预、干预的频次等，都要提前制订计划，形成干预方案。

4. 健康干预内容

干预内容是健康干预方案的框架下实施干预的具体信息，包括干预的具体实施方式。用于提升健康素养的健康常识也是干预内容的重要组成部分。

5. 健康随访信息

健康干预过程中，信息不仅从健康管理师向客户流动，有时还需要从客户处收集新的健康信息。这些健康信息反映健康干预的实时效果，或用于监测可能发生的不良反应。

三、互联网信息技术对健康干预信息传播的影响

互联网信息技术的发展对健康干预信息传播的各个要素都产生了非常深刻的影响，以下从拉斯维尔模式的 5 个信息传播要素探讨这些影响和变化。

1. 健康干预专家：传播者

健康干预专家在健康信息传播中处于绝对的优势地位。互联网时代，健康专家的工作方式将向导师、教练的方向演化。部分重复性的健康干预工作被信息技术取代，如健康信息的组合、短信的自动发送、智能的语音播报等，这部分解放了健康干预专家工作负荷，同时，一些流程性的文书工作也被重构，有些创造性工作也被 AI 逐步替代，工作效率得以提升。

2. 健康干预信息：信息

相较以往，信息的产生更加智能、快捷、个性化，且更具表现力。健康处方是此类信息的典型代表。智能健康干预系统可以快速生成有针对性的、个性化的健康干预信息，且具有丰富的表现形式，图文并茂，甚至可以通过声音、视频的多媒体方式进行展示，能够携带的信息量更大、更加直观和易于理解。应当警惕的是，部分网络信息来源不明、良莠不齐，鉴别分辨的难度增大。

3. 健康干预方式：媒介

传统的健康干预方式有一对一或一对多的健康宣教，如健康管理报告的解读、健康讲座、门诊回访等。在互联网信息技术的支持下，不仅线下能够进行更加丰富多彩的健康干预，还可以在线上开展实时或非实时健康干预，可以选择的干预方式更加灵活自由。很多健康干预使用游戏化的方式组织，甚至采用了虚拟现实等新的交互技术，让健康干预更加自然、沉浸。在线信息推荐算法能够将个人感兴趣的内容进行直接推送，健康信息的传播更加智能和精准。

4. 健康干预对象：接收者

信息时代网络、计算机、平板、手机成为生活必需品，年轻一代获取信息量剧增。同时，时间碎片化、注意力分散化也给健康信息的传播带来挑战。信息的传播不再是单向流动，接收者有了互动的渠道和机会，并可对传播者施加更加直接的影响。接收者之间也有互动，可形成社群，从而影响健康信息的传播，深刻地改变了接收者的物理空间距离。自媒体时代已经到来，客户不是必然的信息接收者，转发、创造、发表健康信息的难度空前降低，接收者随时可能变成传播者。健康管理对象"见多识广"，整体健康素养不断提升。数字鸿沟开始出现，老年人等群体获得健康信息的能力受到限制，需要给予照顾。

5. 健康干预目标的实现程度：效果

健康干预的总体效果不断提升，人们的健康素养明显提高。人们在使用信息工具时的交互，包括有目的的健康信息收集，以及电子足迹等数据，为健康干预效果的评价提供了数据支撑。

第二节　健康干预的技术支撑

一、健康干预的方式和途径

1. 多媒体

使用多媒体技术能够更好地展示和传播健康信息。合理运用可视化、音频、视频、动画等技术，制作丰富多彩的健康宣教材料，可以增强健康信息的表现力，使健康干预对象更容易准确接收健康信息。

2. 智能短信和语音

发送短信和电话宣教是健康干预的常用方法，需要占用健康干预专家大量的时间，尤其是在需要双方进行交互的语音通话中。智能短信和语音可以自动处理很大一部分需要交互的电话场景，只有在必要时才由人工介入，同样可以大幅降低人力支出。而视频通话、远程会议、远程会诊等技术的综合使用，更能完成原本必须面对面的健康干预任务。

3. 小程序和 APP

基于微信公众号、小程序等进行健康干预，不仅可以进行实时连线，也可以留言待办，还可以使用文字、图片、声音、视频等多种灵活的交流方式，利用碎片化的时间，实现高效的健康传播，而且费用低，适宜大范围、高强度的健康干预服务。开发专用的 APP，对特定的健康干预工作进行优化设计，更有利于已形成特定模式的健康干预工作的开展。

4. 虚拟社群

将健康相关方，如健康干预对象及其亲友，或者具有类似健康需求的同伴集合在一起，构建线上的虚拟健康社群，能够汇聚力量，促进健康信息的传播，向着共同的健康干预目标前进。

5. 游戏化与虚拟现实

使用游戏化方法设计信息系统能够增加健康干预工作的吸引力和依从性，使干预对象在游戏中不知不觉地完成健康干预任务。虚拟现实有着极强的沉浸式体验，可以创建现实世界难以重现的场景，目前已在心理干预领域中应用。

6. 生成式 AI

2022 年 12 月开始，以 ChatGPT 为代表的生成式 AI 工具不断涌现，在聊天对话、图像生成、办公自动化，甚至是医疗健康等领域取得了非常优异的效果。要使生成式 AI 在健康干预等医疗健康领域实现大规模应用，还有可靠性、可解释性、可设置性，以及与医疗健康知识的有机融合、伦理、法律、权责认定等众多问题需要解决。此类 AI 工具可能在不远的将来实现对医务人员的部分专业工作的替代，在健康干预方案的生成、自主执行等方面发挥重要作用。

7. 办公自动化与流程辅助

除了以上健康干预的专业工作，信息通信技术在办公自动化等健康干预工作的辅助中也能发挥重要作用，有时，这些辅助对于提高健康干预的工作效率能够起到非常关键的作用。

二、健康干预类别

1. 营养干预

饮食营养干预是健康干预的基本内容之一。其辅助技术包括：①收集常见食材的可食部分比例、热量水平、营养素的含量、升糖指数等数据，形成食材库。②收集常用主食和菜品的烹调方法、食材的组成，形成菜品库。③构建算法，依据个体的身高、体重、体力活动情况、体重控制目标等数据，自动计算每日合理的饮食摄入热量。④构建算法，依据国人膳食营养指南，生成指定热量的食谱示例。⑤提供方便易用的界面，使用户可以根据食物等价交换份数的方法，对推荐的食谱进行个性化修改。⑥构建饮食干预模板及内容，依据个人的健康状况和干预目标数据，生成个性化的饮食营养干预方案。⑦根据营养干预方案的计划，辅助定时实施运动干预项目，如定时发送短信、拨打智能语音电话等。⑧提供用户反馈其饮食情况的途径，辅助或自动化地对用户的真实食谱进行评价反馈。⑨收集客户体重、血脂等干预目标监测数据，对饮食营养干预的效果进行评价。⑩办公自动化与干预工作流程的辅助，相关信息与报表的查询与展示。

2. 运动干预

作为出入平衡的重要一环，运动干预可以在所有的健康干预人群中开展。运动干预的信息辅助技术包括：①收集常见运动方式的适应证、禁忌证、强度等资料，构建运动知识库。②构建运动规则库，可依据个人健康信息，自动生成运动干预目标。③构建运动干预项目库，具体分解到每次运动干预的内容，并由这些运动干预项目组成运动干预模板。④构建运动方案生成规则，由运动目标生成运动干预的具体方案。⑤依据方案的计划，辅助定时实施运动干预项目，如定时发送短信、拨打智能语音电话等。⑥依据方案的计划，定时对客户进行随访，收集指定的健康数据，可以问卷、智能语音的方式收集。⑦整合智能可穿戴设备或便携式健康监测设备，实现对运动干预的自动监测与随访数据的收集。⑧构建规则，对随访和监测数据进行自动反馈，包括危急值的识别与预警、调整运动干预方案阈值的设置与提醒。⑨运动干预效果和工作过程的自动评估与评价。⑩办公自动化与运动干预工作流程的辅助，相关信息与报表的查询与展示。

3. 其他生活方式干预

除平衡膳食、适当运动外，戒烟限酒、心态平衡和良好睡眠共同构成了健康生活方式的基石，也是生活方式评估与干预的五大重点，见图12-7，其他几项生活方式的健康干预与营养、运动干预的技术支撑相似。

生活方式干预中需要注意的是它们干预过程的融合问题：一是干预目标的融合。生活方式的干预是健康干预的基本内容，尤其是营养和运动干预。很多慢性病、健康危险因素都会涉及，虽然目标相似，但也可能会有冲突，信息系统应当具有自动的融合功能，根据多个营养或运动干预的目标或方案，生成一个尽可能满足所有条件的融合方案。二是生活方式干预的融合。各种干预应当进行统筹安排，有机融合，提高干预的整体性、系统性，减少工作量，提高效率。

要达到融合的目标和效果，需要对健康干预的过程进行模块划分和聚合：①依据各个健康危险因素，分别制定健康干预目标，取出各个干预目标的营养干预部分，形成融合的营养干预目标，运动干预目标等同样操作。②通过融合后的干预目标分别形成干预方案，然后按时间相同或相近的原则，将不同种类的生活方式干预组合成融合的生活方式干预。见图12-8。

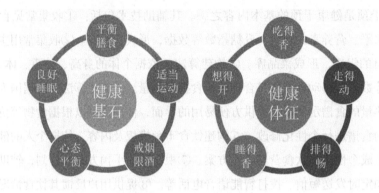

图12-7　生活方式干预

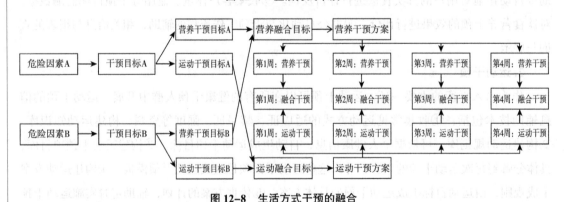

图12-8　生活方式干预的融合

4. 心理干预

心理治疗有其自身的特点和限制，信息技术的应用能够在一定程度上消解这些限制：①构建心理健康干预知识库，依据心理问题和危险因素，自动生成心理干预目标和干预方案。②辅助定时实施干预项目。③通过在线平台与心理专家进行跨时空的交流，不仅保留了心理治疗的形态，还能通过技术手段有效过滤敏感信息，更好保护干预对象的隐私，干预对象也能在更放松的心态下获得心理干预和疏导。④现代的信息技术，尤其是虚拟现实技术，能够创建或重现部分场景，提供沉浸式的交互体验，对心理治疗具有非常突出的效果。⑤信息技术可以模拟心理专家的部分工作，如引导干预对象进行心理训练、放松和冥想等，替代心理专家的部分重复劳动。

5. 诊疗辅助

患者住院期间往往能够获得更好的疗效，除科学的治疗外，住院的环境氛围和规律的治疗安排也发挥了重要的作用。很多患者，尤其是慢性病患者，在出院后依然需要坚持规律治疗。对他们进行持续的诊疗辅助，可起到正向的促进效果。相关的辅助技术包括：①根据医嘱设定干预目标和干预方案。②辅助定时实施干预项目，如定时发送短信、拨打智能语音电话等，提醒干预对象规律治疗，发送健康宣教信息。③配合生活方式干预。④提醒干预对象复查复诊，提交自我监测的健康信息，并对这些信息进行判断分类，触发相关规则的更改干预计划。⑤建立病友群、亲友群等虚拟社群，分享健康信息和诊疗心得，促进良好健康氛围的形成。⑥辅助收集整理相关资料，以更友好的方式展示，帮助主管医师更好地了解病情，提高诊疗效率。

6. 健康干预中的随访

健康干预不是单方向的命令口号，干预方案也不是不能变通的生硬教条，健康干预需要反馈，所以在健康干预的过程中，科学恰当的随访同样重要。通过随访，可以获取干预对象健康状况的变化，这些变化可能触发干预方案的更改，也包括他们的诉求、评价，同样是调整干预计划的珍贵信息。

随访的辅助技术包括：①设置规则，依据干预目标生成随访规则。②设置随访数据评估规则，用于对收集到的随访数据进行反馈。③按计划实施随访，可以使用智能短信或智能语音的方式自动收集，或者提供上报途径，或者从干预对象的回复中自动抽取相关信息。④使用可穿戴设备、便携式健康监测设备、自动检测设备等，并将这些设备接入健康干预信息系统，实现随访数据的自动测量或自动上传。⑤设置规则，及时评估处理上传的随访信息，尤其注意其中的危急值和重大阳性的处理，控制客户健康风险和健康管理中心的责任风险。

三、健康干预的对象

1. 个体干预和群体干预

（1）个体干预 对于个人的健康干预，需要关注的核心问题包括：①自动高效地生成个性化的健康干预方案，创建相应的知识库、规则库可以实现这一目标，具体步骤已如前述。②将这些健康干预信息高效地推送给干预对象，同时控制人力和费用，以满足可能的大范围、高频度健康干预的需求，智能短信、智能语音、移动网络、手机终端、微信等通信工具等可以满足这些需求。③与干预对象的交流沟通、必要的随访、相关健康信息的收集与再评估，这部分技术与健康监测和健康评估的技术相通。④智能监测设备的应用，以实现自动测量或自动上传相关健康信息。

（2）群体干预 针对个人的精细化健康干预投入大，成本高，有时无法大规模高频度地开展，因此，需要依据健康状况进行划分，形成具有相似特点的人群，分别对这些人群进行健康干预，各个群体内的人员具有相似的健康问题或风险，因而对他们的健康干预就有相同或相似的方案和内容。

　　一个干预群体内部的个体也是各具特性的，在干预的过程中也会产生各不相同的问题，因此，需要权衡个体干预和群体干预的优缺点。个体干预可以实现更加个性化的、有针对性的健康干预，可能更有效果，群体干预更容易做到标准化，更有效率，将两者有效地进行结合，兼取两种方式的优点，可以使用模板的方式进行处理。比如，对超重人员的健康教育信息："您目前的身高 {Height}m，体重 {Weight}kg，体重指数 {Bmi}kg/m²，属超重，需要通过饮食和运动的方式控制体重，您的体重参考范围为 {WeightLow}～{WeightHigh}kg，建议您在近两个月内将体重降低到 {WeightTarget}kg，这样更加有利于慢性病的防控，祝您健康！"这条健康信息并不是最终发送给干预对象的内容，在发送之前，会根据其个人健康信息和评估结果，对大括号及其中的内容进行相应替代，所以称为模板，这样最终的信息既能做到标准化，又融入了个体的特征信息。实际上，绝对个性化的个体无法枚举穷尽，干预信息系统产生个性化健康干预的方法也离不开群体划分。

2. 处于不同健康阶段的干预对象

　　（1）慢性病人群　对慢性病患者的健康干预主要包含：①针对慢性病的诊疗辅助。②配合慢性病治疗的生活方式干预。③系统规范的健康教育。④适当的健康随访。

　　对慢性病人群而言，信息技术要辅助解决以下难点问题：①很多人可能患有多种慢性病，有些即使只有一种慢性病，也可能同时具有多个健康危险因素，因此，慢性病干预首先要解决多种途径产生健康干预方案的融合问题。②慢性病一旦确诊，多难以治愈，常常需要长期甚至终身的健康干预，需要有一个丰富的健康干预项目库，以及系统的、长周期的健康干预方案。③慢性病患者经常来回于临床诊疗与健康管理之间，需要临床医师和健康干预专家共同配合，需要实现信息系统的互联互通。④随访是慢性病干预的必需内容。

　　（2）慢性病高危人群　对慢性病高危人群的健康危险因素进行随访，是需要面对多个危险因素产生的健康干预方案的融合问题。另外，要有更加科学规范的随访，以对可能出现的慢性病早发现、早诊断和早治疗，并进行相应的慢性病干预。

　　（3）非高风险人群　此类健康干预以健康宣教为主，目的是引导干预对象形成良好的生活方式，提升科学的健康素养。此类健康干预以大众教育为主，也可以应用信息技术手段推送相关的健康宣教材料，频次依个人喜好而定，可适当降低，使用成本较低的干预途径和干预方式，可以充分利用民众喜闻乐见的新媒体和社交平台，利用现实和虚拟空间的社群关系，实现健康信息的共享和传播。

　　（4）康复人群　康复的过程重复而枯燥，健康干预可以使用如前所述的方法辅助这一过程：①根据康复专家的康复计划生成辅助的干预方案。②执行干预计划，配合康复过程。③运用游戏化的过程，引导干预对象在不知不觉中完成枯燥乏味的康复过程。④替代康复专家做一些单调重复的工作。⑤远程工具，在线实现以往需要面对面的康复指导过程。⑥虚拟现实等现代交互技术的应用，可以构建和重现一些场景，达到某些特殊的效果。

　　（5）健康相关群体　健康不是个人的事情，它还关系千家万户的幸福、关系企业单位的生产，因此，家人亲朋、同事、单位相关人员也是人们健康的相关群体，相关辅助技术：①构建虚拟社群，在知情和不侵犯隐私的情况下，共享和传播相关的健康信息，充分调动促进健康的正性力量，形成积极的健康促进氛围。②将个人健康与企业健康，个人干预与健康促进结合起来，构建更全面的健康干预网络。③相关的遗传背景、共同的生活习惯、相似的工作环境和工作性质，决定了这些人群往往也有相似的健康问题，某些健康干预对这部分人往往也有警示和借鉴意义。④通过关注他人的健康，不断积累健康知识，提升健康素养。

3. 特殊人群的健康干预

（1）老年人　老年人特点包括：大多同时具有多个健康问题，健康干预内容较多；记忆力差；自理能力减退，有时需要加强监护；肌肉能力、平衡能力减弱，易跌倒并导致较严重的健康后果；对电子产品使用不熟练。

辅助技术和方法包括：①合理融合，注意统筹，保证重点，全局考虑，应对老年人多方面的健康干预需求。②根据需求，加大提醒服务内容。③增加可穿戴、便携、环境的监测设备，如智能手杖、防跌倒设施，加强监测。④引导子女参与健康干预过程，遇到重要事项及时通知联系。⑤提供电子途径的备选方案，或对电子渠道的程序和流程进行适老化改造。

老年人使用电子信息产品能力不足是普遍存在的问题和挑战，提供人工的备选方案是途径之一，但信息技术有无尽的潜力，从长远看，开发适合老年人的工具和方法是更科学合理的方法。

（2）孕产妇　孕产期是女性独有的孕育生命的历程，关乎两代人的健康幸福。孕产期持续时间长，是实现优生优育、提高人口素质目标的重要时机，必须把握好这一重要的服务窗口期。孕产期的特点包括：孕产妇普遍能够熟练使用电子产品，对信息化健康干预有较高的接受度和配合能力；国家已有孕产妇健康档案的制度和服务，需要定期体检和随访；孕产妇的生活方式、身体状态变化大，需要接受的知识内容多；健康问题、心理问题并存，不仅需要关注她们的身体健康，还要给她们心理上的关爱。

辅助技术和方法包括：①充分利用手机载体，通过社交平台、小程序、专用 APP 等，以孕产妇熟悉和接受的方式开展健康干预。②以母子健康手册的电子化为抓手，在提高孕产妇保健效率的同时，提供更多的孕产期健康干预服务。③建立强大的知识库、宣教内容库，给孕产妇了解相关知识提供丰富的选择。④关注孕产妇的社交需求，建立虚拟社区，提供分享和交流的平台。⑤提供衍生服务，如个人笔记记录自己的孕产过程，并可编辑排版打印，给她们留下美好回忆，提供一个有温度的孕产妇健康干预产品和工具。

此外，还有很多特殊的健康干预受众群体，如青少年和儿童、职业健康高风险人群等，分析这些特殊群体的特点，选择和调适相应的技术，才能够构建更加符合要求的健康干预产品，更好地为他们提供适宜的健康干预服务。

第三节　健康干预随访信息系统

一、构建健康干预知识库

知识库是使信息系统智能化的途径之一。健康干预所需的知识库可分为两类，一类关于基础知识，如饮食营养知识、运动相关知识等；另一类关于干预的流程，如干预内容的条目、针对不同危险因素设置的干预方案模板。

NOTE

（一）基础知识库

1. 饮食营养知识库

（1）食材库　收集各种食材的基本信息。每种食材能量、三大营养素的含量见图 12-9。食材的其他营养素含量信息见图 12-10。食材库应当分门别类，最好具有层次结构。如果能更精确地指出食材品类，则能使用更精确的数据进行计算，如果无法精确指明，食物类别的大概数据也能满足基本需求。

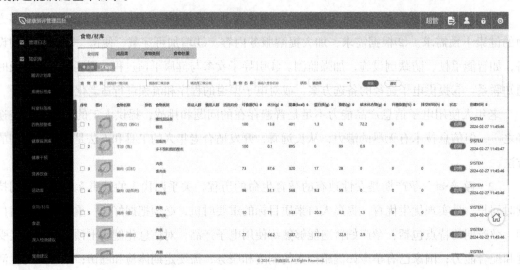

图 12-9　食材列表

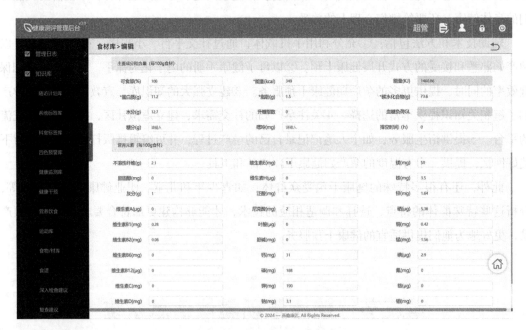

图 12-10　具体食材的详细信息

（2）菜品库　收集常见菜品（包括饭食）的烹调方法、所含食材，以便干预对象更好地制订饮食计划，见图 12-11、图 12-12。

NOTE

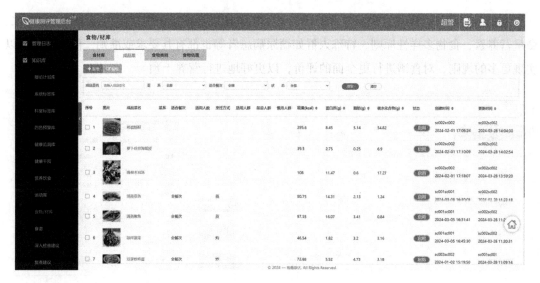

图 12-11　菜品列表

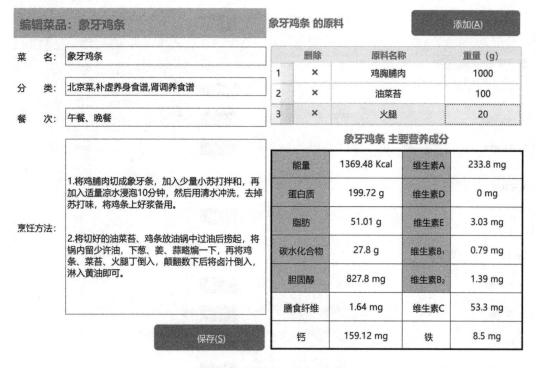

图 12-12　具体菜品的详细信息

（3）推荐食谱　可以依据不同的能量等级、不同人群及不同的时令菜品，准备一些推荐食谱，依据不同条件，随机进行推荐，也可以根据一定的规则，调节菜谱中的食物分量，以适应不同能量等级的需要。

需要注意的是，食谱的推荐往往作为参考，客户可以根据食物交换份数等原则对食谱进行适当调整，这样，既做到了精准计量的科学推荐，也达到了灵活实现的可用性效果。

（4）食谱的设计与评价　食材库和菜品库的信息能够实现食谱的计算和评价。已有的推荐食谱让计算和评价有了一个适当的起点，信息系统可以提供工具和界面，方便营养师和客户自己对食谱进行调整。从零开始的食谱制作也同样可以获得支持。由图 12-13 可知，当用户对食谱进行调整时，整个食谱的总能量和营养素的分布情况也会实时更新。

NOTE

食谱的总能量，以及宏量营养素的比例是平衡膳食最基本的评判指标，其他如三餐配比、微量营养素、食物多样性原则、特殊人群如糖尿病患者等也都有其要求或准则，信息系统可以实现更多的规则，对食谱进行更全面的评价，以更好地进行营养干预。

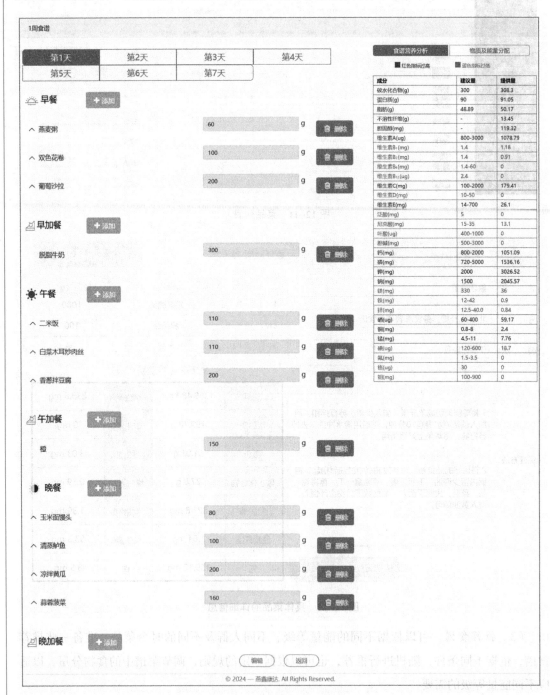

图 12-13　食谱的设计支持工具

2. 运动知识库

与营养知识库类似，实现科学合理的运动推荐，也需要收集常见运动的基本信息，主要是其身体活动的等级，以及单位时间内的能量消耗，见表 12-1，也应当包括运动禁忌等内容。提供适当的工具和界面，辅助进行运动方案的编辑，也能够提高运动干预的效率。

表 12-1 常见身体活动强度和能量消耗表

活动项目		身体活动强度 MET		能量消耗量 kcal/（标准体重·10min）	
		<3：低；3～6：中；7～9：高；10～11：极高强度		男（66kg）	女（56kg）
家务活动	整理床，站立	低强度	2.0	22.0	18.7
	洗碗，熨烫衣物	低强度	2.3	25.3	21.5
	收拾餐桌，做饭或准备食物	低强度	2.5	27.5	23.3
	擦窗户	低强度	2.8	30.8	26.1
	手洗衣服	中强度	3.3	36.3	30.8
	扫地、扫院子、拖地板、吸尘	中强度	3.5	38.5	32.7
步行	慢速（3km/h）	低强度	2.5	27.5	23.3
	中速（5km/h）	中强度	3.5	38.5	32.7
	快速（5.5～6km/h）	中强度	4.0	44.0	37.3
	很快（7km/h）	中强度	4.5	49.5	42.0
	下楼	中强度	3.0	33.0	28.0
	上楼	高强度	8.0	88.0	74.7
	上下楼	中强度	4.5	49.5	42.0
跑步	走跑结合（慢跑不超过 10min）	中强度	6.0	66.0	56.0
	慢跑	高强度	7.0	77.0	65.3
	8km/h	高强度	8.0	88.0	74.7
	9km/h	极高强度	10.0	110.0	93.3
	跑，上楼	极高强度	15.0	165.0	140.0
自行车	12～16km/h	中强度	4.0	44.0	37.3
	16～19km/h	中强度	6.0	66.0	56.0
球类	保龄球	中强度	3.0	33.0	28.0
	高尔夫球	中强度	5.0	55.0	47.0
	篮球	中强度	6.0	66.0	56.0
	篮球，比赛	高强度	7.0	77.0	65.3
	排球	中强度	3.0	33.0	28.0
	排球，比赛	中强度	4.0	44.0	37.3
	乒乓球	中强度	4.0	44.0	37.3

续表

活动项目		身体活动强度 MET		能量消耗量 kcal/（标准体重·10min）	
		<3：低；3～6：中；7～9：高；10～11：极高强度		男（66kg）	女（56kg）
球类	台球	低强度	2.5	27.5	23.3
	网球	中强度	5.0	55.0	46.7
	网球，双打	中强度	6.0	66.0	56.0
	网球，单打	高强度	8.0	88.0	74.7
	羽毛球	中强度	4.5	49.5	42.0
	羽毛球，比赛	高强度	7.0	77.0	65.3
	足球	高强度	7.0	77.0	65.3
	足球，比赛	极高强度	10.0	110.0	93.3
跳绳	慢速	高强度	8.0	88.0	74.7
	中速	极高强度	10.0	110.0	93.3
	快速	极高强度	12.0	132.0	112.0
舞蹈	慢速	中强度	3.0	33.0	28.0
	中速	中强度	4.5	49.5	42.0
	快速	中强度	5.5	60.5	51.3
游泳	踩水，中等用力	中强度	4.0	44.0	37.3
	爬泳（慢），自由泳，仰泳	高强度	8.0	88.0	74.7
	蛙泳，一般速度	极高强度	10.0	110.0	93.3
	爬泳（快），蝶泳	极高强度	11.0	121.0	102.7
其他活动	瑜伽	中强度	4.0	44.0	37.3
	单杠	中强度	5.0	55.0	46.7
	俯卧撑	中强度	4.5	49.5	42.0
	太极拳	中强度	3.5	38.5	32.7
	健身操（轻或中等强度）	中强度	5.0	55.0	46.7
	轮滑旱冰	高强度	7.0	77.0	65.3

（二）干预模板库

1. 干预单项库

干预单项是指具体的单次干预，以图 12-14 的干预单项库为例，每个干预单项可包含以下内容：名称用于对干预单项进行标注，以便识别选择；内容备注是干预单项的具体干预内容。

本组干预单项的示例以短信干预为主要方式，在内容备注中可以看到一些以"【 】"包含的部分，在这里起着占位符的作用，当具体用于某位干预客户时，这些信息将使用其个体信息进行替换和填充。

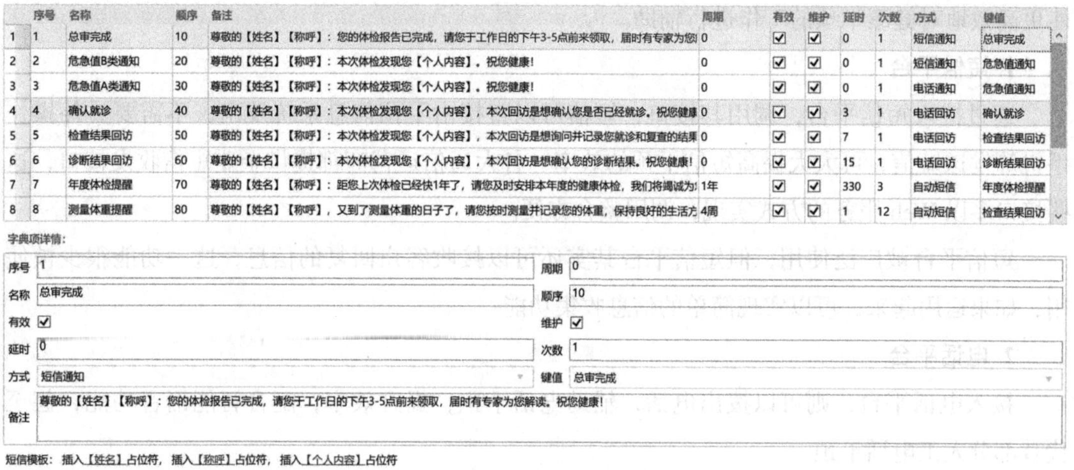

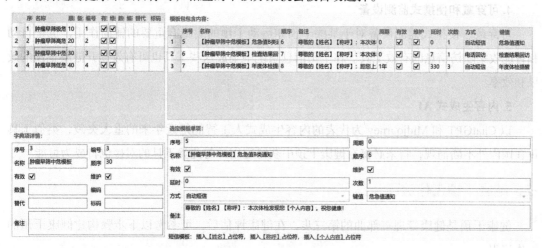

图 12-14　干预单项库

2. 干预模板库

干预模板是一系列干预单项的有序组合，见图 12-15，主要是为了便于具体干预方案的制定。另外，可以通过映射或规则的方式将干预模板与健康干预目标进行关联，这样，当干预客户具有特定的健康干预目标时，相应的干预方案就会被自动选择。

图 12-15　干预模板库

当多个健康干预方案被选择时，健康干预单项之间就可能会出现重复、矛盾等冲突的情况。在干预单项和干预模板库建立时就应当考虑到这种情况，进行适当设置，对这种冲突进行检测和解决。例如图 12-14、图 12-15 的干预单项中，就设置了一个名为键值的数据列，并且将键值相同的干预单项按顺序排列，优先级高的排在前面。当一系列健康单项被自动推荐后，就可以检查是不是有相同键值的干预单项。此外，还可以将时间相同甚至相近的干预单项进行合并。

二、干预工具的对接与延伸

健康干预的使命最终需要抵达干预对象及相关人员。很多任务是孤立封闭的系统难以完成的。同一应用内部的消息推送和查阅可以实现一些闭环工作，但要涉及短信、电话等干预方式，或者需要通过可穿戴设备收集随访信息时，就需要连接适当的系统，调用所需的功能，才能更高效地对健康干预的工作进行辅助。

1. 短信平台

通过接入短信平台，调用其接口，短信可以直接由干预信息系统发出，不需要另外操作手机等发送短信，可大大提高短信干预的效率。各大通信运营商都提供企业短信收发接口，这些接口多以 Web 服务的方式实现，调用整合方便。

短信平台被广泛使用，但短信平台其实还可以接收客户回复的信息，这一功能很少被使用，如果运用起来，可以实现简单的信息收集功能。

2. 电话平台

接入电话平台，则可以拨出电话，辅助电话干预，提升效率，配合智能语音功能，甚至代替部分人工电话干预。

3. 智能语音

智能语音技术包括：将文本输入合成语音、将语音识别为文字、理解语音并提取其中的信息。将智能语音技术与电话平台技术结合起来，则可以利用电话实现信息的传播，甚至进行简单的双向交流，收集部分信息，必要时才由人工介入。智能语音技术还可以与其他干预途径和方式结合，如微信、专用 APP 等，实现更加自然和智能的实时或非实时的人机交互功能。

4. 可穿戴和便携式监测设备

可穿戴、便携式监测设备对于某些干预如运动干预的实施有重要的辅助作用，也是自动和智能收集随访信息的有效工具。在干预信息系统中集成这些工具也可有效提升健康干预的效果和效率。

5. 内容生成式 AI

以 ChatGPT 和 Midjourney 为代表的内容生成式人工智能是近年来的重大突破，类似工具正在国内外不断涌现，将来必将在健康干预中获得应用，与此类工具的对接也将成为可能。

三、健康干预工作流程

健康干预是健康管理三部曲的第三步，在健康评估后，可参考以下步骤构建健康干预的工作流程。

1. 依据健康危险因素生成健康干预目标

依据健康评估的结果，主要是发现的健康危险因素，选取对保持和恢复健康最有意义的可改变危险因素，生成健康干预的目标。

2. 依据健康干预目标匹配健康干预模板

在知识库中设置的健康规则和标注，根据健康干预目标，匹配合适的健康干预模板。与干预目标匹配的健康干预模板可为单个或多个。

3. 依据健康干预模板生成详细干预计划

依据选中的健康干预模板中所包含的健康干预单项，进行合并、排序、去重，并将日期相同或相近的进行融合，生成详细的健康干预计划。

4. 审核健康干预计划，确定健康干预排期

以上过程可依据系统知识库的设定自动生成，可由健康干预师对生成的健康干预计划进行审核，最终确定客户的健康干预排期。

5. 执行健康干预计划，收集健康随访信息

按期执行健康干预计划。部分设定为自动执行的短信和语音可以自动执行，其他需要健康干预师执行的内容分配给相应的人员执行，并按计划收集相关健康随访信息。

干预随访中信息系统提供集成的干预随访界面，自动加载当前需要执行的随访内容，见图 12-16。为便于干预和随访过程中与客户的交流，应当提供便捷的个人健康信息查询通道。

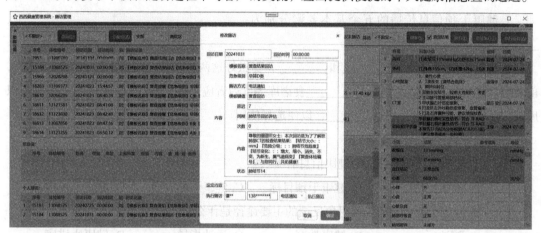

图 12-16 健康干预及随访的执行

6. 评估健康随访信息，按需调整干预计划

对收集到健康随访信息进行评估，若触达设定的阈值则进行相应反馈，必要时可能需要调整健康干预计划。

7. 评估健康干预的效果及干预工作流程

信息系统记录相关健康信息和工作流程数据，对健康干预的效果及干预的工作流程进行评价，不断优化健康干预的工作模式和方法。

本章小结

健康干预是健康管理的关键，只有通过干预随访，改善或消除了健康危险因素，才能真正达到保持、恢复或促进健康的目的。从信息技术的角度来看，健康干预的核心问题是健康信息的传递，本章首先介绍了健康干预信息的传播模式，总结了健康干预需要传播的信息种类，并从信息传播五个要素的角度，分别叙述了互联网信息技术对健康干预信息传播的影响；然后，从健康干预的方式和途径、健康干预的类别、健康干预的对象三个方面分别指明了信息技术可能的支撑作用；本章还介绍了健康干预信息系统的相关内容，包括健康干预知识库的种类与构建、对接其他工具延伸信息系统功能，以及信息化健康干预的工作流程。

让科学系统、精准个性化的健康干预措施高效地触达特定的个人或群体，并对这个过程进行有效监测和随访尚有难题。从信息技术的角度去观察和思考健康干预的过程和方法，能够促进在健康干预工作中选用适宜的信息技术，改善或解决这些难题，从而提高健康干预的效果和效率。本章最后一节的实训，通过体重干预的实施过程，来实践信息化的方法与途径，并提出健康干预信息化的需求，从而使大家更好地参与到健康干预的信息化过程之中。

练习题

一、填空题

1. 健康干预信息传播的五个基本要素分别为：_____、_____、_____、_____、_____。

2. 最基本健康干预是_____和_____，要做好这两种干预，需要维护相关的知识库，前者可以有_____、_____、_____食谱库等，后者应当有_____。除了这些基础知识库外，还可以设置_____、_____，以便选择使用。

二、选择题

(　　) 1. 健康干预中要传播的健康信息有哪些？

A. 健康评估结果　　B. 健康干预目标　　C. 健康干预方案　　D. 健康干预内容

(　　) 2. 健康干预中获取干预对象反馈的主要途径是什么？

A. 随访　　　　　B. 健康教育　　　　C. 运动指导　　　　D. 健康小讲座

(　　) 3. 以下哪些程序和平台可以扩充健康干预信息系统的功能？

A. 短信平台　　　B. 电话平台　　　　C. 智能语音　　　　D. 接入可穿戴设备

三、判断题（请在正确表述后面的小括号内打"√"，错误的打"×"）

1. 健康干预的信息传播是由健康干预师向健康管理对象的单向传播。(　　)

2. 健康干预的信息传播不仅与传播者和干预对象有关，也受环境等因素的影响。(　　)

3. 健康干预只要将健康信息有效传播给干预对象就行了，不需要随访。(　　)

四、简答题

1. 在互联网信息技术的支撑下，健康干预的方式和途径有哪些？

2. 哪些信息技术能够对营养干预起到支撑作用？

3. 哪些信息技术能够对运动干预起到支撑作用？

4. 简述信息化健康干预工作流程？

五、讨论题

1. 试从"传播本身就是一种控制"这个论述谈谈控制论传播模式对健康干预的指导意义。

2. 谈谈新媒体在健康干预服务中应用的机遇和挑战。

3. 谈谈生成式 AI 在健康干预服务中应用的机遇和挑战。

NOTE

第十三章　电子健康档案

扫一扫，查阅本模块PPT、视频等数字资源

学习目标

通过本章的学习，你应该能够：

掌握　电子健康档案的概念及应用；电子健康档案的业务流程。

熟悉　电子健康档案的使用方式。

了解　医院信息系统的概念和基本功能。

章前引言

2022 年 11 月，国家卫生健康委、国家中医药局、国家疾控局联合发布的《"十四五"居民健康信息化规划》提出，到 2025 年，初步建设形成统一权威、互联互通的全民健康信息平台支撑保障体系，基本实现公立医疗卫生机构与全民健康信息平台联通全覆盖。

为推进健康中国建设，提高人民健康水平，要完善人口健康信息服务体系建设，建成全面统一权威互联互通的人口健康信息平台，持续推进覆盖全生命周期的预防、治疗、康复和自主健康管理一体化的国民健康信息服务体系。今后电子健康档案与健康管理系统的应用会越来越广泛。

电子健康档案是医疗卫生机构提高医疗质量与卫生服务的重要保障，是健全基本医疗卫生制度的重要措施，同时也是医疗卫生信息化的一个重要内容。本章将主要介绍医院和健康信息系统、电子健康档案及其应用。

第一节　医院健康信息系统概述

医院管理信息系统（Hospital Information System，HIS）是医学信息学的一个重要分支。我国原卫生部在 2010 年公布的《医院信息系统基本功能规范》中指出，医院信息系统是指利用计算机软硬件技术、网络通信技术等现代化手段，对医院及其所属各部门的人流、物流、财流进行综合管理，对在医疗活动各阶段中产生的数据进行采集、存储、处理、提取、传输、汇总、加工，生成各种信息，从而为医院的整体运行提供全面的、自动化的管理及各种服务的信

息系统。医院信息系统是现代化医院建设中不可缺少的基础设施与支撑环境。

一、医院信息系统的发展历史

医院信息系统最早出现在 20 世纪 50 年代中期的美国，当时计算机刚刚开始应用于美国医院，最早主要是用于医院的财务管理，后来逐渐实现了用计算机处理部分医院事务。

从 20 世纪 70 年代末 80 年代初开始，由于技术、资金、需求和设备的限制，当时我国只能在个别医院的个别部门进行 HIS 开发应用。20 世纪 80 年代中期，我国开发了一大批应用系统，但是大多数仅限于单机作业，功能十分有限，主要是以解决单个工作任务为主。90 年代初是我国医院信息系统发展较快的阶段，国家原卫生部医政司主持的医院信息系统开发计划列入"八五"攻关课题。随着网络技术的发展，医院信息系统开始进入了多机、多任务、基于网络服务器的部门级信息系统阶段，少数医院开发并试用了病房医嘱联机处理系统。随着我国经济水平与科技水平的提高、医院规模的扩大、软硬件设施的更新换代，以及患者对医院服务需求的不断提高，我国医院信息系统的发展如火如荼。1996 年，国家原卫生部正式启动"金卫工程"，开发医院信息系统是这一工程的主要任务之一。2002 年我国颁布了《医院信息系统基本功能规范》，后期根据发展需要，进行了不断修订，进一步对医院信息系统的开发过程进行了规范。

纵观我国医院信息系统的发展，按照医院计算机应用类型分类和 HIS 的发展主要分为四个阶段：一是单机应用，主要从事工资、人事、财务、药品、住院、结算等事务管理，各应用间相互独立，数据不共享；二是部门子系统局域网应用，在子系统内的数据共享，如药品、财务、住院等管理子系统，但仍无法达到数据在整个医院的共享；三是整个医院单位内计算机网络的应用，个别规模大、条件好的医院对 HIS 进行了有益的探索和前期性的工作；四是医院之间通过网络的数据共享，通过 Internet 的连接医院之间可以实现远程医疗，通过共享患者的医疗信息对患者进行诊断和治疗。目前随着新一代信息技术的发展，医院信息系统将会更加智能、高效。

二、医院信息系统主要功能

国家卫生部 2002 年公布了《医院信息系统基本功能规范》，2011 年对其进行了修订。新规范中根据数据流量、流向及处理过程，将整个医院信息系统划分为五个部分：临床诊疗部分、药品管理部分、经济管理部分、综合管理与统计分析部分、外部接口部分。各部分组成见图 13-1。

（一）临床诊疗部分

临床诊疗部分以患者信息为核心，将患者整个诊疗过程作为主线。医院中所有科室将沿此主线展开工作。患者在医院的每一步诊疗活动都会产生信息数据。信息系统处理与患者诊疗有关的各种诊疗数据与信息，并将这部分临床信息进行整理、处理、汇总、统计、分析等。整个诊疗活动由各种与诊疗有关的工作站来完成。

1. 门诊医生工作站

医生工作站辅助医生规范、有效地完成患者医疗过程中各项医疗信息处理工作；提供临床医疗环节质量管理的提示和警示标志，严格督导医疗行为规范有序进行；为其他系统和模块提供相关医疗信息；实时掌握患者各种动态信息，产生各种统计报表，方便查询；为医院住院、药品、医技、手术等相关系统和模块提供所必需的输入和输出数据接口。

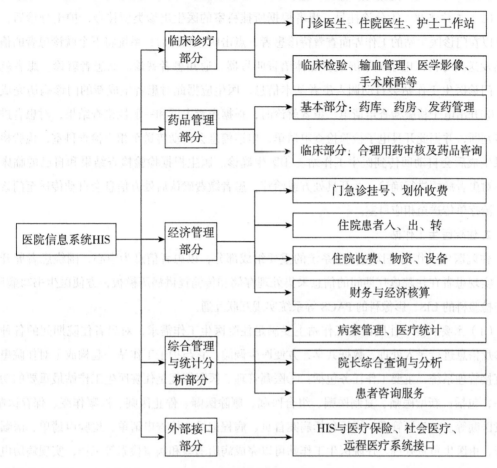

图 13-1　医院信息系统功能组成

（1）主要功能　门诊医生工作站系统的主要任务是录入患者的病情信息，开出检验、检查申请，进行诊断并登记，然后开出处方直接传送到计价收费处进行计价收费。通过这个过程，能够获得完整的门诊患者电子病历，减少计价收费的时间，并能进行各种所需要的查询统计，向其他系统提供患者诊疗信息，为医院的卫生经济管理服务，提供患者在诊室发生的费用信息，为医疗体制改革和医院门诊医疗保险提供强有力的支持。主要功能如下：

①患者身份识别。可支持医院就诊卡、医保卡、患者就诊号和条形码等多种手段识别，涵盖公费、医保、自费等所有类型的患者。②门诊分诊账号。医生可利用工作站，实现分诊叫号。③检验检查申请单。医生可利用门诊医生工作站开出检验、检查申请单，系统完成缴费后，将信息直接传送到相应执行科室做检查报告，报告生成后立刻通过网络返回医生工作站，供医生调阅。④病历录入及调阅。患者确诊时，医生将患者病历信息录入系统，对于复诊患者也可以调阅历史就诊的所有记录，避免因患者对自己病历资料保管不全而造成的就诊信息缺失问题。⑤录入处方。患者确诊后，医生可直接在系统上录入处方，同时关联药房库存及药品价格库，医生根据患者实际情况下达处方。⑥门急诊医生工作量统计。门诊医生工作站可实现对医生工作量的统计查询，依照不同查询条件完成工作量统计。⑦院感上报。当疫情等院感事件发生后，可直接通过工作站向上级报告。⑧入院申请。门诊医生确认门诊患者需要住院治疗并

征得患者同意后，可通过门诊医生工作站直接将信息发送到入院管理处，方便患者入院，节省预约登记时间。

（2）工作流程　①分诊挂号。患者根据所挂科室的医生出诊类型挂号，护士分诊后，医生可以在门诊医生站的工作界面查看待诊患者，点击叫号软件后，系统将下个就诊患者的信息自动发送到等待区电子显示屏或多媒体语音叫号器，通知患者就诊。②患者就诊。患者就诊时，门诊医生工作站会自动调入患者基本信息，医生应据此对患者生成新的门诊病历完成就诊。③开出电子检验检查申请单。患者就诊时，根据患者主诉和一般性检查结果，对患者进行初步判断，并据此开具电子检验检查申请单，申请信息会自动传送至相应检查科室，检验检查结果生成后会自动回传到医生工作站。④医生确诊。医生根据检验检查结果和自己的临床经验，对患者病情进行确诊，并开具处方或治疗，患者缴费确认后处方信息会自动传送至门诊药房，治疗单传送至相应科室。

2. 住院医生工作站

住院医生工作站是医院信息系统的重要组成部分，以患者信息为中心，围绕患者展开工作，实现患者在住院诊疗期间的信息采集处理存储和传输提供病历模板，方便医生书写病历，并与检验科的 LIS、影像科的 PACS 等系统实现互联互通。

（1）主要功能　住院医生工作站主要满足住院医生工作需求，对患者住院期间的各种临床诊疗信息进行录入处理、数据共享，方便医生调阅。它与护士工作站一起构成了对住院患者的直接管理系统，主要工作任务包括：①医嘱管理。医嘱管理是住院医生工作站最重要的功能之一，包括：新增医嘱、复制医嘱、组合医嘱、删除医嘱、停止医嘱、医嘱作废、保存医嘱、签发医嘱等。②病历管理。病历包括病案首页、病程记录、检查申请单、检验申请单、医嘱等内容，由医生负责处理。住院医生工作站可以完成病历书写和病案检索等工作，实现病历电子化，主要功能包括新建和维护病历、模板的管理功能和病历提交。③检验检查申请单及报告查询。住院医生工作站可以开具电子检验检查单，通过与 PACS、LIS 系统的互联互通，住院医生可以直接调用检验检查结果。④其他功能。住院医生工作站还具备教学科研、统计分析、合理用药、监测患者出院带药、院感上报等功能。

（2）工作流程　①接收患者。接收患者一般有几种情况：门诊转入，患者在门诊检查时，医生根据检查结果认为患者需要住院治疗；转院入院，患者由其他医院相关科室转入；急诊转入，患者经急诊诊治后转入医院相应科室进行治疗。②调阅患者信息。正式接收患者后，医生可调阅患者基本信息。③下达医嘱。医生根据对患者的诊断下达医嘱，医嘱信息立即传送到护士工作站，由护士进行医嘱审核和执行。④书写病程记录提交病历。医生必须按照相关法律法规的规定书写病程记录，患者结束治疗后，主治医生需要检查患者病历信息的完整性和准确性并签字确认后，在法律规定的时间内将患者病历提交到病案科归档。

3. 护士工作站

护理工作是医院工作的重要部分。护士根据工作性质可以分为门诊护士、住院护士、手术室护士。护士工作站系统是协助护士对患者进行日常护理工作的计算机应用程序。护士利用该系统核对医生下达的长期和临时医嘱，管理医嘱执行情况，填写护理记录及管理病区床位等。

（1）门诊护士工作站功能　①分诊排队叫号。对已挂号患者进行分诊是门诊护士的重要工作任务。门诊护士负责对已经挂了本科室号的患者进行分类，并将其分配到相应门诊诊间，让患者到指定诊间外候诊，规范就诊秩序。②医生排班。门诊科室医生排班一般由医院门诊办公室安排，也可以由门诊护士来安排本科室门诊排班或调班情况。③门诊日志记录。由于采用医院信息系统，门诊日志的记录变得非常轻松，系统会自动记录患者的信息，便于统计和随访。④填写各类信息卡。可完成各类信息卡填报，便于数据收集统计。

（2）住院护士工作站功能　①医嘱审核。医生开具医嘱后，医嘱信息会自动传送至护士工作站。护士进行医嘱审核，能及时发现问题并提醒医生，从而减少医疗差错。②执行医嘱。将相关医嘱进行审核后，医嘱信息将发送至执行科室和护士进行执行。③退药审核。患者需要退药时，医生开具退药申请单，护士审核后安排人员将药品退回药房。④领药。领药包括病区领药和科室领药。病区领药是根据已经审核的医嘱药品信息到医院中心药房领药；科室领药是根据已经审核的医嘱药品信息在本科室领药。⑤患者管理。包括患者入院的床位分配、床位取消、记账催款、出科登记等。⑥护理记录。记录护士对患者的护理情况。

（二）药品管理部分

药品管理部分主要包括药品的管理与临床使用。医院药品从入库到出库直到患者的使用，是一个比较复杂的流程，它贯穿患者的整个诊疗活动中。这部分主要处理的是与药品有关的所有数据与信息。

（三）经济管理部分

经济管理部分属于医院信息系统中的最基本部分，它与医院中所有发生费用的部门有关，处理的是整个医院中各有关部门产生的费用数据，并将这些数据整理、汇总、传输到各自的相关部门，供各级部门分析、使用并为医院的财务与经济收支情况服务。

（四）综合管理与统计分析部分

综合管理与统计分析部分主要包括病案的统计分析与管理，并将医院中的所有数据汇总、分析、综合处理，供领导决策使用。

（五）外部接口部分

随着社会的发展及各项改革的进行，医院信息系统已不是一个独立存在的系统，它必须考虑通过外部接口实现与医保平台、医疗监管平台、传染病平台等相关系统的互联问题。

三、医院信息系统与健康管理

健康管理属于健康、亚健康及患病人群对其身体健康危险因子的检查、分析和预防治疗管理，目的是使人体恢复健康，并在一定程度上降低医疗费用，提高人群生活质量。伴随着医院信息化技术的深入发展，健康管理已经逐步实现了数字化、智能化和人性化。

（一）健康数据采集

健康数据采集的主要方式为健康体检，健康体检的信息化服务不仅提高了健康数据采集的效率，还扩大了健康数据采集的广度。

1. 健康体检预约服务

（1）网络预约服务　医院网站上开辟有关诊疗对象的健康管理模块，为各个服务对象提供网络全面体检预约服务，并设计多种体检套餐，诊疗对象需要输入个人信息，由系统自动筛选适合诊疗对象的个性化套餐。

（2）现场自助服务　医院场地安装的一种智能研发的自助体检系统，自助项目包括体检各个项目的自助选择、自助体检的实现、自助健康测评及收费系统的使用等，这一信息化功能主要体现个性化特色。

2. 健康体检智能化流程服务

（1）智能识别　在医院信息化健康管理建设工作中，工作人员自主研发各种体检应用软件，包括预约登记系统、套餐选择系统、个人信息填写系统、检查项目系统、信息数据维护系统等，在前台进行录入后体检人员根据自身的头像信息、身份证识别等进行逐一核对，防止在身份识别上出现差错。

（2）优化流程　在自主研发的各项系统中还包括了智能排号系统、自动呼叫系统、自助叫号系统。在未来的发展中，信息化建设还将发展到智能穿戴设备，如体检人员佩戴腕表，移动显示体检情况并引导其至具体诊室的功能。这一过程是对体检过程流程上的优化，以实现合理分配与引导的目的，以智能排队的方式让体检人员的排队时间最短，并保证整个体检流程的井然有序与高效性。

（3）无缝链接　健康管理信息化软件具备了开放性的信息接口，能够实现检查设备及软件之间实时状态的无缝链接，将信息数据上传到统一的信息平台以后，进行专业分析，形成及时的软件设备反馈，传达给医疗人员及体检人员。

（4）资源共享　医院信息化健康管理系统还与医院的电子病历系统、检查信息系统形成无缝链接，医疗人员在撰写体检报告时可随时调用阅览相关的病历及体检人员的历史住院信息，直接动态化地掌握体检人员的所有健康管理资料，在对照诊治过程中避免出现漏诊或误诊的情况。

（5）智能纠错　医院信息化健康管理建设中，其体检系统还包括了智能纠正措施的功能，比如出现了一男性体检人员的检查报告中附带子宫附件彩超，那么系统则会主动以警示的方式提醒医疗人员此体检者的性别不符，无法进行项目的选择与操作，从而起到预防出错的作用，也在很大程度上避免了不必要的医疗纠纷。此外，信息化系统还具备质控的智能登录统计功能，以帮助医疗人员对整体的体检对象进行质控管理。

（6）分级检诊　医院信息化健康管理系统还具备了普检申请会诊的功能，其中针对检查报告具有审核的作用，一旦发现一些特殊的疑难病症，将动态化检测网络上的逐级会诊情况，及时找到可靠的参照标准，同时更好地预防漏诊或误诊情况的出现。

（二）健康数据的使用

1. 建立电子档案

电子档案是一种无纸化体检数据的呈现方式，其管理基础是对体检人员的有效识别，因此可采用健康管理软件，在操作过程中将软件与体检人员的个人信息与体检信息相结合，组成电子档案。电子健康档案的建立，可帮助医疗人员及体检人员随时查阅或调用资料信息，形成一种个性化、即时性的操作功能。

2. 实现网络服务

进入网络服务环节，要充分运用当前发展的各种网络交流工具及平台，如网站的咨询系统、微信咨询、微博宣传、视频讲座会诊等，让更多的人了解健康体检的重要意义，并细分各个体检项目，掌握保健常识。

3. 进行实时监测

这一环节也必须充分利用物联网的相关技术，以健康管理监测功能对评估结果进行正确的指导，全面反映体检人员在不同时期、不同阶段及不同环境下的实时健康状况，对体检人员进行全时段的监控与管理。这一过程的监测必须保证是动态化、延续性且长时间的，监测指标包括血压、体脂、血氧、血糖、心电等，再由物联网技术将相关数据上传到平台主页面中，由医疗人员全天候进行检测、指导、解读，充分发挥指标数据对体检人员身体健康的反映功能和价值。

4. 运用网络诊断

针对一些在进行体检后确定必须使用药物进行干预的疾病患者，健康管理中心还要为其提供绿色就诊渠道，如将所有医疗人员及同种异常疾病反应的患者信息上传至平台中，让体检人员进行双向选择，更充分了解疾病信息及诊治渠道，从而得到一致性的有效诊断。

5. 危险信息提示

如果体检人员的体检结果中出现了危急值，提示其身体健康状况存在异常，需要及时进行干预，那么体检系统将会对这种情况进行自动及时的提示反应，同时针对体检人员体检报告的风险进行专业性的分级，提供可选择的咨询室。体检人员再次拿到体检报告时可准确获取相关疾病的咨询与治疗科室信息。

第二节　电子健康档案

2022 年 11 月发布的《"十四五"全民健康信息化规划》已将电子健康档案建设纳规划入。居民电子健康档案与健康管理系统的应用越来越广泛。

一、电子健康档案的概念

2009 年 12 月，原卫生部印发了《关于规范城乡居民健康档案管理的指导意见》，明确了健康档案的定义。健康档案是医疗卫生机构为城乡居民提供医疗卫生服务过程中的记录，是以居民个人健康为核心、贯穿整个生命过程、涵盖各种健康相关因素的系统化记录。

居民健康档案主要包含了个人基本信息、体检信息、重点人群健康管理记录和其他就医服务记录四个方面。通过健康档案的记录能够逐步了解居民的健康状况及变化、影响健康的有关因素、居民享受卫生保健服务的过程，是进行社区卫生服务管理的重要保障。

电子健康档案（Electronic Health Record，EHR）是电子化的居民健康档案，它是存储在计算机系统中，能够提供安全保密的终身个人健康档案，以满足居民自我保健、健康管理和健康决策需要，贯穿整个生命过程，涵盖各个方面健康相关信息的收集，具有保存备查功能的电子化记录。

居民电子健康档案将居民个体健康卫生信息存储于网络信息系统中，是涵盖居民整个生命周期各种健康状况的档案。完整、准确、有效的健康档案，能够满足居民健康管理的需要。我国于 2009 年发布《健康档案基本架构与数据标准（试行）》，开始实施居民健康档案管理标准化建设。健康中国战略的提出进一步提高了对居民健康档案管理的要求。从出生开始，记录新生儿、婴幼儿、学龄前期的生长发育、健康状况与预防保健管理信息；妇女生育各期，特别是妊娠期的健康管理信息；老年人健康管理与各时期患病时的医疗保健信息等，是陪伴一个人终生的、全面的、综合的、连续性的健康资料。

二、电子健康档案的发展历史

随着对电子病历系统化研究的日益深入，西方国家纷纷成立专门的研究小组，致力于对电子健康档案的研究，他们普遍以建立元数据和信息模型为主要路线和方法，规范数据收集，以增进健康档案信息共享为目标。

我国电子健康档案的发展是伴随着近几年卫生信息化、社区卫生服务的发展及纸质档案的建立而展开的。自 1997 年《中共中央、国务院关于卫生改革与发展的决定》发布以来，各地积极探索和发展社区卫生服务工作，作为社区卫生服务内容之一的健康档案工作也发展迅速。我国电子健康档案的建设和应用，在经济发达地区发展速度较快，电子健康档案的建档率较高，在经济欠发达地区，特别是农村地区基层卫生服务部门，对电子健康档案的建设还不够，各地区发展不平衡。在经济发达地区，多地已启用居民电子健康档案系统，并实现了市、县、镇、村四级医疗机构联网，多数居民拥有了自己的个人电子健康档案。

2022 年 11 月发布的《"十四五"全民健康信息化规划》中指出，到 2025 年，每个中国居民将拥有一份动态管理的电子健康档案和一个功能完备的电子健康码，二级以上医院将基本实现院内医疗服务信息互通共享，三级医院将实现核心信息全国互通共享，全员人口信息、居民电子健康档案、电子病历和基础资源等数据库更加完善，初步建设形成统一权威、互联互通的全民健康信息平台支撑保障体系，基本实现公立医疗卫生机构与全民健康信息平台联通全覆盖。未来将统筹推进全民健康信息平台等基础设施建设，提升基层医疗机构网络覆盖水平，增强网络承载能力，推进全国各医疗机构医疗信息共享；加强数据安全管理、隐私保护，保障患者个人健康档案信息安全，推进全民健康信息平台等基础设施建设，支持医疗数据共享。

三、电子健康档案的相关标准和评级

从信息来源角度看，通过建立电子健康档案可以逐步建立起一个跨业务系统、跨生命时期、跨行政区域，持续积累、动态更新、共建共用的信息系统。因此制定科学合理、统一、灵活适用的电子健康档案数据标准，是建立电子健康档案的关键。

2009 年原卫生部颁布《健康档案基本架构与数据标准（试行）》，2017 年印发了《国家基本公共卫生服务规范（第三版）》，提出 12 个业务规范所涉及的信息内容，2012 年 2 月印发了《城乡居民健康档案基本数据集（WS3652011）》。

电子健康档案数据标准目前主要包括：健康档案数据元分类代码标准；健康档案公用数据元标准；健康档案相关卫生服务基本数据集标准。

1. 健康档案数据元分类代码标准

电子健康档案中的数据元之间是层次结构关系，为健康档案中来源于各种卫生服务记录的所有信息（数据元）。建立一个统一的、标准化的信息分类框架，使得不同的信息（数据元）根据其不同的特性，能够分别定位和存储在相应的层级结构中，方便健康档案信息利用者的快速理解和共享，需要从信息学角度对数据元进行科学分类与编码。

2. 健康档案公用数据元标准

目前，电子健康档案公用数据元标准中共包含公用数据元1163个，191个数据元值域代码表。

健康档案32个相关卫生服务基本数据集中两个或两个以上数据集中都包含的数据元，称为公用数据元。公用数据元是不同业务领域之间进行无歧义信息交换和数据共享的基础。健康档案公用数据元标准规定了健康档案所必需收集记录的公用数据元最小范围及数据元标准，目前包含2252个。

3. 健康档案相关卫生服务基本数据集标准

基本数据集是指构成某个卫生事件（或活动）记录所必需的基本数据元集合。与健康档案相关的每一个卫生服务活动（或干预措施）均对应一个基本数据集。基本数据集标准规定了数据集中所有数据元的唯一标识符、名称、定义、数据类型、取值范围、值域代码表等数据元标准，以及数据集名称、唯一标识符、发布方等元数据标准。

针对健康档案的主要信息来源，目前已制定出健康档案相关卫生服务基本数据集标准共32个。按照业务领域分为3个一级类目：基本信息、公共卫生、医疗服务。其中"公共卫生"包含4个二级类目：儿童保健、妇女保健、疾病控制、疾病管理。儿童保健包含出生医学证明基本数据集、新生儿疾病筛查基本数据集、儿童健康体检基本数据集、体弱儿童管理基本数据集；妇女保健包含婚前保健服务基本数据集、妇女病普查基本数据集、计划生育技术服务基本数据集、孕产期保健服务与高危管理基本数据集、产前筛查与诊断基本数据集、出生缺陷监测基本数据集；疾病控制包括预防接种基本数据集、传染病报告基本数据集、结核病防治基本数据集、艾滋病防治基本数据集、血吸虫病患者管理基本数据集、慢性丝虫病患者管理基本数据集、职业病报告基本数据集、职业性健康监护基本数据集、伤害监测报告基本数据集、中毒报告基本数据集、行为危险因素监测基本数据集、死亡医学证明基本数据集；疾病管理包括高血压病例管理基本数据集、糖尿病病例管理基本数据集、肿瘤病例管理基本数据集、精神分裂症病例管理基本数据集、老年人健康管理基本数据集。

4. 电子健康档案的相关评级

2022年7月国家卫生健康委下发《关于做好2022年基本公共卫生服务工作的通知》，指出2022年基本公共卫生服务重点工作之一是全面推进电子健康档案普及应用。2022年9月中央网信办等四部门制定了《数字乡村标准体系建设指南》，在医疗信息化方面提出要规范医疗信息互联互通、远程医疗服务、智慧养老平台等方面的建设。包括电子病历信息、电子检查检验报告互认、医疗卫生机构信息化评级、远程医疗服务平台建设、远程会诊系统建设、养老服务场所信息化、电子健康档案、智慧养老服务等标准。2022年11月，国家卫生健康委、国家中医药管理局、国家疾病预防控制局联合发布《"十四五"全民健康信息化规划》，提出到2025年，初步建设形成统一权威、互联互通的全民健康信息平台支撑保障体系，基本实现公立医疗卫生机构与全民健康信息平台联通全覆盖。到2025年，全面建成联动、协同、共享的"三医健康医疗大数据中心""三医联动平台""三医共用服务网"，并联通覆盖所有的公立医疗卫生机构；综合性三级医院电子病历应用五级水平、互联互通标准化成熟度四甲水平通过率达到100%，综合性二级医院电子病历应用四级水平、互联互通标准化成熟度三甲水平通过率达到100%。2018年《电子病历系统应用水平分级评价管理方法及评价标准》正式发布，未来对电子健康档案评级将逐步完善，实现健康记录连续的衔接。

四、新一代信息技术在电子健康档案中的应用

由于医疗机构电子健康档案信息的海量和特殊性，借助新一代的信息技术实现电子健康档案数据采集自动录入系统，是未来医院电子健康档案的建设目标。电子健康档案数据采集自动录入及整个电子健康档案管理信息系统建设依托于大数据、区块链、人工智能、物联网等新的网络信息技术的应用，电子健康档案将在健康管理过程中发挥重要作用。

1. 大数据技术在电子健康档案中的应用

大数据电子健康档案能够更加全面地获取居民的基本信息、身体状态、患病情况等，可实现全生命周期的健康管理。通过运用大数据电子健康档案，能够在患者进行诊疗的过程中对相同的数据信息进行合理筛选，消除不必要的重复内容，为不同医疗机构开展诊治赢得更多宝贵时间，避免病情因拖延而恶化。同时，大数据电子健康档案也能够作为患者开展自我健康管理的依据，有助于他们保持自身良好的行为习惯，还能在遵照医疗机构治疗建议的过程中作为病情变化的参考内容，消除不必要的心理顾虑。

2. 区块链技术在电子健康档案中的应用

区块链技术支持创建和维护大型分布式数据库，是实现电子健康档案互联互通的理想解决方案，在实现各区域档案互联互通的同时可节省大量的中介成本；保证多副本数据的一致性，提高档案数据的利用性和存取效率；实现分级存储和节点间数据的实时共享，消除了单点故障风险和数据碎片差异，提高档案存储的可靠性和安全性。

3. 人工智能、物联网技术在电子健康档案中的应用

人工智能技术发展迅速，借助人工智能深度学习技术，电子健康档案的数据采集平台可以通过卷积神经网络、自动编码器等算法，将自然语言的医疗记录翻译成结构化记录，经过标注和编码，可以自动提取各种医学名词，并按预定格式进行编排，彻底解决电子健康档案看似无法突破的难题。同时简体印刷文字 OCR 识别、标准普通话语音识别等功能基本可直接应用于电子健康档案信息采集工作。采用大规模分布式平台、医疗知识图谱、医疗语料库等算法，可实现电子健康档案的结构化翻译。人工智能技术将充分挖掘电子健康档案价值，为临床研究、新药研发和健康管理提供支撑，物联网技术的发展为电子健康档案提供了精准、直接、实时的数据源。云计算的发展，减轻了电子健康档案的存储成本和压力。未来电子健康档案也将在健康管理过程中更加智能、高效。

第三节　电子健康档案的构建和管理技术

国家卫生健康委、财政部、国家中医药管理局联合发布《关于做好 2022 年基本公共卫生服务工作的通知》，明确全面推进电子健康档案普及应用，要求以"居民为中心"的个人健康档案数据跨机构、跨区域动态收集，持续推进电子健康档案向居民个人开放。本节主要讲解电子健康档案的构建和管理技术。

一、电子健康档案的建立

（一）建立健康档案的基本要求

1. 资料的真实性

健康档案是由各种原始资料组成的，反映了居民当时的健康状态，记录时一定要通过调查获取真实的结果，不可杜撰。已经记录在案的资料，不能出于某种需要随意改动。

2. 资料的科学性

健康档案作为医学信息资料，应按照医学科学的通用规范记录。各种图标制作、文字描述、计量单位应符合相关规定，疾病名称为标准的医学名词术语，疾病手术分类应符合国际疾病与手术分类要求，各类健康问题描述应符合医学规范要求。

3. 资料的完整性

健康档案记录的内容必须完整，首先各类资料必须齐全，应当包括个人、家庭和社区三部分；其次所记录的内容必须完整，如居民个人健康档案应当包括患者的就医背景、病情变化、评价结果和处理计划等。

4. 资料的连续性

健康档案以问题为导向记录居民的健康问题，每次患病的资料可以累加，从而保证了资料的连续性。通过病情流程表，可以把健康问题的动态变化记录下来。

5. 资料的可用性

健康档案要充分发挥其使用价值，应保管简便，查找方便。因此健康档案的设计要科学、合理，记录格式要简洁、明了，文字描述要有条理、清晰。

（二）电子健康档案的形成

1. 医务人员收集数据

在居民首次接受健康体检或就诊时，医务人员可以为同意建立健康档案的居民建立电子健康档案。医务人员按照临床医疗、健康保健、疾病控制与管理规定的程序，根据患者所述的个人健康资料，通过信息系统进行完整、客观、真实、准确地记录，个人健康资料分为客观健康资料和主观健康资料。

（1）客观资料收集 客观健康资料指由工具、仪器、设备及医务人员能观察到的各项数据，主要通过人工录入或数据填报的方式输入各类信息系统中。

（2）主观资料收集 主观数据指经医务工作者通过临床数据综合加工和分析后做出的主观判断或结论。通过构建结构化信息模型，可录入诊断、手术等信息，并可按照自然语言描述，通过结构化文档录入临床诊疗情况，也方便重点关注的临床数据信息的提取。

2. 信息系统间交换数据

电子健康档案的数据是来源于众多信息系统的结果。在医疗机构中，电子病历的数据主要来源于各种医生站、护士站、检验系统、放射系统、手术麻醉系统、心电监护系统、重症监护系统、会诊系统等临床信息系统。这些系统在运行的时候会产生各种申请、审批、处理、反馈等数据。整个临床工作中产生的符合病历规范的医疗记录，以及具有医疗合理性证据的文档，都是电子病历的一部分。在各医疗机构之间，共享电子健康档案需要满足相同的信息交换标准。电子健康档案架构标准必须能提供信息一致、内容完整准确的电子健康记录信息。

3. 电子健康档案的内容架构

（1）电子健康档案基本架构与数据标准 原国家卫生部于 2009 年发布了《健康档案基本架构与数据标准（试行）》，对健康档案的系统架构、健康档案的基本内容和信息来源、数据标准进行了规范。《健康档案基本架构与数据标准》主要包括两部分内容。第一部分是"健康档案基本架构"，包括健康档案的基本概念和系统架构、健康档案的作用和特点、健康档案的基本内容和信息来源。第二部分是"健康档案数据标准"，包括健康档案相关卫生服务基本数据集标准、健康档案公用数据元标准、健康档案数据元分类代码标准。健康档案的各项标准是一个不断完善的过程，随着业务发展和实际需要在应用中不断补充、不断发展。原卫生部制定的《城乡居民健康档案基本数据集（WS 365-2011）》从标准层面在全国范围内统一规范了居民健康档案填写项目的元数据属性，指导城乡居民健康档案信息收集、存储、共享及健康档案系统建设。

（2）电子病历内容基本架构 医疗机构的电子病历是电子健康档案重要的组成部分之一。我国电子病历内容基本架构是结合原卫生部和国家中医药管理局颁布的病历书写基本规范（2010）和中医病历书写基本规范（2010）。2012 年 5 月电子病历基本数据集通过了原卫生部卫生标准委员会的会审。国家原卫生计生委于 2014 年 5 月发布了《电子病历基本数据集第 1 部分：病例概要》等 20 项卫生行业标准。

二、电子健康档案的管理

电子档案有助于医生对疾病正确诊断、评估、治疗，是教学、科研、保险和法律的重要资料。如何确保信息安全，有效利用好电子健康档案，是目前电子健康档案使用管理中的重中之重。

1. 电子健康档案的应用基础

健康管理机构应当设立专门的管理部门，配备管理人员，负责电子健康档案的管理工作，负责电子健康档案相关系统的建设、运行和维护，确保电子健康档案系统的安全、稳定运行；应建立健全电子健康档案的管理制度，包括人员操作、系统维护和变更的管理规程，出现系统故障时的应急预案等；配备专（兼）职人员负责电子健康档案的质量控制和使用管理，包括质控检查、归档、存储、保管、调阅与复制、封存与启封、保存等管理工作。

（1）电子健康档案的访问控制 参与卫生服务活动的医务人员在实施医疗活动时扮演着不同的角色，他们在电子健康档案平台中产生数据，并共享其他人的数据。电子健康档案包含个人基本资料和诊疗信息，若在网络环境下发生信息泄露会对个人隐私造成极大威胁。因此，对于每个医疗服务的提供者和获取者，需要确立其在电子健康档案中的角色，并根据角色授权其运用信息系统的特定功能模块。

（2）电子健康档案的数据存储 基于健康档案的区域卫生信息平台的数据存储模式是信息架构要考虑的重要内容之一。数据存储模式主要有三类：集中式、分布式和联邦式。集中式指建立一个统一的数据中心，把一个区域内需要共享的数据集中存储在数据中心。分布式指数据分散在不同的机构和地点，通过区域卫生信息平台将患者的访问需求转移到所需的信息系统中。联邦式是集中与分布相结合的数据存储模式，对于用户经常访问的数据集中在数据中心，其余分散在不同地点或机构。

NOTE

2. 电子健康档案的使用

（1）首次建档　在居民初次接受健康体检或就诊时，为同意建立健康档案的居民建立电子健康档案，并发放居民健康档案信息卡，以备复诊和随访使用。首次建档一般由接诊的乡镇卫生院和社区卫生服务中心医务人员负责。建档内容包括居民个人的健康档案和家庭健康档案。

（2）疾病复诊　复诊居民出示居民个人健康档案信息卡后，接诊医师从系统中调取对应电子档案信息，通过阅读健康档案熟悉患者基本情况，了解患者既往疾病情况后针对本次就诊情况填写接诊记录、更新健康档案相关内容。需要转诊、会诊、住院的患者，由接诊医师填写转诊记录、会诊记录、住院记录。接诊完毕后将电子健康档案提交归档。

（3）健康随访　当确立了入户服务或随访对象，并完成随访后，责任医师应核查随访对象的个人健康档案，按照有关管理规范要求进行随访，保证健康管理的连续性。

本章小结

电子健康档案的重要组成部分是医院信息系统。本章从医院信息系统展开，先介绍医院信息系统，再介绍电子健康档案和电子健康档案的构建。

了解电子健康档案及其相关知识，可以让我们理解信息技术在健康信息管理中的作用，理解健康信息的产生过程。健康管理信息化，首先需要健康信息的信息化，信息的创建、存储和共享是电子健康档案得以有效利用的关键。按照国家相关标准创建电子健康档案可保障信息互联互通，利于疾病的管理与诊治，利于健康的评估与管理。

练习题

一、填空题

1. 医院信息系统是指利用_____和_____等现代化手段，对医院及其所属各部门的_____进行综合管理，对在医疗活动各阶段中产生的数据进行采集、存储、处理、提取、传输、汇总、加工生成各种信息，从而为医院的整体运行提供全面的、自动化的管理及各种服务的信息系统。

2. 健康档案是医疗卫生机构为城乡居民提供_____的记录，是以_____健康为核心、贯穿_____，_____的系统化记录。

3. 电子健康档案（Electronic Health Record，EHR）是_____的居民健康档案，它是存储在计算机系统中，能够提供安全保密的_____。

二、选择题

（　）1. 下面不是医生工作站的功能是____。

　　A. 获取患者信息　　B. 执行医嘱发药　　C. 记录病历　　　　D. 办理住院

（　）2. 医院信息系统英文缩写是____。

　　　　　　A. CIS　　　　　　B. HIS　　　　　　C. RIS　　　　　　D. LIS

（　　）3. 下列工作不能由护士工作站来完成的是_____。

　　　　　　A. 医嘱查询　　　　　　　　　　B. 记录患者生命体征

　　　　　　C. 耗材管理　　　　　　　　　　D. 变更患者医嘱

　　三、判断题（请在正确表述后面的小括号内打"√"，错误的打"×"）

　　1. 健康管理机构应当设立专门的管理部门，配备管理人员，负责电子健康档案的管理工作，负责电子健康档案相关系统的建设、运行和维护，确保电子健康档案系统的安全、稳定运行。（　　）

　　2. 居民电子健康档案是一种将居民个体健康卫生信息存储于网络信息系统中的、涵盖居民疾病情况的档案。（　　）

　　3. 门诊医生工作站可实现对医生工作量的统计查询，可依照不同查询条件完成工作量统计。（　　）

　　四、简答题

　　1. 简述医院信息系统的概念和主要模块。

　　2. 什么是电子健康档案？

　　3. 建立健康档案的基本要求是什么？

　　五、讨论题

　　请谈谈新一代信息技术会给电子健康档案管理带来哪些变化。

NOTE

第十四章 云计算与健康管理平台系统

扫一扫，查阅本模块PPT、视频等数字资源

学习目标

通过本章的学习，你应该能够：

掌握 云计算的基础概念、技术特点；目前国内健康云平台的基本功能及应用场景；

熟悉 健康云平台主要结构；健康云平台主流技术；各技术在健康管理过程中完成或实现的功能。

了解 云计算技术的发展历程；云平台的服务形式；云计算在健康服务与管理行业应用中的机遇与挑战。

章前引言

  及时、快速、准确地将所采集到的用户多源异构健康数据上传并有效存储起来，是对用户进行健康管理的前提和基础。通过健康评估，识别健康危险因素，及时将干预措施和健康建议等相关信息传输给用户、监护人或其家庭医生，对用户采取有针对性的服务，可以有效保证健康服务的效果。

  云计算凭借其分布式存储、虚拟化技术、分布式资源管理、智能管理平台和分布式计算等核心技术，能解决健康数据的传输、存储、利用等技术和应用问题。国家为加强居民健康管理，期待构建全民健康数据库，而各机构的健康管理云平台将是全民健康数据的基础和重要组成部分。

  健康管理服务的对象是健康人群、亚健康人群、慢性病风险人群和疾病康复人群，其以健康风险因素检测预防或"零级预防"为重点，将预防的关口前移，以维护和促进个体或群体身心健康为目的。

  用户的健康状态应该依据其日常生活过程中监测出来的各类信息分析与判别，多源异构的健康数据采集、传输、存储、应用等全过程需要一个统一机制来协调和管控，云计算的技术与特点正好满足了健康管理与服务的需求。

  本章首先介绍了云计算的特点、发展历程、核心技术、在医疗健康领域的应用，再以目前最新的基于智能穿戴设备的健康云平台系统为基础，分析健康云平台的基本架构、技术特点及相应的功能，最后以不同体检系统为例，借助网络资源完成本章实训。

第一节　云计算概述

一、云计算技术的发展

维基百科对云计算的定义：云计算是一种基于互联网的计算方式，通过这种方式，共享的软硬件资源或信息资源可以按需提供给计算机或其他设备。

云计算被视为互联网的第三次革命，因为它的出现，社会的工作方式和商业模式也在发生巨大的改变。云计算经历了萌芽、起步和快速发展几个阶段，现在，云计算已经发展到较为成熟的阶段。

1959年6月，英国计算机学者克里斯托弗·斯特雷奇（Christopher Strachey）在国际信息处理大会上发表了一篇有关虚拟化的论文，正式提出了虚拟化的概念。虚拟化是云计算基础架构的核心，是云计算发展的基础。

2004年Web2.0会议举行，Web2.0成为当时的热点，这也标志着互联网泡沫破灭，计算机网络发展进入了一个新的阶段。在这一阶段，让更多用户方便快捷地使用网络服务成为互联网发展亟待解决的问题，与此同时，一些大型公司也开始致力开发大型计算能力的技术，为用户提供了更加强大的计算处理服务。

2006年8月9日，Google首席执行官埃里克·施密特（Eric Schmidt）在搜索引擎大会（SES San Jose 2006）首次提出"云计算"（Cloud Computing）的概念，这在云计算发展史有着巨大的历史意义。

2007年以来，云计算成为计算机领域最令人关注的话题之一，同样也是大型企业、互联网建设着力研究的重要方向。云计算的提出，使互联网技术和IT服务出现了新的模式，引发了一场变革。

2008年，微软发布其公共云计算平台（Windows Azure Platform），由此拉开了微软的云计算大幕。同样，云计算在国内也掀起一场风波，许多大型网络公司纷纷加入云计算的阵列。2009年1月，阿里软件在江苏南京建立首个"电子商务云计算中心"。同年11月，中国移动云计算平台"大云"计划启动。

二、云平台

云计算将计算作为一种服务而不是一种产品交付用户，在这种服务中，计算资源、软件和信息如同日常的水、电一样通过互联网交付给计算机和其他的计算媒介。依据商业模式的不同，云计算按照部署模式可以分为三大类：公有云、私有云和混合云。

1. 公有云（Public Clouds）

公有云是面向大众提供计算资源的服务，由商业机构、学术机构或政府机构拥有、管理和运营，在服务提供商的场所内部署。用户通过互联网使用云服务，根据使用情况付费或通过订购的方式付费。

公有云一般通过Internet使用，优势是成本低，扩展性非常好。缺点是对于云端的资源缺乏控制，保密数据的安全性、网络性能和匹配性问题不能保证。公有云服务提供商有美国的 Google 和微软、中国的阿里云、腾讯云、华为云等。

2. 私有云（Private Clouds）

私有云是为一个企业单独使用而构建的，该企业拥有基础设施，并可以控制在此基础设施上部署应用程序的方式，提供的所有应用只对内部员工开放。私有云可部署在企业数据中心的防火墙内，也可以将它们部署在一个安全的主机托管场所，其核心属性是专有资源。

与公有云相比，私有云使用成本高，但私有云的数据、安全性和服务质量有更好的保证。如金融、保险行业等大企业为了兼顾行业、客户隐私，不可能将重要数据存放到公共网络上，故倾向于架设私有云。

3. 混合云（Hybrid Clouds）

混合云是公共云和私有云的混合物。采用云计算的混合方法意味着将业务的每一部分投入最能满足其需求的云环境中。许多企业将重要数据放在私有云中，并将其他数据放在公共云中，以最大限度地满足客户的需求。混合云可以提供最大的灵活性、最高的速度和最好的安全性。

三、云平台的服务形式

按照云计算提供的服务，可将云平台的服务形式划分为三个层次，分别是 IaaS（Infrastructure as a Service，基础设施即服务）、PaaS（Platform as a Service，平台即服务）、SaaS（Software as a Service，软件即服务）。

1. IaaS

IaaS 通过网络对外提供 IT 基础设施资源，将计算、存储等基础资源封装成服务，可帮助用户快速拥有硬件资源，面向企业或开发者。

在这种服务模式中，用户不用自己构建一个数据中心，而是通过租用的方式来使用基础设施服务，包括服务器、存储和网络等。例如，用户可直接购买腾讯云服务器来使用，而不用自己构建机房、网络、存储等设备。

2. PaaS

PaaS 通过网络提供无服务器的应用开发环境，将互联网资源服务转换为可编程的接口交付，可帮助用户快速开发应用程序，面向开发者。

例如，百度 AI 开放平台提供通用文字识别的云端 PaaS 服务接口，开发者可直接调用提供的 API 或使用 HTTP SDK 对图片中的文字进行识别，能够快速完成文字识别程序的开发。

3. SaaS

SaaS 通过网络提供软件服务，将软件应用封装成服务，用户可利用互联网随时随地通过客户端界面访问软件。

例如，通过浏览器或者手机端 APP 登录百度网盘上传下载文件；WPS 云办公，不需要下载安装 WPS Office，通过浏览器就可以在线编辑各种文档，还可实现文档的多人在线实时协作，满足企业协同办公需求。

NOTE

四、云计算的主要技术

云计算的主要技术有分布式存储技术、虚拟化技术、分布式资源管理技术、智能管理平台和分布式计算等。

(一)分布式存储技术

传统的网络存储系统采用集中的存储服务器存放所有数据,存储服务器成为系统性能的瓶颈,也是可靠性和安全性的焦点,不能满足大规模存储应用的需要。分布式存储技术是一种新型的数据处理技术,主要是将数据分布存储在多台独立的设备上,在分布存储的数据之间构建联系,从而构建出一个虚拟的存储设备。这样可充分利用网络的优势,把网络上相对零散的存储空间虚拟为一个整体并作为数据存储的主体,不仅提升了网络存储资源的利用率,满足了存储数据的需求,同时为用户提供了数据共享通道,方便进行数据交换。

比如"雪亮工程",它是以县、乡、村三级综治中心为指挥平台、以综治信息化为支撑、以网格化管理为基础、以公共安全视频监控联网应用为重点的"群众性治安防控工程"。它通过三级综治中心建设把治安防范措施延伸到群众身边,发动社会力量和广大群众共同监看视频监控,共同参与治安防范,从而真正实现治安防控"全覆盖、无死角"。"雪亮工程"对存储设备提出了大容量、高读写性能、高可靠性、低延时及可扩展性等需求。这样大规模的视频数据应用场景,就需要一个技术先进、性能优越的存储系统作为后端数据存储的支撑者。分布式存储技术很好地满足了这一点。

(二)虚拟化技术

虚拟化是云计算最重要的核心技术之一,为云计算服务提供基础架构层面的支撑,是信息和通信技术(Information and Communication Technology,ICT)服务快速走向云计算的最主要驱动力。虚拟化增强系统具有弹性和灵活性,可以降低成本、改进服务、提高资源利用效率。从表现形式上看,虚拟化又分两种应用模式:一是将一台性能强大的服务器虚拟成多个独立的小服务器,服务不同的用户;二是将多个服务器虚拟成一个强大的服务器,完成特定的功能。这两种模式的核心都是统一管理,动态分配资源,提高资源利用率。在云计算中,这两种模式都有比较多的应用。虚拟化技术的本质主要分为四方面:分区、隔离、封装和相对于硬件独立。

1. 分区

分区意味着虚拟化层为多个虚拟机划分服务器资源的能力;每个虚拟机可以同时运行一个独立的操作系统(相同或者不同的操作系统),使用户能在一台服务器上面运行多个应用程序;每个操作系统只能看到虚拟化层为其提供的"虚拟硬件(虚拟网卡、CPU、内存等)",以使它认为运行在自己的专用服务器上。

2. 隔离

虚拟机是相互隔离的。一个虚拟机的崩溃或者故障(如操作系统故障、应用程序崩溃或者驱动程序故障等),不会影响同一个服务器上的其他虚拟机,一个虚拟机中了病毒不会影响其他虚拟机,就像每个虚拟机都位于单独的物理机器上一样。

虚拟化技术可以进行资源控制以提供性能隔离。可以为每个虚拟机指定最小和最大资源使用量,以确保某个虚拟机不会占用所有的资源而使得同一系统中的其他虚拟机无资源可用;

也可以在单一机器上同时运行多个负载、应用程序、操作系统，而不会出现应用程序的冲突。

3. 封装

封装意味着将整个虚拟机（硬件配置、BIOS 配置、内存状态、磁盘状态、CPU 状态）存储并独立于物理硬件的一小组文件中，这样，只需要复制几个文件就可以随时随地根据需要复制、保存和移动虚拟机。

4. 硬件独立

虚拟机运行于虚拟化层之上，只能看到虚拟机化层提供的虚拟硬件；此虚拟硬件也同样不必考虑物理服务器的情况；虚拟机可以在任何服务器（IBM/DELL/HP 等）上运行而无须进行任何修改，这样就打破了操作系统和硬件及应用程序和操作系统、硬件之间的约束。支持高可用性、动态资源调整，极大地提高了系统的可持续运行能力。

（三）分布式资源管理技术

分布式存储技术的应用必然要求引入分布式资源管理技术。在多节点的并发执行环境中，各个节点的状态需要同步，在单个节点故障时，系统需提供有效的机制以使其他节点不受影响，从而保证系统状态的稳定。

全球各云计算方案 / 服务提供商们都在积极开展相关技术的研发工作，目前，国外 Google、IBM、微软、Oracle/Sun 等，国内的阿里、腾讯、华为等在内的许多厂商都有分布式资源管理方案推出，这些技术专业性太强，在此不做深入分析。

（四）智能管理平台

云计算资源规模庞大，服务器数量众多并部署在不同的场所，同时运行着数量庞大的应用系统，如何有效地管理这些服务器并保证整个云系统提供持续的服务是巨大的挑战，这需要云计算系统具有高效调配大量服务器资源并使其相互协同工作的管理技术。而方便部署和开通新的业务、迅速发现并恢复系统故障、实现大规模系统可靠的运营是智能平台管理技术的核心。

对云计算服务提供商而言，云计算的公有云、私有云和混合云三种模式对平台管理的要求是不一样的。对用户而言，ICT 资源共享的控制、对系统效率的要求及相应成本投入预算不相同，所需要的云计算系统规模及可管理性能也大不相同。因此，云计算平台管理方案多为定制化需求，以满足不同场景要求。

目前，国外 Google、IBM、微软、Oracle/Sun 等，国内的阿里、腾讯、华为等在内的许多服务提供商都有云计算平台管理方案推出。这些方案能够帮助企业实现基础架构整合、硬件资源和软件资源的统一管理、统一分配、统一部署、统一监控和统一备份，使企业云计算平台价值得以充分发挥。

（五）分布式计算

分布式计算采用了一种思想简洁的分布式并行编程模型 Map-Reduce，这种编程模型和任务调度模型将应用分解成许多小的部分并分配给多台计算机进行处理，这样可以节约整体计算时间，提高计算效率，主要用于数据集的并行运算和并行任务的调度处理。

1. 分布式计算特点

（1）资源共享　稀有资源可以共享，如计算、网络、存储、应用、服务、服务器等。

（2）计算均衡　通过分布式计算可以在多台计算机上平衡计算负载（分配多台进行并

NOTE

处理）。

（3）合理利用　可以把程序放在最适合运行它的计算机上（合理利用资源）。

2. 分布式计算的优点

（1）可靠性、高容错性　一台服务器的系统崩溃不会影响其他的服务器。

（2）可扩展性　分布式计算机系统可以根据需要增加更多的机器。

（3）灵活性　新的服务可以很容易被安装、实施和调试。

（4）计算速度快　分布式计算机系统可以有多台计算机的计算能力，比其他系统有更快的处理速度。

（5）开放性　分布式计算机系统是一个开放的系统，本地和远程都可以访问该服务。

（6）高性能　相对于集中式计算机，网络集群可以提供更高的性能及更高的性价比。

第二节　云计算在医疗健康服务领域的应用

一、在医疗机构中的应用

云医疗，是指在云计算、移动技术、多媒体、5G 通信、大数据及物联网等新技术基础上，结合医疗技术，使用云计算来创建医疗健康服务云平台。与传统医疗相比，云医疗具有便捷高效、公平均等、规模庞大等显著优势。当前，各大医院纷纷探索基于互联网的云医疗问诊新模式，对准"看病难、看病贵"问题的分化解决，推进医疗健康服务的优质高效发展，助力健康中国建设。

目前应用范围较广的"云医疗"形式主要有云医院、云医疗健康信息平台、云医疗教育系统等。

1. 云医院

云医院打通了线上线下的诊疗服务。患者可以通过手机、电脑等登录医院网页或 APP，选择在线挂号、在线问诊等服务。云医院可以为患者提供部分常见病、慢性病复诊、家庭医生签约服务。通过远程诊疗服务，专家和患者可以实时远程视频交流，还可以实现多地专家医生对患者的远程综合诊治，足不出户就能通过互联网享受优质医疗资源等快捷服务，真正减轻患者就医负担。云医院服务体系通过健康档案数据中心的联网共享，可以实现市级、县级、社区医院的诊间预约、跨院转诊、影像网络会诊等服务，全面改善患者就医体验。

2. 云医疗健康信息平台

云医疗健康信息平台将电子病历、预约挂号、电子处方、电子医嘱，以及医疗影像文档、临床检验信息文档等整合起来，建立一个完整的数字化电子健康档案（EHR）系统，并将健康档案通过云端存储，便于提供今后医疗的诊断依据及其他远程医疗、医疗教育信息的来源等。

3. 云医疗教育系统

云医疗教育系统主要基于云医疗健康信息平台基础，以现实统计数据为依据，结合各地疑、难、急、重症患者进行远程、异地、实时、动态电视直播会诊，进行大型国际会议全程转播，并组织国内外专题讲座、学术交流和手术观摩等，可极大地促进云医疗事业的发展。

二、在卫生行政管理机构中的应用

云计算技术应用到卫生管理、监督信息化领域，可降低卫生行政管理工作的物力、人力成本，并提高工作效率。相比较传统的信息化建设模式，云计算模式具有硬件设施投资少、对技术人员要求低、系统可靠性强、数据安全性高、资源利用率高等特点。

第三节　健康管理服务平台

随着人们对健康需求的增多和对健康服务质量要求的提高，人们越来越期待能对自身生命体征进行长时程监测和身体状态的及时关注，这就需要具有生物信息检测与提取能力的可穿戴或便携式设备对人体生物特征信息进行长时程采集，健康物联网平台将设备采集的生物信号传输到健康云平台，通过健康云平台对采集信号进行分析处理，完成用户身体状态评估，通过云平台的电脑端或移动端向有健康管理需求的用户提供其需要的健康信息，并为用户提供相应的健康管理服务，以此实现用户健康信息早监测、早评估、早干预，满足人们对健康管理的需求。这种业务场景和需求模式已初步形成，而且行业中也有不少企业在搭建和运营此类健康服务模型。图 14-1 是目前我国比较流行的一种基于智能穿戴设备健康管理服务平台系统的顶层架构。

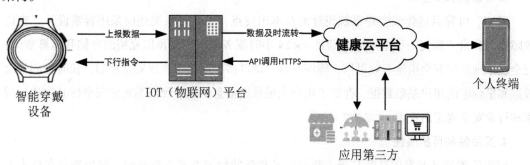

图14-1　一种基于智能穿戴设备健康管理服务平台的系统架构

一、健康管理服务平台系统的特点

从图 14-1 来看，健康云平台需要来自各类穿戴设备或便携设备采集的时间序列数据、用户自动检测的标准生物指标数据或一些自动分析模型评估得到的健康评估结果数据（包括一些图形等），从功能角度来看，需要对来自多源异构数据提供存储并能对这些数据依据不同需求进行相应处理的能力，这样才能为用户与健康管理服务人员（健康管理师、营养师、心理咨询师、医师和其他护理人员）提供需求与服务的对接，保证平台上所有用户的健康服务需求能得到可靠的满足，健康服务人员的服务能得到恰当的评价与认可。

这是一个健康信息采集、传输、存储、分析与评估、干预、效果反馈整个链条完美覆盖的系统，为实现安全开放的健康管理服务，这个平台必须满足开放性和标准化、实用性和先进性、可靠性和安全性、灵活性和可扩展性的要求。

1. 开放性和标准化

整个服务平台系统面向用户可以对接各类标准接口的设备，而面向线下各健康管理服务提供方，可为各类健康管理服务机构（中医馆、健康服务中心）、社区服务中心、社区医院甚至各大中型医院健康管理中心和治未病中心提供用户长时程监测信息与健康状态的分析结果，这些信息并非线下西医体检检测的指标结果，而是用户日常生活状态下的真实生命体征指标，是用户真实生命状态最直接的呈现和反映，其中反映的一些结果和信息是常规医院体检科或用户就诊时所做的检查结果所不能复现和替代的。

这些生命体征监测设备可以是手环、智能手表、腰带、吊坠、睡眠床垫等各种形态的生命体征采集器，但所有采集的生命信号必须通过统一的物联网平台上传到健康云平台，这就要求整个服务平台系统必须具有标准化的信息接口和通讯协议，只有满足相应协议的健康监测设备，才可以通过其开放的接口将数据上传。

2. 实用性和先进性

健康需求是真实存在的社会刚需，实用性是整个平台的基础。大量不同类型的设备采集的各类海量健康数据与医疗数据将被统一有效存储，提供易于扩展的离线计算和批处理架构，以满足各类分析与社会健康状况的评估。健康管理服务平台系统具有对用户的健康和医疗数据进行智能分析能力，通过权威机构的专业知识库、健康指南等的决策支持，借助数据建模、机器学习和挖掘算法，实现用户健康状况的个性化分析、疾病预防和预测等。

3. 可靠性和安全性

稳定、可靠且运作安全是系统设计的基本出发点，重要子系统还应采用容错设计，支持故障检测和自主恢复。该系统应该满足 7×24 小时服务需求，并预留充裕的存储和运算空间。安全性原则是指安全措施有效可信，能够在软、硬件多个层次上实现安全控制。长时程的健康数据和平台中的用户基础数据，存储了用户大量私密信息，软、硬件系统的安全性必须达到国家和行业安全规定的要求。

4. 灵活性和可扩展性

健康监测设备的发展日新月异，新的技术和新的检测方式不断涌现，整个平台在技术上必须支持相应的技术升级与扩展。随着人们生活水平的提高，人们对健康的需求也在同步甚至加速提升，平台服务的用户数量和第三方应用的数量也会迅速增加，平台系统必须能适应这种需求，并能实现热扩展。

二、物联网平台

基于智能穿戴设备健康管理服务平台采集的数据量大，传输的时效性要求高，数据敏感度较高等特点，对于数据的传输、交换与存储过程要求就很高。图 14-2 是物联网（Internet of Things，IOT）平台数据传输、交换与存储与应用的架构图。

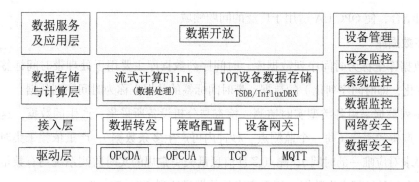

图 14-2 IOT 数据传输、交换、存储与应用的架构图

（一）各层功能

1. 驱动层

用于提供标准或者私有协议连接物理设备的软件开发工具包（Software Development Kit，SDK），负责设备的数据采集和指令控制，基于 SDK 可实现驱动的快速开发。

2. 数据接入层

负责设备数据的收集和转发，设备网关提供设备数据接入管理服务，并对设备进行安全认证及权限管理。

3. 数据存储与计算层

平台中数据有两类：智能穿戴设备采集的原始数据、依据原始数据评估后得出的健康结果数据。对于设备采集的原始数据采用时序数据库 TSDB/ InfluxDBX 临时存储，而进行了健康评估后的原始数据和评估结果数据通过数据仓库技术（Extract-Transform-Load，ETL）将数据存储到 hadoop 中，可提供数据查询和分析服务；平台使用 Presto/Druid 提供快速查询；使用 flink 进行实时计算和分析服务。

4. 数据服务及应用层

通过利用数据计算层的结果和存储层提供的海量数据，在其上构建相关的医疗健康应用，开发数据接口服务供给合作伙伴。

（二）核心技术

1. OPC UA

开放平台通信（Open Platform Communications，OPC）统一架构（Unified Architecture，UA）是一种安全可靠的工业通信信息联动平台的国际标准。该标准使不同品牌产品间及不同平台（OS、编程语言、数据格式）间的数据交换成为可能，为各种设备的自动化和智能化的实现提供了支持。

OPC UA 提供一致的集成地址空间和服务模型，允许单个服务器将数据、警报和事件及历史记录集成到其地址空间中，并使用一组集成的服务提供对它的访问，这些服务包括一个集成的安全模型。允许服务器为客户端提供从地址空间访问对象的类型定义；允许使用信息模型来描述 Address Space 的内容。可以以多种不同格式公开数据，包括二进制结构和 XML 或 JSON 文档。通过 Address Space，客户端可以向服务器查询描述数据格式的元数据。

OPC UA 不限于单个层次结构，还增加了对节点之间许多关系的支持，因此，服务器可以根据一组客户端通常希望查看数据的方式，以各种层次结构呈现数据，这种灵活性与对类型定

NOTE

义的支持相结合，使 OPC UA 适用于广泛的问题领域。

2. 时序数据库

时序数据库全称为时间序列数据库。时间序列数据库主要用于处理带时间标签（按照时间的顺序变化，即时间序列化）的数据，带时间标签的数据也称为时间序列数据。

时间序列数据是由各类型实时监测、检查与分析设备所采集、产生的数据，这些数据的典型特点：产生频率快（每一个监测点一秒钟内可产生多条数据）、严重依赖采集时间（每一条数据均要求对应唯一的时间）、测点多且信息量大（常规的实时监测系统均有数量庞大的监测点，监测点每秒钟都产生数据，每天产生的数据量达到 GB、TB 级）。

但由于关系型数据库天生的劣势导致其无法进行高效的存储和数据的查询。时序大数据解决方案通过使用特殊的存储方式，使得时序大数据可以高效存储和快速处理海量时序数据，是解决海量数据处理的一项重要技术。

时间序列数据库广泛应用于物联网（IoT）设备监控系统、企业能源管理系统（EMS）、生产安全监控系统、电力检测系统等行业场景的专业数据库产品，提供高效写入、高压缩比低成本存储、预降采样、插值、多维聚合计算、查询结果可视化功能，解决由于设备采集点数量巨大、数据采集频率高而造成的存储成本高、写入和查询分析效率低的问题。

3. 流式计算

在传统的数据处理过程中，总是先收集数据，然后将数据存储到数据库中。当人们需要某些结果时就对存储的数据做统计查询或运用其他技术对数据进行分析，得到答案或进行相关的处理，此类处理方式为批量计算。此类问题中，存储和处理的是静态数据，所记录的事件或事物状态与时间没有直接关系。

而在一些时间分布和数量上无限的一系列动态数据处理场景中，如健康管理监测某人的生命体征时，这些生命体征的值是持续不断地产生并存储的，而且这些值必须带有精确的时间标记，以准确表达事件与事件之间的顺序关系，因为，一旦错乱便有可能导致计算的结果错误。如健康管理，如果监测的人群数量极大，每个人的带时间序列的生命体征数据持续不断地提供过来，要想对这些人进行实时生命状态的监测，则必须对这些数据进行实时处理，以达到健康监测与管理的目的。此类处理方式为流式处理。

流式计算还没有统一的定义，其实际就是对数据流进行处理，是实时计算。批量计算则统一收集数据，存储到数据库中，然后对数据进行批量处理的数据计算方式。两者的区别主要体现在以下几个方面。

（1）数据时效性不同　流式计算实时、低延迟，批量计算非实时、高延迟。

（2）数据特征不同　流式计算的数据一般是动态的、没有边界的，而批处理的数据一般是静态数据。

（3）应用场景不同　流式计算应用于实时场景、时效性要求比较高的场景，如实时推荐、业务监控，批量计算一般针对批处理，应用于实时性要求不高、离线计算的场景下，如数据分析、离线报表等。

（4）运行方式不同　流式计算的任务是持续进行的，批量计算的任务则一次性完成。

4. 设备权限及数据安全

（1）安全认证及权限管理　IOT 平台为每个设备颁发唯一的证书，需要证书通过后才能允许设备接入 IOT 平台。最小授权粒度一般是做到设备级。证书分为两种：一种是产品级证书，一种是设备级证书。产品级证书拥有最大的权限，可以对产品下所有的设备进行操作。设备级证书，只能对自己所属的设备进行操作，无法对其他设备进行操作。因此每个接入 IOT 平台的设备都在本地存储一个证书。每次与云端建立连接时，都要把证书带上。以便 IOT 平台云端安全组件核查通过。

（2）数据加密　设备传输层使用安全传输层（Transport Layer Security，TLS）加密、验证证书机制，防止中间人攻击。TLS 是建立在传输层 TCP 协议之上的协议，服务于应用层，它的前身是安全套接字层（Secure Socket Layer，SSL），它实现了将应用层的报文进行加密后再交由 TCP 进行传输的功能，以保证数据传输过程的安全。

三、健康云平台

分布于各地健康监测设备采集的用户数据通过 IOT 平台上传至健康云平台，该平台要对这些数据进行存储、分析，对出现异常情况的用户进行相应的预警，并依据用户的监测数据，满足相应条件时，根据健康管理规则（如连续佩戴 24 小时或有效数据时长超过规划限度）给用户出具健康报告。对于健康人群，平台提供自我健康管理的行动计划，该计划给出一定期限（一周或半个月）内用户在饮食、运动、神志、药食同源食品调理或穴位自我按摩等方面的行动计划，用户可以在平台上选择、自我定制或请健康管理师协助制订该计划，用户依据计划内容每天坚持完成相关任务并上传计划完成情况，在用户执行计划过程中，平台通过用户佩戴的监测设备采集的用户健康数据对其健康状态进行持续跟踪评估，在设定的计划周期结束时，给出用户的健康趋势报告，分析用户执行健康计划的实际效果，并按照用户意愿制订新的健康管理计划以便继续执行。目前能完成这些功能的某健康管理机构的健康云平台架构见图 14-3。

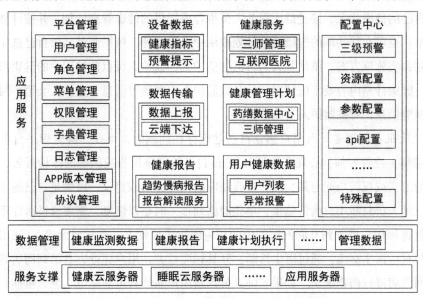

图 14-3　健康云平台架构

1. 服务支撑

该部分为健康云的基础设施，为了满足服务的开放性和数据管理的安全性，该健康云部署为混合云，直接部署在阿里云服务平台上。包括健康数据存储与管理、健康状态评估、健康报告管理等健康类服务的服务器群；支持睡眠数据采集与分析的服务器群；健康管理计划的制定、执行与管理，用户基础数据管理等服务器群；网络与数据安全服务等服务器群。

2. 数据管理

平台上存储的数据有以下几个类别：

（1）用户的基础数据　包括性别、出生日期、既往病史等。

（2）设备长时程监测的带有时间标签的用户健康数据　包括通过 PPG 或 ECG 采集的脉搏波或心电图提取而得到的特征值、其他传感器或设备采集的生命体征数据（心率、血氧、体温，甚至血压、血糖值）、运动状态数据、睡眠数据等。

（3）健康报告数据　根据设备监测的连续生命体征结果，通过智能模型对用户的健康状态进行评估，得出该用户的健康状态报告内容；依据报告的结果，对于亚健康状态或慢病人群提出调理和健康管理建议。

（4）设备数据　设备的型号、对应关联人等。

（5）基础数据　包括角色（监护人、家庭医师、负责的健康管理师）、权限，预警管理数据等。

3. 应用服务

健康云平台的使用者有三类：在平台接受健康管理服务的用户、系统管理员、健康服务提供者（医师、健康管理师、营养师、心理咨询师等）。

（1）用户　可以通过平台进行注册，提交自己的既往病史及与健康相关的信息；如果拥有穿戴设备或平台认可的其他便携式健康监测设备，用户可以通过平台移动端扫描并绑定该设备；通过移动端查看自己的生命体征信息。用户可以在移动端浏览平台提供的各类资讯信息，查看自己的健康报告；在平台上提交自己的健康报告给自己选定的健康管理师等健康服务人员，咨询自己的健康状况，接受健康服务人员推荐或提供的健康管理计划，并按计划实施自己的健康方案；也可在移动端的健康管理计划模块中自我测评，依据测评结果自己选定相应的健康管理计划并实施该方案。添加某人为自己的监护人，监护人可以监护用户的健康报告，查看其体征值、健康计划内容及实施情况，一旦被监护人出现预警信息，监护人会第一时间收到平台提供的预警信息，对被监护人实施监护。

（2）健康服务提供者　当用户感觉自己健康存在问题时，可在三师管理平台上选择自己的健康管理师（或营养师、心理咨询师），上传自己的健康报告或医院的体检报告，通过三师管理平台的语音或视频功能与其交流，接收相应的调理方案或建议，以满足自己健康服务的需求。如果三师人员判断用户病情偏重，单凭健康调理一时难以恢复，需要通过医疗手段才能解决问题，就将该用户推荐到互联网医院中的相应医生（原则上，首诊要面诊）；该用户在互联网医院中与对应医生交流，通过医生诊断，开具相应处方，用户凭处方自己到药店购药或通过平台的联网药店进行药物配送。如果三师人员判断用户病情有可能是危、急、重症，可建议其尽快到医院就诊或直接拨打 120 接诊，以免影响救治时机，危及用户生命。

（3）系统管理员　系统管理员为 IT 人员，主要负责系统的正常运行和相应的参数设置，确保用户和健康服务提供者能通过平台满足各自的需求；按规定进行安全演练，防止相应的攻击，确保平台安全；定期查看系统相应的性能参数，防止平台宕机，确保系统的稳定性；对系统进行正常的升级改造，使系统能满足用户新的需求。

第四节　云计算在健康服务与管理行业应用中的机遇与挑战

《"健康中国 2030"规划纲要》和《健康中国行动（2019—2030 年）》的颁布、推广与实施，标志着随着人民温饱问题的解决，民生的重心将向解决人民健康的问题上转移。大量的老年人、慢性病和亚健康群体的存在，注定了健康问题的全面解决是一项漫长而艰巨的事业，而国民健康意识的缺乏又为这一项艰巨的事业增添了健康教育的阶段和过程。

一、机遇

1. 充足的用户资源

"健康中国 2030"规划纲要中明确提出"鼓励社会力量举办规范的中医养生保健机构，加快养生保健服务发展""鼓励社会力量兴办医养结合机构。优先支持社会力量举办非营利性医疗机构"。截至 2021 年，我国中医类门诊部、中医类诊所和中医馆超过 7 万家，而且规模还在继续扩大；规范的业务开展与监管，需要基于云技术的信息平台的支撑。社会力量大量进入健康服务与管理行业，为云计算技术的应用提供了充足的用户资源。

2. 海量电子健康信息

完整而有效的健康信息是用户管理自己的健康状态与卫生行政部门对居民健康监管的基础，而这部分的信息将是海量的。利用云计算的数据存储服务，可以构建健康信息服务平台，为每位患者建立其电子健康信息档案。统一规范的电子健康档案信息是健康信息能共享的基础，而云技术的运用则是健康档案实现健康信息共享的最基本手段。

3. 慢性病或特殊病种的有效管理

将云计算技术应用到健康平台服务中，可有效对用户的个人健康信息进行收集，对用户的相关病情在平台上进行识别，并通过平台对特殊疾病的用户进行验证，结合其电子健康档案对病情进行有效管理。比如高血压、糖尿病等慢性病人群，虽然社区卫生机构对他们进行了日常健康管理，但由于适宜技术的缺失，这些人群的健康状态和实际情况监管并没有完全到位。对诸如精神病等一些特殊病种患者电子健康信息的掌控，通过相应的技术手段可有效了解该类用户群体的健康状态和实际情况，帮助国家和地方建立健全特殊病种的报告管理及组织，有助于相应的制度完善和管理。

4. 协助公共卫生健康突发事件管理

云计算的出现，为公共卫生机构疫情突发事件的管理提供了新的方式。2020 年的新冠疫情暴发不久，为公众出行和复工提供便利，加强疫情防控和应急管理的要求，抗击新冠病毒疫情，国家相关机构迅速搭建疫情防控应急二维码统一标识平台，通过接口实现全国数据的互通共享。该平台通过二维码实时监控分析受控场所（县区村镇、居民小区、产业园区、企业工厂、场站馆所、学校、商超等）出入人员情况、个人流动轨迹及健康情况，为管理部门采取相应措施提供了数据支撑。

NOTE

二、遇到的挑战

1. 各医疗机构间及医联机构与健康管理机构间数据互通与共享困难

主要原因：①各医疗机构和健康管理机构的数据标准不统一，没有统一的数据架构和命名规则，数据难以互通与共享。②各机构信息化程度不一。除了公立三甲医院，其他医疗与健康管理机构的信息化程度普遍偏低，如社区卫生服务中心大多仅具有临床信息系统（Clinical Information System，CIS）和 HIS，而大部分健康管理机构仅有客户关系管理（Customer Relationship Management，CRM）无法很好地完成数据对接。③管理上条块分割，没有形成统一的健康管理机制。临床医疗、健康管理这两大业务板块及所服务的区域与人群，分属不同的部门或机构，责、权、利的分配还远没有统一，也没有统一的机构或部门来协调。④健康管理的考核机制和规则还没有形成。目前我国在卫生与健康方面还是以临床医学为主，预防医学与康复医学仅仅是一些辅助。

2. 居民对健康管理缺乏足够的认识，健康管理服务开展不顺畅

目前除北、上、广、深等一线发达城市居民对健康管理具有相对良好的认知和合作意愿外，其他多数城市的社区居民健康管理意识不强，而广大农村居民对于健康管理工作的配合度更低；一些街道居委会工作人员对于健康管理的重要性也没有足够的认识和重视。

3. 医务人员对于健康管理工作重视不够

目前我国医务人员的数量不足，各大医院在职医生的诊治工作量大；社区医护人员数量更少，而且从事健康管理工作在经济上收益欠佳。

本章小结

健康监测数据的采集、传输、存储与应用需要强大的 IT 技术作为支撑，云计算技术的出现为大规模人群的健康管理提供了可能。本章首先分析了云计算的历史、基本部署模式和主要技术，再结合目前行业已有的健康管理云平台介绍了常用健康云平台的组成及各部分的功能和相关技术，最后通过一个实训案例，让学生具体操作，真正感受一个云平台的特点。

了解云计算相关技术，特别是健康管理行业常用云平台的架构和技术特点，可以让我们在更深入掌握一些 IT 技术的同时，为我们在今后的健康管理工作中明确自己在数据采集、传输、存储的技术路线打下基础，以便在后续工作中能更好地运行技术提供条件。

练习题

一、填空题

1. 云计算按照部署模式可以分为三大类：_____、_____和_____。

2. 云计算按照服务层次分为三个层次：_____、_____、_____。

二、选择题

（   ）1. ＿＿＿基础设施即服务。消费者通过 Internet 可以从完善的计算机基础设施获得服务。例如：硬件服务器租用。

        A. IaaS   B. PaaS   C. SaaS   D. DaaS

（   ）2. ＿＿＿平台即服务。例如：我们展示的云桌面产品。

        A. IaaS   B. PaaS   C. SaaS   D. DaaS

（   ）3. ＿＿＿软件即服务。它是一种通过 Internet 提供软件的模式，用户无须购买软件，而是向提供商租用基于 Web 的软件，来管理企业经营活动。例如：我们现在手机里的各种应用型 APP。

        A. IaaS   B. PaaS   C. SaaS   D. DaaS

（   ）4. ＿＿＿在五个方面有出色的表现：数据安全；服务质量（SLA）；充分利用现有硬件资源；支持定制和遗留应用；不影响现有 IT 管理的流程。

        A. 公有云   B. 私有云   C. 混合云   D. 行业云

三、判断题（请在正确表述后面的小括号内打"√"，错误的打"×"）

1. 私有云的缺点是企业需要有大量的前期投资，需要采用传统的商业模型。（   ）

2. 平台即服务是云计算平台层的外在表现形式，是云计算平台提供的一类重要的功能集合。（   ）

3. 云计算服务是指一种通过网络交付和使用计算资源的服务模式，提供网络、计算、存储、软件、内容等资源服务。（   ）

4. 云计算环境下数据量急速膨胀，传统关系型数据库难以应对且成本较高。（   ）

5. 各国政府都非常重视云计算产业发展，但并未在政府内部广泛推行云计算应用。（   ）

四、简答题

1. 什么是云计算？

2. 云计算的主要技术有哪些？

3. 设计一个健康管理服务云平台应该满足哪些基本原则？

五、讨论题

云计算在健康服务与管理行业中有哪些应用？

NOTE

扫一扫，查阅本模块PPT、视频等数字资源

第四部分　综合篇

第十五章　移动健康管理 APP

学习目标

通过本章的学习，你应该能够：

掌握　移动健康管理 APP 的特点，利用现有移动健康管理 APP 完成检前评估、制定个性化体检项目。

熟悉　移动健康管理 APP 在健康领域的应用。

了解　移动 APP 的开发技术、门户 APP 和小程序的特点及应用。

章前引言

　　智能手机、平板电脑等移动设备和移动互联网应用的广泛流行，iOS、安卓等应用市场中移动健康 APP 的数量迅速增长，这些 APP 不仅得到了更多患者、消费者的了解和采纳，也在一定程度上获得了专业医护人员的青睐，优质的健康管理服务能为满足百姓身体健康多元化需求提供便利方式，加强预防保健服务，给予潜在患者指导，以防患于未然，在提升生活质量的同时，大幅度降低医疗成本，进一步缓解医疗资源紧张等问题，提升了人们参与健康管理的意识和主动性。随着互联网技术的快速发展，由传统的健康管理模式延伸到"互联网＋健康管理"成为必然的选择，实现从新奇应用到主流服务的蜕变。

本章首先介绍了移动 APP 的技术架构、开发模式、门户 APP 的应用、小程序特点及其应用，然后重点介绍了移动健康 APP 的健康管理，最后以检前评估 APP 为例，完成本章的实训。

第一节　移动 APP 的概述

一、概念

移动应用（Mobile Application，MA）是指智能手机、平板电脑和其他移动设备上运

行的电脑软件应用程序，可分为基于移动设备本地（操作系统）运行的原生应用（Native Application，Native APP）和基于高端机浏览器运行的网页应用（Web Application，Web APP）。广义移动应用包含个人及企业级应用，狭义移动应用指企业级商务应用，可分为消息应用、现场应用、管理应用及自主应用等。

二、技术架构

移动 APP 即移动设备上的应用软件，移动应用技术架构包括统一基础架构层和基础架构层，统一基础架构层为平台的运行提供了基础的运行环境，指云平台、操作系统、网络、存储、数据库和编译器等，以实现资源的按需分配和快速部署。业务逻辑层是系统架构中体现核心价值的部分，关注点主要集中在业务规则的制定、业务流程的实现等与业务需求有关的系统设计，对数据业务进行逻辑处理。见图 15-1。

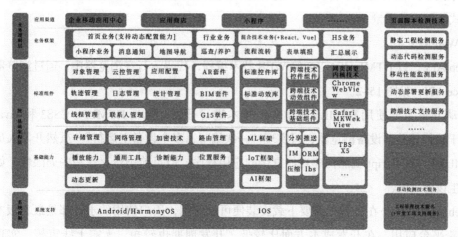

图 15-1 移动应用技术框架

三、开发模式

目前移动 APP 开发主要分为三种模式：原生应用（Native Application，Native APP）、网页应用（Web Application，Web APP）和混合应用（Hybrid Application，Hybrid APP），见图 15-2。

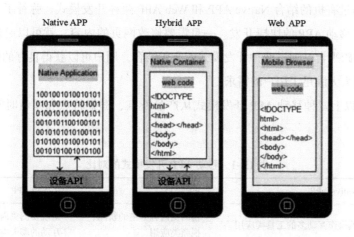

图 15-2 移动 APP 开发模式

NOTE

1. Native APP

Native APP 也称原生应用开发模式，主要针对的是本地的应用开发，按照操作系统的不同主要划分为两类，一是针对 Android 平台进行的 Java 语言开发，二是基于 iOS 平台的 Swift 语言开发，见图 15-2。

从图 15-2 中可以看到，原生 APP 内部运行的是二进制数据（机器码）；也就是说，原生语言最后是直接转换为二进制数据执行的，并且可以直接调用底层的设备 API，如日历和地理位置等。

Native APP 是一种优势和劣势并存的开发模式，优势在于具有执行速度快、依赖网络少、良好的用户体验、界面动画感强的诸多特点，程序开发者可以简便地调用操作系统提供的各类功能，例如信息推送、摄像头调用、读取通讯录等操作。主要的劣势：具有较长的开发周期、学习成本高、无法实现跨平台开发、繁琐的版本升级等，这在一定程度上会影响 Native APP 开发模式的用户使用量。

2. Web APP

Web APP，以 HTML+JS+CSS 等 WEB 技术编程，代码运行在浏览器中，通过浏览器来调用 Device API，见图 15-2。

移动 Web 主要使用 HTML5 移动 Web 技术进行开发，包括 HTML5、CSS3 和 JavaScript 等。由于只依赖移动设备浏览器，可实现"一次编写，多个设备上运行"。虽然开发人员只使用 HTML5 和 JavaScript 就能构建功能复杂的应用程序，但目前仍然存在一些局限性，如无法访问原生设备 API。

Web APP 的优势在于其不需要下载安装便可以应用，用户使用的永远都是最新版本，而且能够跨平台应用，在开发成本方面比较低，开发周期也较短。无需上线审核，实现 Web 与 APP 的相互交换和跳转，HTML5 可减少浏览器插件的使用。其不足之处则在于只可通过 HTML5、JS 提供的 API 来实现部分功能的应用，对网络环境的要求比较高，需要较大的流量，过于依赖浏览器，这种移动应用开发模式，主要运用于一些需要进行实时更新的应用中。

3. Hybrid APP

Hybrid APP 是一种混合的移动 APP 开发模式，见图 15-2，有机结合了 Native APP 和 Web APP 两种开发模式，通过使用原生语言，Web View 可以简单快捷地显示在网页上。Hybrid APP 开发模式通过有机的结合 Native APP 和 Web APP 两种开发模式，弥补了二者之间的不足之处，可以实现移动 APP 的快捷开发。一旦需要修改网页的内容，就可以通过服务器的修改实现整体功能的跨平台。通过两种开发模式的有机结合，用户可以获得良好的体验感，移动终端的功能和性能大大满足了用户的需求。

表 15-1 将以上三种移动 APP 开发模式从产品特点、框架特点和项目时间等角度进行了对比。

表 15-1　移动 APP 开发模式的对比

对比点		Native APP	Web APP	Hybrid APP
产品特点	适用对象	偏操作互动多的工具类应用	偏浏览内容为主的新闻、视频类应用	偏既要浏览内容又有较多操作互动的聊天类应用

NOTE

续表

对比点		Native APP	Web APP	Hybrid APP
框架特点	开发成本	要为 IOS、Android 和 WP 系统各自开发一套 APP	只需开发一套 APP，即可运用到不同系统平台	Native 部分：需要为 IOS、Android 和 WP 系统开发 Web 部分：只要开发一个
	维护成本	不仅要维护多个的系统版本，还要维护多个历史版本（如有的用户使用 3.0 版本，有的用户使用 2.0 版本等）	只需维护最新的版本	Native 部分：要维护多个的系统版本和历史版本 Web 部分：只要维护最新的版本
	版本发布	需要安装最新 APP	不需要安装最新 APP	Native 部分：需要安装最新 APP Web 部分：不需要安装最新 APP
	资源存储	本地	服务器	本地和服务器
	网络要求	支持离线	依附网络	大部分依附网络
项目时间	开发时间	耗时漫长	耗时最少	耗时中等
	人员配比	需要 IOS、Android 和 WP 各自系统的开发	会写网络语言的开发	大部分工作由写网页语言的开发系统，再加上不同系统的开发

第二节　门户 APP 和小程序平台及其应用

一、门户 APP 及其应用

（一）网络门户与门户 APP

网络门户（Web portal）指的是用户上网的第一站，网络门户是一种以高度个性化的方式，提供交互访问相关信息、应用软件及业务流程的软件平台技术，通过实现基于组件的模块化模型，可将网络门户组件（Portals）方便地插入网络门户基础架构中。

门户 APP 指提供某类综合性互联网信息资源并提供有关信息服务的平台手机应用软件。门户 APP 分为综合门户 APP、地方门户 APP、行业门户 APP 等。

（二）门户 APP 的应用

1. 资讯服务

（1）新闻资讯　涉及生活、娱乐、社会、财经等各方面内容，在文字传播的基础上增添了短视频，直播 VR/AR 等多媒体形式，用户可以进行评论、收藏、转发等互动交流，甚至成为信息的传播者。

（2）智能推荐　主流智能推荐算法，高质量资讯全方位满足个性化信息需求，全量推送、

NOTE

个性化推送和本地推送信息。

（3）公益服务　增加调查、投票等功能，汇集公益洪流等。

2. 行业专业服务

（1）在线咨询　通过专业、准确、耐心、快捷的在线咨询服务，解决用户疑问。如春雨医生 APP，聚焦"轻问诊"模式，为患者提供在线问诊服务，解答患者关于身体不适的提问。

（2）资源建设　建设完整的、系统化的数字资源管理和应用平台，可实现资源的科学管理和高效利用。如人民好医生 APP，其客户端依托于全国三甲医院专家资源，实现"名医直播互动""权威医院医生数据库""互联网医院服务"等功能，为用户提供全方位、全周期的健康管理服务，见图 15-3。

（3）专业知识库　专业知识库是系统的核心之一，可加快知识和信息的流动，有利于知识共享和交流，实现组织的协作和沟通，实现对客户知识的有效管理。如丁香园 APP 知识库覆盖专业的医学、医疗、药学、生命科学知识，收录国内外权威机构发布的指南、专家共识，有利于学术交流、继续教育、用药指导、职业发展等。见图 15-4。

（4）社交服务、在线商城等扩展服务　可通过图片、文字、视频、直播等，增加用户的黏性和活跃度。

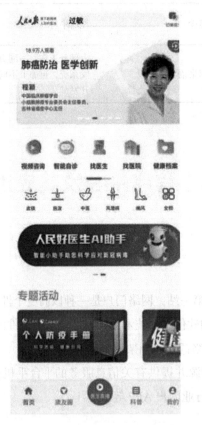

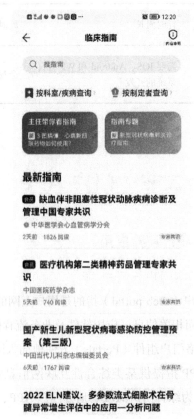

图 15-3　人民好医生 APP　　　　图 15-4　丁香园 APP

3. 政务服务

①提供涵盖人社、房产、企业、公证、不动产登记、法律等数十项政务服务。②通过政民互动信息提问、查询，为公众和政府之间搭建互动交流平台。③在政府有效公开政务信息的同时，实现信息订阅，为公众获取政府信息提供选择。④提供公交出行、路况大数据、公共自

行车、交通指数查询，实现地图导航等。

二、小程序及其应用

（一）小程序的特点

小程序是一种不需要下载和安装就可以使用的应用程序，正在发展成为连接人、服务和场景的全新媒体形态。

1. 触手可及

用户扫一扫或者搜一下即可打开应用，不用关心是否安装太多应用的问题，应用无处不在，随时可用。

2. 即用即走，负担较小

小程序无须下载、注册、卸载，用户用完后就可以迅速离开，也不会占用户较多的内存，更不会对用户造成更多的打扰。

3. 开发成本及运维成本较低

与传统 APP 相比，小程序的开发成本及后期运维成本较低，开发周期短、推广成本低，具有十分强大的技术优势，可快速响应场景化需求，适合在短时间内快速验证用户的真实需求。

4. 更流畅的使用体验

小程序对比传统 APP 而言，其功能更为聚集，减少了大量入口步骤，给用户带来的是更为直观的使用体验，让用户更快捷地找到想要的东西，以更直观的方式满足用户的需求。

5. 开放生态

不同平台的小程序产品只需简单修改几行代码，即可低成本、高效地在多个平台迁移运行，获得更广阔的流量空间，更好实现流量变现和成交转化。小程序的出现打破了流量分发的规则，商家可通过小程序经营自己的私域流量，再通过私域流量进行商业化。

（二）小程序的应用

1. 资讯类小程序

相对于传统资讯类 APP 的高度中心化，小程序可对内容进行细分化输出，精准布局内容，快速完成用户关注选项，避免繁杂的、无用信息的干扰，让传统媒体在内容产出和分发上更为贴近读者。

2. 游戏类小程序

游戏类小程序的二级分类主要集中于益智、休闲、棋牌、动作、角色、竞技等，与健康相关的游戏不仅让用户感受到快乐，更能在游戏中帮助用户意识到健康的重要性。

3. 工具类小程序

用户通过搜索、扫码或者好友的推荐就能使用，也可在平台规则内探索有趣味、有创意的工具供用户使用。

4. 生活服务类小程序

生活服务类场景已经涵盖公共服务、医疗、教育、酒店、旅游等诸多行业，提供差异化服务，满足用户不同需求，用户可根据自身需要，按兴趣及需求去查找目标信息，按信息内容的行业和信息类型、信息范围归类，主动去查询所需的信息，实现精细化运营。

第三节　移动健康 APP

一、概念

移动健康应用程序（Mobile Health Application，M-Health APP）是指与健康相关的应用程序，美国国立卫生研究院（National Institutes of Health，NIH）健康问题共识小组将 M-Health APP 定义为"使用移动和无线设备来改善健康结果、保健服务和健康研究"。与其他垂直行业的移动 APP 相比，移动健康 APP 的特点之一是要与用户的可穿戴设备或其他感知终端保持"连接"，接收其采集的各类健康医疗和情境数据，并对这些数据进行必要的处理、展示、分析，然后上传至云平台，接受进一步处理、指令及反馈结果，从而促成用户与医护团队之间有效的数据和信息交互，并获得基于智能分析的知识库和数据服务，满足用户个性化医疗护理服务的需求。

二、健康管理

（一）预约管理

1. 体检预约

用户可通过选择体检项目、体检套餐、在线填写体检评估问卷、输入单位体检代码、AI 定制个性化体检、医生定制个性化体检等方式进行体检预约，在线详查体检流程及注意事项，可随时在移动终端查询已有的体检报告，并生成健康档案，实现所有数据云同步。

2. 就诊预约

用户能够进行在线预约就医服务，同时完善就医预约信息，输入医院名称进行预约挂号，系统也可智能为用户匹配相关的专业医生进行就诊，无须去医院排队等待，可在线查询诊断流程详情、预约医生的就诊履历等相关资料，查看医院内的信息、检查单等功能，就诊预约多与微信、支付宝等相结合，服务逐渐扩大并覆盖至就医的全流程。

（二）远程医疗

1. 自诊、问诊和辅助诊断

用户通过 APP 将自身症状、检查图像传送至后台，医生判断和查看信息后，引导用户由表及里、由浅入深地进行自查，给出有针对性的诊断意见和支持信息，通过音视频通话，双方足不出户也能及时沟通，就症状、体征及危险因素情况进行交流。此外，对于特定的专科问题，借助智能手机的摄像头（及其他配件）采集图片、视频等可反映疾病特征的信息，通过智能算法实现疾病的自动诊断或者医护人员的远程诊断。

2. 疾病治疗

远程医疗通过建立数据库以及整合医疗资源，运用移动终端实现多方专家联合会诊，实现病历信息随时调阅，影像、心电数据全息无损呈现，使用户随时随地体验移动交互式远程医疗服务。

（三）健康监测

1. 数据采集、查询

医疗检测设备及智能穿戴设备的硬件制造商，在各个相应设备内置了和手机蓝牙进行通信的模块，把测量所得的数据存到本地的数据库，并在手机上以报表的形式和折线图的形式显示近期测量结果，让用户可一目了然地观测自己各项体征指标的变化趋势，并通过无线网络4G、5G 或者 Wi-Fi 传送到服务器。同时，用户可以根据不同的生理指标和测量日期，查询历史测量记录。

2. 提醒服务

根据设定的人体心电、血压、血氧、血糖等报警阈值或异常范围，手机提供警报和提醒服务，可以将信息发送到指定监护人手机上。还可在危急的情况下，向医疗机构、家庭成员和护理人员发送定位信息，及时采取措施。用户可根据自身情况添加自己的病史，支持拍照上传照片或图片，微信分享、短信分享等。

（四）慢性疾病管理

1. 管理模式

移动健康 APP 一方面收集与慢性疾病相关的体征数据，结合专业的临床知识和智能分析算法，向用户反馈健康状况和行动指南，实现患者的自我管理；另一方面，建立与医护团队的联系和交互，为用户提供远程监护、咨询和干预服务，设置用药服务提醒，指导用户科学、合理用药，坚定慢性病患者进行成功自我管理的信心。

2. 糖尿病管理

应用收集患者录入的血糖、用药、饮食、运动信息，并利用包含海量规则知识库的自动专家分析系统，实时生成个性化的行动指南，包括血糖监测方案、饮食和运动调节方案、胰岛素和用药指导、激励等。同时，患者可以将数据分享至自己的医疗团队，以便医生了解两次随访之间患者的健康状况和治疗效果，从而优化医疗决策，提高医护质量。

3. 心血管疾病管理

追踪患者的体重、日常活动和血压等，并利用人工智能技术进行梳理和对比，找到那些医生没有检查出来的潜在危险因素，利用人工智能帮助医师预防患者中风。

通过用于连接听诊器的听筒和听胸器，将心脏的声音通过蓝牙传输到手机上，手机应用可将音频数据上传到云端，与智能手机连接的心电图（Electrocardiogram，ECG）设备，提供使用四色电极的 15 导联心电，首次接收设备时记录参考 ECG，可记录常规 ECG 并将其与参考 ECG 进行比较，以便专家进行远程会诊。

基于云技术的患者管理系统与可植入肺动脉传感器相结合，无缝集成了日常临床检测的关键生理数据，可加强患者、护理人员和医师之间的沟通，从而能够早期发现心力衰竭症状，降低心力衰竭患者住院率，改善门诊血流动力学管理现状。

（五）临床护理及管理

护理管理系统联合移动终端 APP 实现功能，APP 可提供患者信息查看和管理、任务安排、协同工作等功能，可根据医院运营的现实需要，在 APP 上显示相应的质量控制内容，并将质量控制结果直接上传到护理管理系统中，系统会统计医院护理管理的各类数据，依据此类数据对护理管理质量进行综合评定，进而得到更严谨、更精确的数据统计分析模型，明显缩短质控

NOTE

耗时，使管理流程更高效。

（六）院外康复监护和干预

APP 通过建立医患之间的连接，由医护团队为出院患者提供院外的延续服务，提供关于保持健康生活方式的综合性指导意见、教育视频和个性化康复方案，将患者记录的康复进展情况（包括体征参数症状和与用药相关的不良反应）分享至护理团队，辅助其制订患者的护理目标和策略，监控患者关键指标和康复状况，及时发现异常并进行干预，降低再入院的可能性及代价。

（七）临床知识提供及培训

临床知识提供及培训类 APP 则提供权威的临床知识资源，收录数万种药品说明书、数千种临床用药指南，帮助临床医生获取最新医药资讯、临床指南和医学书籍，结合临床医生的实际工作流程，为其提供临床决策参考，促进信息的在线共享，并提供通用性或针对特定疾病的培训课程，帮助医护人员提升专业能力。

（八）健康促进

1. 运动锻炼

实现与上百种运动监测设备的集成，支持多种运动状态，精准记录用户的运动轨迹、配速、里程、卡路里等详细数据，结合用户身体状况的变化，给出专业的运动建议，通过学习运动锻炼视频，提升运动效率。

提供运动教练的预约服务，通过独立的算法、智能匹配、精准搜索等方法，帮助用户解决找教练难的问题。

通过将数据分享至微信等社交网络，建立好友、地区、全国排行榜，组建运动圈和俱乐部，发起竞赛活动等方式，调动用户的积极性，促进用户之间的分享、互动与交流，为枯燥乏味的运动锻炼增加了趣味。

2. 饮食营养

饮食营养类 APP 对用户日常饮食的卡路里及营养成分摄入、（运动造成的）卡路里消耗、体重变化趋势等进行持续跟踪，为用户量身定制合理饮食的知识和指导建议，帮助用户养成健康饮食习惯，保持健康体重。

3. 睡眠监测

与智能手环、智能手表等具备睡眠监测功能的可穿戴设备配套使用。这些设备具有运动监测功能，晚间休息时可开启睡眠模式，采集睡眠期间的三轴加速度、心率等体征数据，基于这些数据和睡眠科学的知识和实践，分析睡眠时长、夜醒次数、深睡时长、浅睡时长等，实现对睡眠状况和质量的监测和评估。

4. 心理健康

①用户可在线记录自己每日心理，在线分析用户的每日活动情况，评估用户的心理健康状态。②提供心理健康知识及心理课堂，用户可快速学习各种心理知识，支持个人教学。③提供的自助工具随时寻求帮助和建议，也可联系有资格的心理治疗师进行视频互动，或者联系自己的医生分享信息，确定是否就医等。

5. 女性健康

聚焦女性健康的经期管理和孕期管理，根据用户记录，预测生理期，智能分析经期、备孕、怀孕、孕期、育儿不同阶段的身体情况，提供医生在线问诊，用户可了解女性健康知识，分享日常等。

本章小结

通过本章的学习，可了解移动 APP 的技术特点、门户 APP 和小程序的特点及其应用，熟悉移动健康 APP 的健康管理服务，认识移动健康管理 APP 对个体和群体健康管理的重要性。实操检前评估 APP，填写检前生活方式问卷，查阅推荐的个性化体检套餐，评估推荐项目的合理性，完成本章的实训。

随着科学技术的发展，利用信息和互联网平台，把移动计算技术、医学传感器技术和通信技术结合起来用于健康医疗服务，使互联网与健康医疗服务进行融合，以基于安卓和 iOS 等移动终端系统的健康管理类 APP 应用为主的移动健康管理受到越来越多的关注。

练习题

一、填空题

1. 移动 APP 开发主要可以分为三模式：_____、_____和_____。

2. 门户 APP 的应用有：_____、_____和_____。

3. 移动健康 APP 是通过_____和_____，接收其采集的用户个人各类健康医疗和情境数据。

二、选择题

（　　）1. 以下哪项不是移动健康 APP 可以跟踪的数据？

　　A. 步数　　　　　　B. 心率　　　　　　C. 睡眠质量　　　　　　D. 音乐喜好

（　　）2. 移动健康管理 APP 对医疗行业的影响是什么？

　　A. 增加医生工作负担　　　　　　　　B. 降低医疗服务效率

　　C. 提高医患之间的互动和沟通　　　　D. 减少医疗费用支出

（　　）3. 移动健康 APP 可以帮助用户实现什么健康管理服务？

　　A. 体检和就诊预约　　　　　　　　　B. 健康监测

　　C. 慢性疾病管理　　　　　　　　　　D. 院外康复监护和干预

三、判断题（请在正确表述后面的小括号内打"√"，错误的打"×"）

1. 糖尿病患者可通过移动健康 APP 将数据分享至自己的医疗团队，以便医生了解两次随访之间患者的健康状况和治疗效果。（　　）

2. 移动健康 APP 可完整集成至日常照护的工作流程和临床信息系统中，取代医生成为医疗服务提供的主要角色。（　　）

3. 移动健康 APP 的专业知识库有利于学术交流、继续教育、用药指导、职业发展等，只适用于年轻人群体，对老年人没有太大帮助。（　　）

四、简答题

1. 小程序有哪些特点？

2. 移动健康 APP 的慢性疾病管理应用有哪些？

3. 移动健康 APP 的发展趋势如何？

五、讨论题

移动健康管理 APP 的运用在实践中可能会遇到哪些瓶颈？

第十六章　互联网医院与健康管理

扫一扫，查阅本模块PPT、视频等数字资源

学习目标

通过本章的学习，你应该能够：

掌握　互联网医院内涵建设与发展；国家对互联网医院的政策支持和行业需求；互联网医院的三种发展模式；互联网医院建设的基本特点。

熟悉　互联网医院基础业务流程；互联网医院系统功能架构，包括基础数据层、业务应用层和用户操作层；互联网医院采用的多种信息技术特点及具体应用。

了解　互联网医院在线支付的应用；远程健康服务相关应用，包括互联网医院+医疗影像，互联网医院+智能护理，互联网医院+医联体建设；互联网医院客户关系管理的含义与要素分析。

章前引言

　　在人工智能、大数据、云计算、物联网等新技术的快速推动下，多种多样的"互联网＋医疗"模式在不断涌现，为更多患者提供全流程、多时空、高质量的医疗服务，极大改善了患者的就医体验。互联网医院以患者生命健康为中心，将信息技术和医疗服务深度融合，可以充分提高医院诊疗效率，有效促进医疗资源的合理分配，改善医患之间的关系，能够积极推进我国分级诊疗制度开展和区域医疗中心建设。

　　在互联网医院诊疗过程中，患者可以打开手机软件进行网络复诊，与医生实时交流病情，在网络问诊后拿到电子处方，药品直接通过物流送到家中；偏远地区的居民通过互联网医疗服务平台，在乡镇卫生院、村卫生室得到专家的诊疗和救治；患者申请电子社保卡并绑定移动支付平台后，可以实现诊间缴费、医保费用结算等。随着互联网医院的快速发展，网上问诊、在线就医、无接触购药等模式逐渐走进人们的日常生活，互联网医院的综合服务能力不断强化，越来越多的患者享受到了互联网医疗带来的便捷服务。

　　随着国家分级诊疗政策和区域医疗信息化建设的进一步落地实施，医疗资源分配不断优化，互联网医院在近几年得到了快速发展，迎来了新的机遇与挑战。本章介绍了互联网医院的建设内涵和功能需求，分析了互联网医院的技术条件、在线支付、远程健康管理等核心问题，

讨论了互联网医院客户关系管理应用，最后从客户端和医生端两个角度展示了互联网医院的基本流程，完成本章的实训。

第一节　互联网医院概述

随着我国医疗改革的深入开展和居民健康管理需求的不断增加，"互联网＋医疗"的服务模式和平台也在不断变革，运用先进信息技术来实现疾病诊断和健康服务的互联网医院增强了我国医疗机构的创新力和发展力。

一、内涵

2015 年，国务院发布了《关于积极推进"互联网＋"行动的指导意见》和《关于推进分级诊疗制度建设的指导意见》，指出要大力发展基于互联网医疗卫生服务，积极探索互联网延伸医嘱、电子处方等网络医疗健康服务应用，全面推广在线医疗卫生新模式。互联网医院的建设和发展可以有效解决传统医疗就诊流程带来的不便，优化医疗资源分配布局，积极推进分级诊疗落地实施，带来了医疗行业的新变革。

"互联网医院"是指以实体医院为依托，借助移动互联网、大数据、云计算和物联网等新型信息技术，以常规疾病咨询和慢病复诊续方为主，集问诊、处方、支付及药物配送于一体的复合式服务平台，是传统医疗模式与新型医疗模式深度融合创新的产物。

互联网医院是实体医院诊疗手段的辅助和扩展，不会完全取代实体医院，在大健康理念快速发展的趋势下，能够为患者提供新一代的智慧医疗服务。

二、发展

1. 国家政策的有力支持

从 2018 年至今，国家和有关行政管理部门先后发布了一系列宏观政策文件（表 16-1），明确了积极的政策方向，规范、指导、引领互联网医院的快速发展。

2018 年，国家卫生健康委发布了《互联网诊疗管理办法（试行）》《互联网医院管理办法（试行）》和《远程医疗服务管理规范（试行）》相关文件，推动并规范医疗机构应用互联网等信息技术，拓展医疗服务空间和内容。文件明确，互联网医院开展业务时不得超出所依托的实体医疗机构诊疗科目范围，不得对首诊患者开展互联网诊疗活动，同时要求互联网医院要建立完善的管理制度、服务流程，保证互联网诊疗活动全程留痕迹、可追溯。

2019 年，国务院印发了《深化医药卫生体制改革重点工作任务的通知》，其中鼓励开展"互联网＋医疗健康"省级示范区建设，支持先行先试、积累经验，持续推进全民健康信息国家平台和省统筹区域平台建设，指导地方有序发展"互联网＋医疗健康"服务，确保医疗和数据安全。国家卫生健康委、国家发展改革委、国家医保局联合印发《促进社会办医持续健康规范发展意见的通知》，鼓励公立医院与社会办医按规定合作开展远程医疗服务，支持社会办医与医联体开展横向资源共享、信息互通，鼓励医疗机构应用互联网构建一体化医疗服务模式。

2020 年，在新型冠状病毒流行期间，我国互联网医院积极创新、快速发展，推动"互联网＋医疗健康"发展取得了明显成效。国家卫生健康委办公厅发布了《关于加强信息化支撑新型冠状病毒感染的肺炎疫情防控工作的通知》，要求积极组织各级医疗机构借助"互联网＋"开展针对新型冠状病毒感染的肺炎的网上义务咨询、居家医学观察指导等服务，鼓励医疗服务模式创新，拓展线上医疗服务空间，引导患者有序就医，缓解线下门诊压力。要充分发挥互联网医院、互联网诊疗的独特优势，鼓励在线开展部分常见病、慢性病复诊及药品配送服务，降低其他患者线下就诊交叉感染风险。

2021年，国务院下发了《"十四五"全民医疗保障规划的通知》，通知要求支持远程医疗服务、互联网诊疗服务、互联网药品配送、上门护理服务等医疗卫生服务新模式、新业态有序发展，促进人工智能等新技术在互联网医疗领域的合理运用。在中医药领域，国务院印发"十四五"中医药发展规划通知，其中明确建设中医互联网医院，持续推进"互联网＋医疗健康"服务行动，要构建覆盖诊前–诊中–诊后的线上、线下一体化的中医医疗服务模式，让患者享有更加便捷、高效的中医药诊疗服务。

表 16–1　我国发布的互联网医院相关政策

时间	相关政策	发布单位
2018.4	《关于促进"互联网＋医疗健康"发展的意见》	国务院办公厅
2018.9	《互联网诊疗管理办法（试行）》	国家卫生健康委
2018.9	《互联网医院管理办法（试行）》	国家卫生健康委 国家中医药管理局
2018.9	《远程医疗服务管理规范》	国家卫生健康委 国家中医药管理局
2019.8	《关于完善"互联网＋"医疗服务价格和医保支付政策的指导意见》	国家医保局
2020.2	《关于加强信息化支撑新型冠状病毒感染的肺炎疫情防控工作的通知》	国家卫生健康委
2020.5	《关于进一步完善预约诊疗制度加强智慧医院建设的通知》	国家卫生健康委
2020.12	《关于深入推进"互联网＋医疗健康""五个一"服务行动的通知》	国家卫生健康委 国家医保局 国家中医药管理局
2021.3	《医院智慧管理分级评估标准体系（试行）》	国家卫生健康委
2021.9	《关于印发"十四五"全民医疗保障规划的通知》	国务院办公厅
2022.2	《互联网诊疗监管细则（试行）》	国家卫生健康委
2022.5	《"十四五"国民健康规划》	国家中医药管理局 国务院办公厅

2. 行业发展规模不断扩大

随着国家政策的不断落地，互联网医院迎来发展新机遇，一方面居民消费习惯逐渐改变，在线问诊、线上诊疗、药品配送等方式被广泛接受。"互联网＋医疗"行业用户规模不断增长，2021年我国互联网医疗用户规模达7.19亿人，2021年我国线上问诊市场规模达441亿元，较上年同比增长41.8%。另一方面，2020年新冠疫情暴发后，人民群众的健康意识快速增长，以公立医院医疗服务为主的线下医疗受到冲击，催生了互联网医院线上医疗的需求。

据国家卫生健康委最新数据统计，截至2022年6月，全国共审批设置1700余家互联网医院，初步形成线上线下一体化医疗服务体系，同时互联网医疗相关企业也在不断增加，其中广东、山东、浙江、福建、江苏分布最多，越来越多的公立医院、民营医院、区域卫生健康委、互联网企业、药企、保险公司等，都在积极加入互联网医院的建设大军中来，互联网医疗行业市场规模出现井喷式增长。

三、发展模式

近年来，我国各级政府和行政管理部门积极推动互联网医疗行业快速发展，国内的医疗机构和相关企业也在不断实践创新，逐渐形成了 3 种互联网医院运营模式。

1. 以实体医疗机构为主体

在这种模式中，实体医院是互联网医院建设的主要力量，它们以服务网络化、数据底层化为特征，通过移动互联网、微信服务号、小程序等手段将各种医疗线下服务扩展延伸到线上，集成了预约挂号、费用支付、远程问诊、处方管理等多种服务。信息化水平较高的实体医院普遍采用这种模式，典型的代表有北京医院互联网医院，上海市儿童医院互联网医院等。

2. 互联网医疗平台的线下依托

这种模式以互联网企业为主体，通过互联网医疗平台与政府部门合作，挂靠实体医院。以乌镇互联网医院为例，它依托桐乡市第三人民医院，连接全国 30 个省市的 2700 多家重点医院，以多点执业的方式把全国各地的医生、患者集中到该医疗平台上，向患者提供线上问诊、手术预约、药品配送等医疗服务。

3. 实体医院与互联网医疗平台融合

这种模式是互联网医疗平台与实体医院通过资源融合实现线上医疗服务，吸收医生、护士等医疗服务供给者以个体方式加盟，患者和医护在第三方平台上实现诊疗服务，采用这种模式的有宁夏银川互联网医院、天津微医互联网医院等。

四、发展优势

互联网医院是我国医疗信息化改革发展的重要内容，改变了传统面对面就医的诊疗模式，优化了医疗服务流程，降低了医疗成本，相比传统诊疗模式具有许多突出的优势。互联网医院为患者提供慢病管理、网络挂号、在线缴费、药品配送等更加便捷、周到的服务；为医生提供更全面、详细的专业知识，增强医生与患者的实时互动，有效缓解医患矛盾；优化医院资源配置和管理模式，完善医疗服务环节，真正实现"以患者为核心"医疗模式的转变。

第二节　互联网医院功能需求

互联网医院突破了传统医学模式的时空限制，是数字化医院发展的新阶段，主要业务内容包括各类医疗机构的医务人员通过互联网直接为患者提供诊疗服务，以及通过远程手段为其他医疗机构提供诊疗技术支持服务。互联网医院可以简化就医流程，降低就医成本，逐步实现"以患者为中心"的高质量诊疗过程。

一、互联网医院建设特点

1. 一体化

互联网医院建设要实现患者的诊前、诊中、诊后全过程覆盖，构建线上线下一体化医疗服务模式。互联网医院建设要依托实体医院资源，结合患者实际需求，提供线上线下一体化服务。

2. 平台化

互联网医院要实现统一的患者端平台、医护端平台、管理端平台，要保证互联网诊疗过程中医务人员与患者之间的文字、图片、语音、视频信息的交互沟通，同时做好医疗过程记录的传输、存储和反馈。

3. 智能化

互联网医院建设要充分使用人工智能、大数据、云计算、物联网等先进信息技术来赋能医疗领域的深度应用，提升医疗服务水平和管理能力。

4. 协同化

互联网医院建设要依托公立医院的中心辐射能力，支持医联体、社区医院、医疗企业等入驻互联网医院，构建区域医疗的远程诊断、远程教学等协同模式。

二、互联网医院基础业务流程

1. 患者注册挂号、预约

患者通过手机 APP、微信、电脑网页等多种终端方式登录互联网医院，注册个人信息后进行挂号或预约，在挂号时需要实名填写就诊人相关信息，包括姓名、性别、身份证号、挂号科室医生、就诊时间、病情描述等相关就诊资料。

2. 医生与患者问诊交流

患者挂号成功并缴纳支付费用后，可与医生发起图文咨询的问诊交流。图文咨询有文字、语音、图片等多种形式，医生在收到信息后可进行回复。当在规定的时间内医患双方没有消息收发，系统会默认结束问诊。问诊交流后，患者可查询医生给出的诊断建议，并对医生诊断过程及医院服务给出满意度评价。

3. 医生开具电子处方

当班医生接诊患者，完成视频问诊，记录电子病历并结合患者实际状况选择开立处方、检查或检验项目申请，处方包含诊断信息、药物医嘱等，处方在问诊结束后可以提供给患者查阅，患者在互联网医院的历次就诊记录、就诊时的视频录像及对应的电子处方数据都会保存下来，形成患者的诊断云病历，并由诊疗医院统一管理、使用和保管。

4. 患者获取药品

患者在完成互联网医院线上就诊后，可凭电子处方或医院提供的其他凭据，在处方有效期限内，通过医院自取、在线配送等方式获取药品。对于检验检查，患者凭手机支付记录预约后到医院相应医技科室做检验或检查，互联网医院平台可告知患者检查前准备和注意事项、检查后的注意事项等，以提高医院的整体医疗服务质量（图 16-1）。

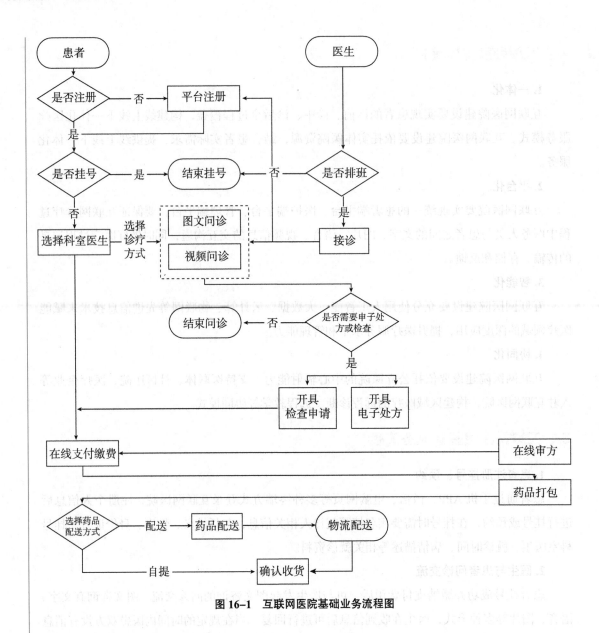

图 16-1 互联网医院基础业务流程图

三、互联网医院系统功能架构

互联网医院基于为满足患者就医、为医生提供便捷医疗平台，从顶层设计出发，其功能架构主要分为基础数据层、业务应用层和用户操作层三个模块（图 16-2）。

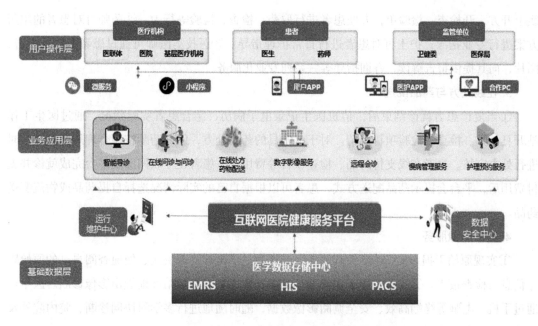

图 16-2　互联网医院总体功能架构

（一）基础数据层

基础数据层是互联网医院数据资源的保障，通过全面的基础数据服务，为互联网医院提供良好的建设基石。

基础数据层包括数据存储和数据服务。①数据存储对医疗数据进行有效的分类，把数据统一结构化存储，建立完善的元数据管理规范，从而更加合理有效地实现资源的共享机制，如EMR电子病历库、HIS医院信息资源库、PACS检查数据库等。②数据服务给用户提供有效的数据分析、查询浏览、信息共享，通过数据交换操作形成数据共享，进行结构化和非结构化存储的数据管理服务。③基础数据层还应十分重视数据整合与数据安全，最大限度地降低患者医疗数据的泄露。

（二）业务应用层

业务应用层面向用户，实现互联网医院应用体系设计，满足不同患者的实际需求。互联网医院实现了医院业务流程优化和医疗服务创新，建立了从覆盖线上咨询、在线问诊到电子处方、费用支付，再到药品配送的全流程健康服务体系，同时还开展分级诊疗、远程医疗、慢病健康管理等相关服务，极大地拓展了互联网医院服务领域。

1. 智能导诊

在患者登录挂号过程中，智能导诊能够给患者呈现专业的医疗资源，使患者知道症状，了解病情，明确科室；还可以通知患者及时去预约医院就诊，个性化展现就诊流程，提醒患者下一步应该如何在线操作和询问相关内容。

智能导诊能够解决人工咨询不便、患者医药专业知识缺乏和医患资源错配等问题，极大提升互联网医院服务质量。

2. 在线复诊与问诊

①患者可通过在线复诊快速与本院医生沟通交流，系统将进行患者复诊判断，在本院有就诊记录的患者可发起预约，与在班医生进行图文沟通或视频问诊，医生可针对复诊情况进行

NOTE

线上开方、开检查、检验单，方便患者进行取药、检查、检验等行为。②药师可对患者的用药方案进行专业指导；护士可对患者进行日常护理指导。③医技类医师可通过患者上传的报告、图片，向其提供报告解读、咨询指导等一系列专业化服务。

3. 在线处方与药品配送

①当复诊患者就诊结束后，值班医生记录电子病历，结合患者实际状况，通过医生工作站开具处方、检查或检验项目申请。对于已开具的药品处方，值班药师按照合理用药规则实时进行处方审核。患者在线支付药品、检查项目等费用。②患者在互联网医院平台完成就诊并支付费用后，平台会提示药品配送方式，患者可以根据自己的实际情况选择自提药品或物流配送药品。

4. 数字影像服务

①实现原始无损 DICOM 影像调阅，患者可通过手机等终端快速、便捷查阅自己的原始影像信息与检查报告。②具备专业级影像处理工具，协助医生更加精准地做出影像诊断。医生可通过手机、电脑等终端高效、安全调阅影像数据，随时随地进行多学科协同诊断，院内院外及时沟通，极大简化医生工作流程。

5. 远程会诊

互联网医院通过网络技术，为患者、医生和医院之间实现远程会诊，开展多学科诊疗，也可借助远程在线教学平台开展远程授课、相关业务培训、在线健康教育等。

远程会诊包含两种工作模式：①同级别医生之间相互邀请会诊，专家通过互联网医院在线平台实时沟通，讨论病情，出具诊断意见及报告。②下级医疗机构向上级医疗机构发出会诊邀请。会诊时，可同时邀请多个医生进入会诊医联体内，开展远程会诊。

6. 慢病管理服务

慢病管理服务借助互联网医院平台和可穿戴医疗设备开展相关服务，旨在保障诊疗效果的同时，提升慢病患者满意度，全方位以"患者为中心"，关注慢病患者的健康情况。

（1）心脏病监测　病情稳定的心脏病患者佩戴可穿戴设备，可自动进行单次 /24 小时动态心电监测，医生基于监测数据与历史档案提供心律失常诊断及监测、脑卒中病因排查、心房颤动筛查及治疗跟踪、胸痛 - 冠心病辅助诊断及院外监测、昏厥诊断等服务。

（2）高血压管理　高血压患者佩戴可穿戴设备，可自动进行单次 /24 小时动态血压监测，医生基于监测数据与历史档案进行血压管理服务。

（3）糖尿病管理　糖尿病患者佩戴可穿戴设备，可自动进行长时间动态血糖监测，医生基于监测数据与历史档案为患者提供调血糖服务。

7. 护理预约服务

对于新生儿、孕产妇、行动不便的老人和卧床不能自理的术后出院患者，可以通过互联网医院平台中的微信服务号和 APP 实现在线咨询、在线预约和在线支付。

互联网医院护理部门审核确认预约要求，安排护士、护工、康复师等专业护理人员，在安全保障的前提下，开展上门护理服务，主要包括静脉采血、伤口护理、物理降温、生命体征监测等，并且支持线上评价和线上回访。

（三）用户操作层

参与互联网医院业务的用户数量大、种类多，按照参与角色可以分为医疗机构、患者、医生、护士、监督单位等，不同角色人员通过不同账号登录，实现相关应用操作。多用户参与是开展互联网医院诊疗的基础，其中用户端和医生端操作功能在第六节的实践部分进行描述。

1. 医联体

"医联体"是区域医疗联合体的简称，指将行政区域内的医疗资源整合在一起，如三级、二级、社区医院等，能够平衡区域医疗资源，合理分配、分流患者。

医联体的主要作用是实现医疗资源的共享，提高医疗资源利用率，让患者享受更优质的医疗服务，同时降低医院的运营成本，推动医药卫生体制深度改革。医联体通过双向转诊和远程会诊等工作模式实现患者信息共享和沟通协作。

2. 监管单位

在诊疗过程中，国家卫生健康委和国家医保局等各级监管部门对互联网医院的诊疗行为、就医流程、医疗质量进行全面监管，逐步建立可追溯、全周期的医疗行为监管体系。

第三节 互联网医院信息技术支持

信息技术在互联网医院服务体系中得到广泛应用，并取得了显著的应用效果。信息技术为互联网医院的稳定与高效运行提供了坚实的保障，提高了互联网医院的整体工作效率和系统安全。新一代信息技术主要包括云计算、大数据、物联网、人工智能、5G 网络、区块链等。

一、信息技术发挥的作用

我国互联网医疗快速发展，医院业务的复杂性表现越来越突出，互联网医疗应用也更加多样。在互联网医院管理过程中，要充分利用信息技术优势，在医院不同业务阶段开展实际应用，以促进我国互联网医院的高质量发展。

1. 实现了医疗业务的数据化和智能化

互联网医院诊疗过程中产生的大量数据需要采用先进的智能化技术来分析和管理。

2. 保证了数据服务的标准化和流程化

医疗数据的标准化和流程化是互联网医院高质量发展的基础。

3. 促进了运维管理的主动性和安全性

在互联网医院运行过程中，信息技术能够保证患者信息安全，提高系统运行效率，降低维护成本。

二、新一代信息技术应用

1. 云计算

云计算是以数据为中心的新型计算方式，能够统一协调计算网络、存储服务器、应用平台等资源。在互联网医院信息化建设过程中，云计算技术应用体现在以下几个方面：①支持统一的互联网医疗业务部署及运营体系。②支持医疗数据安全保护，发生故障时，能够容灾备份到云端。③支持云平台协同操作，保证应用管理。④支持消息管理、运维监控等能力。

2. 医学大数据

医学大数据是指在医学领域中数据量规模巨大且结构复杂，需要使用特定的技术和方法来管理、分析、处理的大规模数据集合。

大数据有三种典型计算模式，分别是：

（1）批处理计算　把大量数据进行整体化处理，不适合做实时的交互计算，也不能实现信息结果的秒级快速响应，实现工具有 MapReduce 等。

（2）流计算　专门针对流数据进行实时计算和处理，并给出实时响应，否则就会失去使用价值，实现工具有 Storm、Flume 等。

（3）图计算　针对大规模图结构数据的处理，现实社会中很多社交网络、GIS 系统、医院信息系统都是图计算模式，实现工具有 PowerGraph 等。

医学大数据应用体现在以下几个方面：①支持基于医学大数据的精准医疗、电子病历检索、治疗方案推荐等业务。②支持基于医学大数据的互联网医院信息管理、公共卫生数据监测、辅助决策等。③支持基于医学大数据的真实世界研究，慢病个人健康管理等辅助应用。

3. 人工智能

人工智能是一门新的交叉技术，主要研究模拟、延伸和扩展人类智能的理论和方法。在互联网医院信息化建设过程中，人工智能技术应用体现在以下两个方面：①支持医疗影像的人工智能辅助诊断，结合相关医学知识，自动识别患者的临床变量和医学指标，实现病理诊断、病例分析等医疗辅助工作。②支持基于医学自然语言文本和医学知识图谱的应用，实现智能导诊、患者信息个性化查询等。

4. 5G 网络技术

5G 网络具有高速率、低延时等特点，是实现人、机、物互联的新一代移动通信技术。在5G 网络环境支持下，我们努力构建智能、互联、协同、精准的互联网医疗全景生态。

①面向普通患者，5G 打造全流程智能就医，支持移动医疗急救，远程超声影像，生命信息监护等服务，提升患者就诊体验。②面向医护人员，5G 打造智能工作站，完成远程实时会诊、智能化辅助诊疗，远程手术示教等精细化运营。③面向医院管理，5G 网络以一体化平台实现多方位可视、可管、可控的智慧医院。

5. 物联网

物联网使用射频识别、传感器、激光扫描器等信息采集设备，在遵循相关协议的基础上，把物品与互联网连接起来进行数据通讯，物联网以互联网为核心和基础，在互联网医疗领域有着广泛的应用：①用于可穿戴设备和医疗设备，支持互联网医院患者定位、生命体征参数采集、家庭健康管理、居民健康信息采集、移动护理等全链条医疗服务。②规范互联网医院管理业务，支持药品物流追踪、医疗器械供应追溯、医护人员操作流程追踪等功能。

6. 区块链

区块链技术是一种互联网数据库技术，其主要特点是不可篡改、去中心化，也被称为分布式账本技术。

将区块链作为整体集成进入互联网医院信息系统后，互联网医院产生的信息流便可以在整个系统内及系统外进行互联、互通、互认。①区块链支持互联网医院医疗设备、敏感药品的管理。②区块链支持医院内部的 EMR、LIS、PACS 系统之间医疗数据的共享，并提高数据的安全性。③区块链支持医联体、基层医疗机构、医生的身份管理和业务协同。

三、医疗信息安全技术

1. 数据安全

①在互联网医院与卫生行政管理部门、医疗保险平台、卫生监督管理单位等进行数据交互时，要采用加密算法保证患者个人敏感信息的安全性和医院电子病历数据存储的完整性。②针对医学临床科研需求，互联网医院的门诊电子病历、处方开具等数据要具备脱敏功能，保护患者诊疗数据的安全性和患者信息隐私。③在互联网医院数据中心建设过程中，要实现重要数据的本地备份和异地备份，通过专业数据库系统提供安全日志、访问日志、操作日志等不同级别的安全设置。

2. 应用安全

①互联网医院信息系统应具备基于数字证书的身份认证功能，根据医院内部的不同岗位、不同职责分配相应的系统访问权限，并提供规范的网络通信环境和数据库系统平台，建立医院信息系统敏感数据授权控制策略，实现对医院知识产权、患者个人隐私信息的保护。②身份认证保护。身份认证就是确定合法用户的身份，用户首先进行身份确认，通过登录注册的手机号和密码，进入系统查看相关数据。互联网医疗平台对用户进行严格的功能权限区分，未登录用户只能查看平台推出的资讯、工具等平台公共功能，注册用户将采用实名制和医院进行业务联合处理，能够使用机构提供的相关服务、查看自身医疗数据。③从医院实际应用角度看，要对各项操作行为进行严格审计，审计范围应该包括所有系统用户，尤其是行政管理人员和医疗业务审批人员，要对审计记录进行定期备份，避免受到恶意的删除、修改等非法操作。

第四节　在线支付与远程健康服务

一、互联网医院在线支付

我国《"十四五"全民健康信息化规划》中明确指出，要积极推进业务协同体系建设，全国二级及以上医院全面推进落实"互联网＋医疗健康"服务措施，全国各级医院普遍开展互联网健康咨询、分时段预约就诊、诊间缴费结算、医保联网、移动支付等线上服务，不断优化改造就医流程，使看病就医"三长一短"问题得到有效缓解。

1. 诊间缴费结算

诊间缴费结算是一种依托计算机信息技术的方便快捷的支付方式，患者预约挂号、门诊就医后，在医生诊室即可完成支付，不必再去收费窗口排队缴费，能够实现"边诊疗，边结算"的就医体验。

在传统就医过程中，患者在医生诊室完成就诊后，需要到收费窗口再次进行排队等候缴费，非常不便。"诊间缴费结算"功能系统实施后，医院把缴费窗口前移到各个诊室，门诊医生在诊间开具处方后，患者可以在手机上直接完成在线缴费支付。缴费成功后，直接去相应科室进行检查或药房取药，有效缩短了患者就诊时间和就医过程中的无效流动，进一步提升了医院服务质量和水平。

2. 医保脱卡支付

2020 年 10 月，国家医保局印发《关于积极推进"互联网+"医疗服务医保支付工作的指导意见》，指出要充分认识"互联网+"医疗服务医保支付工作的重要意义，做好"互联网+"医疗服务医保协议管理，完善"互联网+"医疗服务医保支付政策；此外，国务院印发的《扩大内需战略规划纲要（2022—2035 年）》中也提出，要积极发展"互联网+医疗健康"服务，健全互联网诊疗收费政策，将符合条件的互联网医疗服务项目按程序纳入医保支付范围，进一步提高全民健康水平。

互联网医院平台要接入电子社保卡，具备人社部电子社保卡签发与居民身份实名认证能力，支持医保在线脱卡支付。医保脱卡支付具体流程如下（图 16-3、图 16-4）。①医保核验身份，可以通过身份证号录入、刷脸等多种方式验证医保用户的合法身份。②领取电子凭证，患者在身份验证后，可以通过支付宝或者微信平台领取医保电了凭证。③医保脱卡支付，在确认支付环节，可以选择"医保支付"方式实现在线缴费。

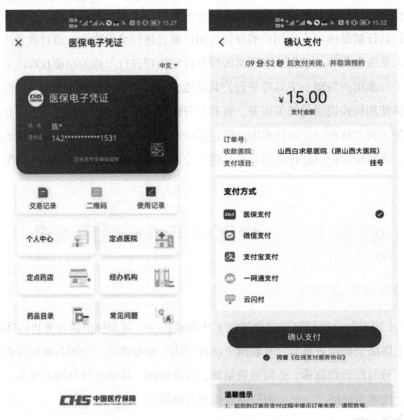

图 16-3　领取电子凭证　　　　图 16-4　医保脱卡支付

二、远程健康服务

1. 互联网医院 + 医疗影像

互联网医院 + 医疗影像的核心是通过数字影像设备和网络实现医疗影像的存储、整合、共享等服务，可以实现影像设备的数据采集与传输，提高医疗影像数据中心服务质量与数据安全。

基于"互联网医院＋医疗影像"的远程健康服务，可以支持患者在线查询影像报告、在线申请影像诊断；支持医院和医院之间、医生和医生之间、医生和患者之间的影像查阅，同时为医院提供影像资料云存储方案，降低医院的运行和维护成本。

（1）支持医疗影像数据云存储建设　医疗影像数据云存储可以为患者提供个人影像健康档案调阅服务，为省卫生健康委行政部门互联互通及其他跨区域协同提供统一数据调度，为互联网医院管理、服务监管单位提供数据监管系统。

（2）支持多学科中心平台建设　目前影像信息化建设缺乏统一管理，对各家医院的影像服务质量缺乏有效监管工具，且各家医院之间数据无法联通，数据价值无法有效利用。建立多学科中心平台，可实现对各家机构影像服务质量的有力监管，且同类别医院间的影像数据互联互通，积极建立影像大数据中心，实现高质量的医学影像服务（图16-5）。

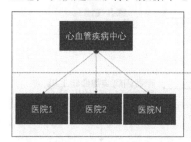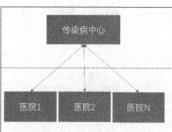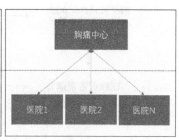

图16-5　多学科数据中心

2. 互联网医院＋智能护理

随着我国老龄化问题凸显，互联网医院＋智能护理的健康管理模式也在快速发展，互联网医院通过完整的软硬件解决方案，能够支持订单生成、患者咨询、护士上门服务、后期评价及统计管理，为患者记录护理服务全程，具备实时监控、定位、一键报警等安全操作（图16-6）。

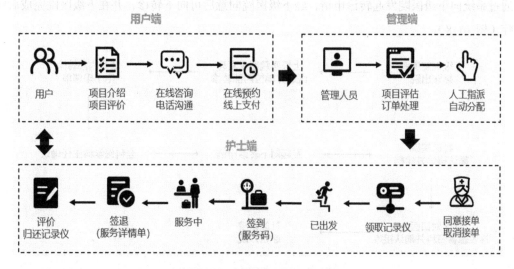

图16-6　互联网医院＋智能护理

3. 互联网医院＋医联体建设

利用互联网医院，为区域医疗中心提供技术支撑，服务医院发展战略，开展面向医联体、医疗集团内或者其他基层医疗机构的服务，实现远程诊断、远程会诊、双向转诊等服务，为医生提供多点执业服务。

NOTE

互联网医院正在分级诊疗和医疗质量管理的双向倒逼下，被赋予更加艰巨的使命和责任。实现高危患者从下级医院转到上级医院，康复患者从上级医院转到下级医院的双向转诊目标。

高危患者从下级医院到上级医院的转诊流程：下级医院由于技术和设备条件限制，对不能诊治的患者，由主治医师提出，经医务科或主管业务副院长批准，科主任或主治医生通过平台手机版服务向上级医院发起转诊；上级医院同意接收后，迅速开辟绿色通道，优先提供床位并安排诊疗服务（图 16-7）。

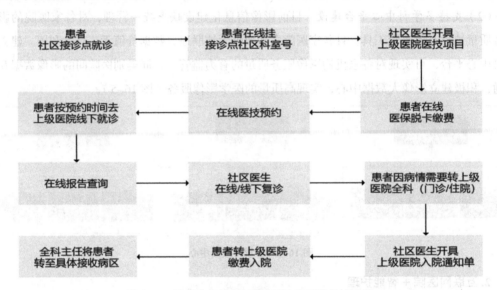

图 16-7　高危患者从下级医院到上级医院转诊流程

康复患者从上级医院转到下级医院的转诊流程：下级医院患者经上级医院完成救治进入康复阶段，或者上级医院认为患者可以在下级医院完成继续救治或康复的情况下，上级医院可以通过系统向下级医院发起转诊申请，经下级医院同意后可向下转诊，并在下级医院完成后续治疗（图 16-8）。

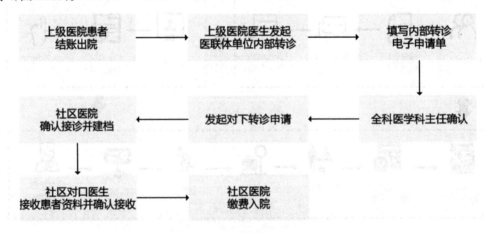

图 16-8　康复患者从上级医院转到下级医院转诊流程

第五节 互联网医院的客户关系管理

随着我国医疗改革的深入开展，医院管理模式和服务模式也在不断调整。医院服务模式正在逐步从"以疾病为中心"向"以患者为中心"转移。随着互联网医疗市场竞争的加剧，医院在诊疗过程中越来越意识到客户关系管理的重要性，并把"客户"理念逐步引入互联网医院管理过程中。医院通过先进的信息网络来建立和保持良好的医患关系，深入挖掘和有效管理患者资源，倾听患者的呼声和需求，不断提升互联网健康服务管理水平和诊断效果。

一、医院客户关系管理

1. 概念

互联网医院客户关系管理是指运用互联网技术和其他信息手段，通过将医疗业务流程、医学专业技术与医院经营管理方式进行有效融合，建立和保持医院与客户的良好关系，深入挖掘和有效管理客户资源，并及时对客户随时变化的要求做出回应，改善患者就医体验和医疗服务质量，其本质是以患者的最终满意为目标。

互联网医院要发掘并牢牢把握最大价值的客户群，主要包含患者、患者家属等个人或团体。针对不同客户群，医院制定不同策略，改进医疗服务流程，提升医疗服务质量（图16-9）。

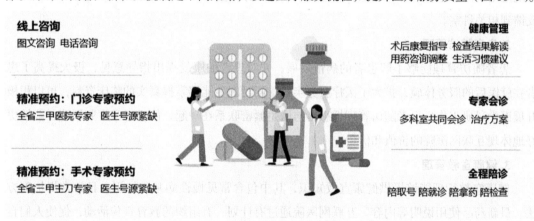

图 16-9 互联网医院客户业务拓展

2. 特点

（1）以医院业务流程为基础 互联网医院客户关系管理是以医院业务流程的构建、优化、重组为基础，把患者与家属及健康人群视为医院的重要客户资源，通过不断完善医疗服务、深度分析客户需求，从而更好地实现医院的综合价值。

（2）以信息技术应用为支撑 互联网医院客户关系管理利用信息技术作为支撑手段，融入了5G网络、大数据、物联网、人工智能、数据分析与处理等先进技术，对患者需求和潜在用户进行合理预测，为医院的客户服务、客户管理及医疗业务运行提供有力支撑。

（3）以改善医患关系为目的 互联网医院客户关系管理目的是改善医患关系，突出信息共享，强调"遵循市场为导向，以患者为中心"，并根据客户需求建立应急机制，提供个性化

NOTE

服务项目，优化客户服务流程，提高患者满意度，构建新型的医患管理平台。

3. 作用

①互联网医院积极开展客户关系管理，能够充分利用客户资源，提高经济效益和市场竞争力。电子化的解决方案和全方位的营销服务平台将全面、有效贯彻"以患者为中心"的服务理念，实现医院与患者的双赢。②医院管理层可以直观地对客户维度进行数据分析，全面展示互联网医院业务数据，让数据驱动医疗业务优化，做出正确决策和判断，助力医疗业务高质量发展。

二、医院客户关系管理平台

医院客户关系管理平台（HCRM）与医院信息系统（HIS）紧密集成，提供一体化客户信息共享，是数字化互联网医院的有机组成部分；医院客户关系管理平台可以对患者的治疗期和治疗后实施闭环的客户关怀，提升互联网医院诊疗能力和水平，实现治疗过程向健康咨询过程的逐渐转变。

1. 客户服务管理

客户服务管理能够实现网络预约挂号、网上就医咨询和意见反馈等操作。患者可以实现快速预约挂号，其中登录互联网医院平台或者 APP、微信等都是常用的方式；医院可以使用电话、微信公众号、电子邮件、视频号等形式在网上回答患者的咨询，为患者提供个性化服务；医院还定期征求患者意见，从患者满意度、医院服务质量等方面做出评价，并把评价结果及时反馈到相关科室。

2. 患者随访管理

患者随访管理能够了解患者的病情发展，并对患者的康复提出指导意见，极大提高了患者在就医后的服务体验，扩大了医疗服务半径；同时医生能够掌握真实的临床资料，可以积极开展医学科研工作。患者随访管理把患者与医生紧密联系在一起，使患者产生归属感，能够更好地体现互联网医院的价值和优势。

3. 健康宣教管理

健康宣教管理能够提供健康宣教知识，其中包含常见慢性病基础知识、日常常规护理方法、最新药品使用说明等内容。互联网医院通过有计划、有组织的教育宣传活动，促使人们自觉养成健康的生活方式，消除或减轻影响健康的危险因素，同时结合中医药治未病的思想，积极预防疾病，提高个人生活质量。

4. 患者大数据分析管理

患者大数据分析管理能够反映医院品牌本质，为互联网医院品牌策略提升提供数据支持，可以了解患者使用习惯，选择有效触达媒介，通过大数据和人工智能分析患者的诊疗轨迹和就诊规律，全面精准地描绘患者医疗画像。

目前，互联网医院客户管理快速发展，逐步覆盖诊前、诊中、诊后全流程闭环医疗服务，提供智能化医疗营销体系和个性化医疗服务方案，全面提升了互联网就诊质量。

本章小结

互联网医院正处于快速发展阶段，从政策支持、行业发展和技术应用等层面看，整体发展空间非常大。通过本章的学习，同学们可以深刻认识到要积极推动互联网医院健康发展，提升互联网医疗服务品质，感受到"互联网+"赋能健康事业的广阔前景。

新一代信息技术在医疗卫生健康领域的深度应用，能够进一步优化资源配置，提升医疗服务效率，提升老百姓看病就医质量，为医疗信息化发展提供有力支撑。

练习题

一、填空题

1.互联网医院的三种运营模式有：_____、_____和_____。

2.互联网医院的建设特点有：_____、_____、_____和_____。

3.大数据的三种典型计算模式有：_____、_____和_____。

二、选择题

（　）1.____是互联网医院数据资源的保障，通过全面的基础数据服务搭建，为互联网医院提供良好的建设基石。

　　　A.基础数据层　　　B.业务应用层　　　C.应用设计层　　　D.用户操作层

（　）2.互联网医院平台要接入电子社保卡，具备人社部电子社保卡签发与居民身份实名认证能力，支持医保在线____。

　　　A.医院支付　　　B.社区支付　　　C.免费支付　　　D.脱卡支付

（　）3.医院客户管理可以直观地对客户维度进行数据分析，全面展示互联网医院业务数据，让____医疗业务优化，做出正确决策和判断，助力医疗业务高质量发展。

　　　A.数据驱动　　　B.患者驱动　　　C.医生驱动　　　D.医院驱动

三、判断题（请在正确表述后面的小括号内打"√"，错误的打"×"）

1.互联网医院为患者提供常见病、慢性病复诊和家庭医生的签约服务。（　　）

2.物联网用于可穿戴设备和医疗设备，支持互联网医院患者定位、生命体征参数采集、家庭健康管理、移动护理等全链条医疗服务。（　　）

3.互联网医院的数字影像服务不需要数据库和计算机网络的支持。（　　）

四、简答题

1.互联网医院的内涵是什么？

2.物联网的含义是什么？

3.互联网医院客户关系管理的含义？

五、讨论题

互联网医院发展的优势和不足是什么？

NOTE

扫一扫，查阅本模块PPT、视频等数字资源

第十七章　健康信息化的人文与伦理

学习目标

通过本章的学习，你应该能够：

掌握　健康信息化的人文要求；健康信息化的伦理要求。

熟悉　健康信息化人文及健康信息化伦理的信息技术实现。

了解　健康信息化的国家政策。

章前引言

2022年11月7日国家卫生健康委、国家中医药管理局、国家疾病预防控制局印发《"十四五"全民健康信息化规划》，指出到2025年，我国将初步建设形成统一权威、互联互通的全民健康信息平台支撑保障体系，基本实现公立医疗卫生机构与全民健康信息平台联通全覆盖。"十四五"期间，国家加速推进高速泛在、云网融合、智能敏捷、集约共享、安全可控的全民健康信息化基础设施建设。

健康信息化离不开人文关怀与伦理要求，全民健康信息化不仅关乎生命健康问题，更涉及隐私权、公正性、透明性等伦理问题。本章将介绍健康信息化人文要求和信息技术实现，以及健康信息化的伦理要求和信息技术实现。最后以智能鸿沟、患者信息泄露、医院信息系统人员权限为例，介绍健康信息化的人文与伦理问题。

第一节　健康信息化的人文要求及信息技术实现

在全民健康信息化过程中，需要兼顾数字化、信息化技术创新发展与人文关怀之间的关系。具体而言，健康信息化的人文要求关照重点群体，强调宣传及APP操作体现人文关怀，以及重视个人健康信息保护。具体信息技术的实现，要重视卫生信息化建设，注重健康信息化标准，注重健康与传统中医药的结合。

一、健康信息化的人文要求

健康信息化建设，包括医疗健康大数据、互联网＋医疗健康、智慧医院建设、医疗人工

智能等智慧医疗模式，近40年来中国实现了从卫生信息化到全民健康信息化的发展演变，数字健康服务成了医疗卫生服务体系的重要组成部分，居民拥有了动态管理的电子健康档案和功能完备的电子健康码，推动了每个家庭实现家庭医生签约服务，建成了若干区域健康医疗大数据中心与"互联网＋医疗健康"示范省，基本形成了卫生健康行业机构数字化、资源网络化、服务智能化、监管一体化的全民健康信息服务体系。

1. 关照重点群体特殊需求

在智慧医院建设、智慧服务、信息化系统使用、新技术应用等方面，关注老年、儿童、孕产妇、残障人士等重点群体特殊需求，在宣传及APP操作中体现人文关怀，探索保障措施，提供友善友好型服务，解决重点人员在就医诊疗、健康管理过程中遇到的智能鸿沟。

《"十四五"全民健康信息化规划》指出：推进医疗机构信息化建设的同时，兼顾信息化与适老化，让老年人共享数字红利，推动数字健康产品易用好用。对于确实不能或者不会使用智能手机的老年人保留必要传统渠道。

国家卫生健康委全民健康保障信息化工程在"46312"的总体建设框架下，重点建设国家与省级妇幼健康信息平台、推广使用母子健康手册APP，旨在通过项目的带动和示范作用，探索妇幼健康信息化建设机制和模式，以点带面推动全国妇幼健康信息化建设。

2021年8月20日中国残疾人联合会发布《"十四五"残疾人事业信息化发展实施方案》，对残疾人信息化工作进行了部署，发展目标："十四五"时期，以残疾人大数据为核心，形成一个大数据平台、一套数据表和一张服务网的残疾人事业信息化发展新格局，残疾人事业信息化发展质量和水平进一步提升，数据驱动、精准服务的残疾人信息化服务体系基本形成，到2023年底，完成一个大数据平台搭建，初步实现一套数据表精准知残、一张服务网便利扶残；2024至2025年，进一步优化完善大数据平台、一套数据表和一张服务网建设。

2. 重视个人健康信息保护

我国目前尚未对个人健康信息专门立法保护，但对个人健康信息的保护已经越来越重视。2020年6月1日起正式施行的《中华人民共和国基本医疗卫生与健康促进法》（下称《卫健法》）第九十二条明确规定：国家保护公民个人健康信息，确保公民个人健康信息安全。任何组织或者个人不得非法收集、使用、加工、传输公民个人健康信息，不得非法买卖、提供或者公开公民个人健康信息。

《中华人民共和国民法典》人格权编中，不仅明确规定自然人的个人信息受法律保护，而且对个人信息有了具体的定义，明确了个人健康信息受法律保护。

3. 对工作人员的人文要求

2014年1月21日，国家卫生计生委官网发布《国家卫生计生委办公厅关于成立信息化工作领导小组的通知》，各县市区卫生计生委（今卫生健康委）、医院亦有专门信息化分管部门，负责推进信息化具体工作。从国家层面积极推动医院数据共享，2022年2月，国家卫生健康委会同国家医保局等部门联合印发《医疗机构检查检验结果互认管理办法》，要求各地按照全民健康信息平台建设功能指引要求，加强区域平台建设，推动辖区医疗机构检查检验结果的互通共享。医疗机构应当按照医院信息化建设标准与规范要求，加强以电子病历为核心的医院信息平台建设。医联体牵头单位应当推进医联体内数据信息的互联互通，加强检查检验的质量控制，实现检查检验结果的互认共享。

NOTE

二、健康信息化人文的信息技术实现

大数据、物联网、云计算、可穿戴设备等技术的发展，利用现代信息技术来获取、存储、分析、应用健康大数据，是社会各界普遍关注的话题。对于具体信息技术的实现来说，需要加强卫生信息化建设，注重健康信息化标准。

1. 加强卫生信息化建设

人文对健康信息化流程和界面的要求和影响主要体现在重点群体特殊需求方面，如"互联网＋医疗健康""五个一"服务便民惠民行动中，明确就适老化问题作出安排，优化网上预约挂号、网上问诊等相关技术与服务流程，提供语音咨询引导服务等，尽最大努力方便老年人看病就医。

妇幼健康信息化工作在妇幼卫生年报和监测基础上建立较为系统完善的指标体系和标准规范，以出生医学证明管理和母子健康手册信息化为抓手，围绕母子生育及保健服务，开发智能化、便捷化、高效化、可持续化的"智慧妇幼"信息化平台及母子健康手册 APP，集妇幼健康促进、个体化健康管理及惠民妇幼服务为一体，大力推进各地区域妇幼健康信息平台建设。

2. 注重健康信息化标准

加强全民健康信息化标准应用推广。2018 年以来，国家卫生健康委先后印发《全国医院信息化建设标准与规范》《全国基层医疗卫生机构信息化建设标准与规范》《全国公共卫生信息化建设标准与规范》和《关于加强全民健康信息标准化体系建设的意见》，形成了全民健康信息化标准体系，有效支撑和保障了医院信息化建设工作。推进病案首页书写规范、疾病分类与代码、手术操作分类与代码、医学名词术语"四统一"。落实全国统一的医疗机构、医护人员等基础资源及信息互联互通编码标准。加强省级区域居民电子健康档案和电子病历数据标准统筹，统一区域全民健康信息平台与医院信息平台的数据接口标准。整合医疗机构内部信息系统，使用统一的数据接口实现共享交换。

根据《中华人民共和国标准化法》等相关法律法规及国务院办公厅《关于促进和规范健康医疗大数据应用发展的指导意见》《关于促进"互联网＋医疗健康"发展的意见》等文件精神，国家基本建立了全民健康信息平台标准规范和医院信息化建设标准规范，初步形成了全民健康信息化标准体系，大力推动全民健康信息标准应用，有力支撑了卫生健康事业发展。

3. 注重结合传统中医药

"互联网＋中医药健康服务"行动主要是统筹建设国家和省级中医药数据中心，加强全民健康保障信息化工程中医药业务平台的应用与完善，强化与全民健康信息平台互联互通。优化升级中医馆健康信息平台，扩大联通范围，推进与基层医疗卫生机构信息系统集成应用。深化数字中医药体系，鼓励地方加强中医医院信息化建设，加快信息基础设施提档升级，推动构建以中医电子病历、电子处方等为重点的基础数据库，推动一体化共享、一站式结算等数字化便民服务，鼓励医疗机构研发应用名老中医传承、智能辅助诊疗系统等具有中医药特色的信息系统。

第二节　健康信息化的伦理要求及信息技术实现

随着信息技术的快速发展与普及，以及医疗健康领域需求的变化，我国医疗健康信息化建设经历了从无到有、从局部到整体、从医疗向预防等各业务领域不断渗透的过程，健康信息化逐渐成为医疗卫生服务体系重要的组成部分。然而，在享受健康信息化和大数据技术带来便利的同时，也要面对越来越突出的健康信息隐私、健康信息安全、健康信息鸿沟等信息伦理问题。研究健康信息伦理问题，有利于更合理、全面看待健康信息化的发展，使其更好地满足人们个性化服务和精准化医疗的需求及人民美好生活的实现。

一、健康信息化的伦理要求

（一）内涵

众所周知，伦理是指在处理人与人、人与社会相互关系时应遵循的道理和准则，是指一系列指导行为的观念。伦理作为道德守则，既有约定俗成又有理性建构。1988 年，美国学者罗伯特·豪普特曼（Robert Hauptman）首次提出"信息伦理"的概念，他认为信息伦理可以被理解为是"所有对与信息生产、信息存储、信息访问和信息发布伦理问题相关的问题的研究"。健康信息伦理是指涉及健康信息开发、健康信息加工、健康信息管理和利用等信息活动过程中的伦理要求、伦理规范、伦理准则，以及在此基础上形成的新型的伦理关系。

（二）问题

健康信息化是一把双刃剑，它给个人、社会和国家带来福祉的同时，也带来了健康信息隐私、信息安全、信息污染、信息鸿沟等伦理问题。

1. 信息隐私

大数据时代，数据信息蕴含的潜在价值得到空前开发和利用，在数据挖掘、数据预测和更全面的监控中，信息隐私问题凸显。比如数据挖掘引起的个人身份信息泄露，如果个人姓名、年龄、家庭情况、文化程度、服务处所、健康体检记录、就诊信息等信息被第三方获得，就容易导致用户个人隐私的泄露。通过大数据来预测个人未来的身体健康状况或个人未来的偿还能力和信用等级等，这些预测都严重侵犯个人的隐私。在大数据时代，人们的信息隐私和行为活动等都处在无缝隙的监控之下，信息隐私暴露风险增大。

2. 信息安全

信息安全是指保护信息和信息系统，使其不被未经授权地访问、使用、泄露、修改和破坏，为信息和信息系统提供保密性、完整性、可用性、可控性和不可否认性。信息安全包括内容安全隐患，即个人或单位信息内容被泄露安全隐患；运行安全隐患，主要是由网络和计算机构成的平台，存在的信息被盗用的安全隐患；交易安全隐患，主要是传输过程中的数据安全。除此之外，信息安全问题还涉及一切危害用户信息的正确性和一致性的信息破坏行为，如计算机病毒、黑客攻击、钓鱼网站、流氓软件等。

3. 信息污染

信息污染是指在信息活动中，混入欺骗性、有害性、误导性和无用的信息元素，或者媒

NOTE

介信息中含有的有毒、有害的信息元素超过传播标准或道德底线，对传播生态、信息资源及人类身心健康造成破坏、损害或其他不良影响。大数据时代，由于信息量剧增，在信息采集和利用过程中发生信息污染的概率大大增加。信息污染包括四种形式，即信息超载、信息骚扰、信息垃圾和有害信息污染。

4. 信息鸿沟

信息鸿沟，也被称作"数字鸿沟"，指在数字化进程中，不同群体和个体对信息、网络技术的拥有程度、应用程度及创新能力的差别而造成的差距。健康医疗大数据规范应用和"互联网＋医疗健康"创新发展，为支撑卫生健康事业高质量发展发挥了重要作用，但是在全民健康信息化背景下老年人群看病就医是一个突出问题。

（三）要求

在加快推进全民健康信息化建设的过程中，要遵循以下伦理要求。

1. 服务公众

健康信息化是为了更好地统筹完善公共卫生、医疗服务、医疗保障、药品供应和综合管理，建立健全医疗卫生管理决策、医疗健康服务、疾病防控、妇幼保健、综合监督、卫生应急的互联互通与信息共享。服务公众要求健康信息化必须坚持以人民为中心的发展思想，坚持公众在信息活动中的主体地位；公共卫生机构坚守道德底线，在健康信息化建设中不断满足人民群众多层次、多样化、个性化的健康需求，提升卫生健康服务均等化、普惠化、便捷化水平；要努力回应和切实解决老年人在运用智能技术方面遇到的突出困难，坚持传统服务方式与智能化服务创新并行，弥合"数字鸿沟"，不让老年人因为智能信息的应用而挂不上号、看不成病，增强老年人看病就医的获得感、幸福感和安全感。

2. 安全可靠

信息安全可靠的五个基本属性是保密性、完整性、可用性、可控性和不可抵赖性。保密性要求不得将有用信息泄露给非授权用户；完整性要求信息在传输、交换、存储和处理过程中，保持信息不被破坏或修改、不丢失，以及信息未经授权不能改变；可用性要求信息资源可被授权实体按要求访问，在系统运行时能正确存取所需信息，当系统遭受意外攻击或破坏时，可以迅速恢复并能投入使用；可控性要求系统和信息在传输范围和存放空间内是可控的；不可抵赖性要求在信息交互过程中所有参与者不可否认或抵赖本人的真实身份，不能否认和抵赖曾经完成的操作和承诺。

3. 不伤害

健康信息涉及个人隐私，健康医疗大数据挖掘应用事关社会稳定与安全，社会关注度高，保障健康信息安全、保护个人隐私是基本要求，在此基础上，还要满足不伤害要求。不伤害要求也被称为无害要求。不伤害要求无论是人口健康信息服务体系建设还是健康医疗大数据应用，都不能对人造成伤害，避免公众的利益、尊严和价值主体地位受到损害。

4. 知情同意

知情同意要求规定在健康信息资源的收集与利用过程中，应当采用合法、正当的方式，遵循诚信原则，不得通过欺骗、误导等方式收集和处理个人健康信息，必须事先告知被收集者，尊重其知情权、同意权和自主选择与决定权。未经用户同意，不得将收集到的用户个人信息共享转让。

二、健康信息化伦理的信息技术实现

"十四五"时期是全民健康信息化建设创新引领卫生健康事业高质量发展的重要机遇期，也是以数字化、网络化、智能化转型推动卫生健康工作实现质量变革、效率变革、动力变革的关键窗口期。健康信息化伦理的信息技术实现途径有以下三个方面。

1. 强化技术创新

信息伦理问题产生的技术根源在于大数据技术的负面效应，但信息伦理问题的解决也需要强大的技术支撑，无论是信息安全、信息隐私还是信息污染等都需要借助技术手段。一方面，国家应加大对信息和数据安全防护技术研发的支持力度，要大力发展信息科技的前沿核心技术以保障网络安全与国家安全；另一方面，要创新发展信息安全技术，要对防火墙技术、病毒查杀技术、数据加密和认证技术、入侵检测技术、网络攻击追踪技术等信息安全技术进行及时更新和升级，确保信息活动各个环节的安全，以适应大数据时代健康信息安全的需要。"十四五"全民健康信息化规划中强调了关键信息基础设施安全保护工程：一是要建设关键信息基础设施监测预警和威胁分析平台；二是要制定数据分类分级指南，确定核心数据、重要数据和一般数据目录，提出相应保护的管理要求和技术措施，提升数据安全和个人信息保护能力；三是要建立关键信息基础设施首席网络安全官、专职安全管理员、关键岗位人员分类培训体系，加强实战，持证上岗。

2. 规范监管体系

"十四五"全民健康信息化规划提出构建以"双随机、一公开"监管和"互联网+监管"为基本手段，重点监管为补充，信用监管和在线监管为基础的新型监管机制。加强对互联网平台和企业数据行为的监管，运用大数据、人工智能等新一代信息技术实施风险分析和识别，完善个人信息保护，防止数据垄断和商业滥用。研究制定卫生健康信息管理办法和相应的标准规范，对合理使用数据提供合规指南，对违规行为及时予以纠正。同时也要加强网络信息安全执法力量，加大对信息违法犯罪行为的惩戒力度，保证健康信息化建设有法可依、违法必究。

3. 加强信息伦理教育

人是信息活动的主体，信息行为主体能否遵守信息伦理，更多是受个体道德水平的制约。因此，加强信息伦理教育，提升个体对信息伦理的认知，对维护信息活动的正常秩序尤为重要。第一，加强社会的信息伦理教育。弘扬社会主义核心价值观，传播社会正能量，塑造清风正气，为公众树立正确的信息伦理观创造良好的社会环境。第二，重视学校的信息伦理教育。根据学生年龄和接受能力，在大中小学开设不同层次的与网络信息伦理和信息素养相关的课程，举办各种形式的网络伦理专题讲座，使学生在学校教育中接受信息道德教育的熏陶，增强学生的信息伦理意识和自我防范能力教育。第三，加强医疗卫生机构人员的信息伦理教育和培训，主要包括抓好信息伦理宣传、重视信息伦理教育和推动信息伦理培训制度化。

本章小结

本章介绍了健康信息化人文要求及信息技术实现和健康信息化的伦理要求及信息技术实

NOTE

现，包括健康信息学、健康信息化、信息鸿沟的概念；健康信息化的人文要求；健康信息化的伦理要求；健康信息化人文的信息技术实现；健康信息化伦理的信息技术实现；健康信息化的国家政策。

练习题

一、填空题

1. 健康信息化的人文要求，如《"十四五"全民健康信息化规划》指出：推进医疗机构信息化建设的同时，兼顾_____与_____，让老年人共享数字红利，推动数字健康产品易用好用。

2. 健康信息化的伦理要求有_____、_____、_____、_____和_____。

3. 健康信息化伦理的信息技术实现途径有：_____、_____和_____。

二、选择题

（　　）1.《"健康中国 2030"规划纲要》提出"发挥科技创新和信息化的引领支撑作用"，明确"建设____服务体系"。

      A. 卫生信息化　　　　B. 健康信息化　　　C. 人口健康信息化　D. 群众健康信息化

（　　）2. 信息超载属于下列____问题。

      A. 信息隐私　　　　　B. 信息安全　　　　C. 信息污染　　　　D. 信息鸿沟

（　　）3.____是指在信息活动中，混入欺骗性、有害性、误导性和无用的信息元素。

      A. 信息隐私　　　　　B. 信息污染　　　　C. 信息安全　　　　D. 信息鸿沟

三、判断题（请在正确表述后面的小括号内打"√"，错误的打"×"）

1. "互联网＋中医药健康服务"行动主要是统筹建设国家和省级中医药数据中心，加强全民健康保障信息化工程中医药业务平台应用与完善，强化与全民健康信息平台互联互通。（　　）

2. 伦理是指在处理人与人、人与社会相互关系时应遵循的道理和准则。（　　）

3. 信息污染是在信息生产、流通和使用等过程中，由于受各种因素干扰导致信息主体丧失对信息的驾驭地位与控制能力，而被信息所支配和奴役。（　　）

四、简答题

1. 健康信息化建设的人文要求包括哪些？

2. 什么是健康信息伦理？

3. 在全民健康信息化建设的过程中要遵循哪些伦理要求？

五、讨论题

结合实际，谈谈如何实现健康信息化的人文与伦理要求。

NOTE

第十八章　健康管理适宜技术

扫一扫，查阅本模块PPT、视频等数字资源

学习目标

通过本章的学习，你应该能够：

掌握　健康管理常用的适宜技术的种类、特点及应用场景。

熟悉　健康管理常用适宜技术的技术原理。

了解　人工智能技术的常见模型及其应用。

章前引言

　　本章主要选择了基于PPG脉搏波特征的功能测评技术，这项技术主要应用于智能可穿戴设备，也是目前较为流行的便携式健康信息采集与监测的技术之一。此外，医用红外热成像技术在中医舌诊、面诊研究，专科建设，药物研究，疗效评价等方面亦有良好的应用，也是目前在健康管理机构中应用较广的技术之一。基于薄膜压电传感技术的睡眠呼吸暂停监测主要应用于智能家居，尤其是智能床垫对健康信息的监测，是目前居家健康管理服务的主要应用技术。基于人工智能的肺结节自动阅片及危险度评估技术在肺部疾病——尤其是肺癌的早期检测与筛查中具有重要的临床意义。眼底影像技术是对冠心病、脑卒中等心脑血管疾病早期筛查和风险评估的重要手段。以上常见的健康管理适宜技术与人工智能相结合是实现健康信息自动化识别的重要手段，因此对人工智能的常见模型及应用也要有所了解。

　　随着科技水平的不断提高和科技手段的不断丰富，现代健康管理服务中对健康信息的采集和监测评估技术也不断丰富起来。掌握最新的适宜技术，熟悉其技术原理，了解不同技术基本的应用特点和场景是开展现代健康管理服务的必备专业技能。

第一节　基于PPG脉搏波特征的功能测评技术应用

　　人体是一套庞大而复杂的生命系统，只有生命系统中各个模块稳定运行才能保证人体的健康。为了实现对人体各类健康异常状况的分析、诊断和预警，应尤其重视人体生命体征参数的提取。常见的生命体征参数包括心率、脉搏率、体温、呼吸率、动脉血压及血氧饱和度等，

每一项生命体征参数都与人体健康息息相关，分析单项或综合的生命体征参数可实现人体健康状况的准确评估。

一、原理

光电容积脉搏波（Photoplethysmography，PPG）信号是一项反映人体动脉血管内血液容积变化的重要生命体征信号。PPG信号的成因源于人体循环系统规律性的自发搏动，并且可以通过一种简单且低成本的非侵入式光电检测技术，从人体体表下的微血管组织床获取。尽管PPG信号的采集方法相对简单，但是我们对该信号所包含信息的认识仍然是初步的，人们普遍认为PPG信号可以提供关于心血管系统的有价值的信息。PPG信号在心血管系统健康评估中得到了广泛应用，与人体的脉搏率、呼吸率、血氧饱和度、动脉血压等生命体征参数都有着密切联系。

PPG信号的基本生成原理依赖于人体体表血液和其他组织成分对不同波长光源灵敏度的差异。作为一项光电检测技术，PPG信号的采集需要通过一个发光源和一个光电传感器实现。当某一波长的光源从体表照射人体组织时，光电传感器可接收光束穿透组织或由组织体表反射得到的微小光照强度分量，此光照强度的变化可反映动脉血管内容积脉搏血流的变化。光电传感器记录下该变化并将其转换为电信号，该信号即为PPG信号。

PPG信号的采集可根据检测方法中光源和光电传感器相对位置的不同，分为两类不同的方法——透射式与反射式方法，两类测量方法的区别见图18-1。具体而言，在透射式方法中，人体的组织样本被置于光源和光电传感器之间；而在反射式方法中，光源和光电传感器被并排置于人体组织样本的同一侧。在透射式方法中，光电传感器采集穿透待测组织的光，因此测量部位仅限于易于被光源透过的部位和组织，例如手指、耳垂等。然而，这些测量部位较容易受到环境因素及人体日常活动的干扰，从而影响所采集到的PPG信号的质量。而在反射式的方法中，光电传感器采集的是通过光源发射，并经由待测部位的组织、骨骼和血管反射及散射的光。两个元件之间需要通过不透光的物质进行屏蔽，以防止从光源到光传感器的光线直射。与透射式方法有限的测量位置相比，反射式方法理论上可测量人体体表几乎任何位置的PPG信号。但为了实现精确测量，传感器应牢固地附着在人体皮肤上，因此反射式方法通常需要测量部位具有平坦的皮肤表面。常见的PPG信号人体采集部位除手指和耳垂两个部位以外，还有人体的脚掌和前额。

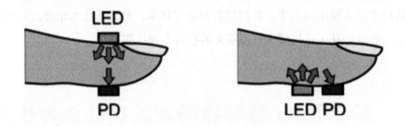

图18-1   两类PPG信号采集方法

二、应用概况

PPG信号在目前已有的穿戴式生命体征监护设备研究中有着非常广泛的应用。采集、处理与分析 PPG 信号可获取诸多与人体健康状况密切相关的生命体征参数，而心率和血氧饱和度是其中最直接相关且应用最为广泛的两项。早在 1998 年，MIT 的学者 Boo-Ho Yang 等人就研制了一套基于指环传感器的 24 小时远程护理系统，该系统采用了低功耗技术，通过指环采集人体手指处的透射式双路 PPG 信号，实现了心率与血氧饱和度的长期无线监测，是 PPG 信号在穿戴式设备中的最早应用。2001 年，瑞士 CSEM 研究所的 Philippe Renevey 等人实现了一套手腕式人体脉搏检测装置，装置首次实现了人体手腕处 PPG 信号的穿戴式采集方案，可采集单路红外光反射式 PPG 信号。2012 年，Kviesis-Kipge 等人将 PPG 信号传感器嵌入了日常衣物中，实现了人体日常活动中的 PPG 信号实时采集。2014 年，意大利 Empatica 公司推出的 E3 智能腕带选用了红光与绿光双光源方案采集反射式 PPG 信号，可获取更优的生物信息反馈与采集数据。2015 年，美国苹果公司的 Apple Watch 面世并获得市场的热烈反响。Apple Watch 在其表盘内侧附加了红外光与绿光双光源光电传感器，可采集手腕处 PPG 信号并计算静止状态或运动状态下的心率参数，参数可在 Apple Watch 的原生应用或第三方应用中显示。

　　PPG 信号同样可用于提取人体的血压参数，由该信号中提取的脉搏传输时间（Pulse Transmission Time，PTT）可用于估计人体的动脉血压。PTT 是指 PPG 信号从心脏到人体动脉不同位置传输过程的时间差，该时间差可以反映动脉血流的传输速度。当人体血压升高时，传输速度增加；而当人体血压降低时，动脉血流传输速度减小。在实际应用中，PTT 参数的提取通常还需要一路人体的 ECG 信号以配合 PPG 信号实现。PTT 的血压检测免除了传统血压测量法中的袖带与压力传感器，提高了血压检测的便携性和舒适性；同时，该方法可具体监测到每个心搏周期对应的动脉血压，进而实现动脉血压的长期连续监测。

　　PPG 信号还可用于提取人体的呼吸率参数，呼吸率即为人体每分钟的呼吸次数。呼吸信号的监测在临床和家庭监护中有着十分重要的价值，该信号可用于评估人体的呼吸功能状况，并同时监测与呼吸系统相关的慢性疾病症状。PPG 信号在采集的过程中通常会引入与人体呼吸运动相关的信息，因此呼吸率参数可由 PPG 信号中间接提取。早在 1996 年，日本学者 Nakajima 等人就使用 PPG 信号进行人体心率和呼吸率参数的同步监测与显示。常用的呼吸率提取方法基于 PPG 信号的幅值变异分析（Pulse Amplitude Variability，PAV）和脉搏率变异分析（Pulse Rate Variability，PRV）实现。近年提出的新方法：2010 年，Shishir Dash 等人对 PPG 和 ECG 信号进行时频域分析并提取呼吸率参数；2013 年，A. Garde 等人提出了一种基于 PPG 信号的经验模式分解算法，以估计人体的心率和呼吸率；2014 年，该项目组又提出了一种基于 PPG 信号相关熵谱密度的呼吸率估计方法；2015 年，Jesús Lázaro Plaza 在其博士论文中提出了一种基于 PPG 信号脉宽变异分析（PWV）的呼吸率估计方法。

　　综上所述，PPG 信号是一项重要的生命体征信号，并且是提取脉搏率、呼吸率、动脉血压及血氧饱和度等多项生命体征参数的基础。基于 PPG 信号的生命体征参数提取在穿戴式设备中有着非常广泛的应用。分析国内外研究现状可以发现，现有穿戴式设备大多只能实现上述四项生命体征参数中一至两项参数的监测，多生命体征参数的综合采集系统研究十分有限。此外，穿戴式设备在电路集成度、佩戴舒适度、信号处理分析算法、功耗控制技术等方面都有优化与提升的空间，可在这些方面开展进一步的研究。

第二节　基于红外热成像技术的临床应用

　　医用红外热成像技术是将人体发出的红外线（温度）信息通过电脑进行数据分析后，对不同部位的异常情况以温度图像的形式直观地进行反映的技术，该技术可将 ±0.05℃ 的人体体温变化清晰地用彩色图像显示出来。红外热成像技术在医疗和亚健康领域的应用使得人体细胞组织温度的精确量化成为可能，这样我们能直观地看到人体五脏、六腑、五官、躯干、头颈、四肢及经络的功能状态。

一、概述

　　红外热成像技术最早应用于军事领域，后逐渐扩展到医学和亚健康领域。20 世纪 50 年代美国外科医生 Lanson 首次应用该技术成功诊断乳腺癌，自此红外热成像技术及设备受到了广泛的关注。目前的红外探测技术可将人体的热辐射信息转换成人眼能观察到的红外热图，人体各部位的温度高低和分布便可一目了然，将其与中医"寒热温凉"等诊疗理论相结合，便可实现中医诊疗从"感觉"向"可视"的飞跃。

　　中医药学是一座伟大的宝库，需要用现代科学来发掘和开拓，实现中医的现代化。中医"寒热温凉"等诊疗信息，长期以来靠中医传统的望闻问切来感觉，受医生水平、技能的限制，又受光线、温度等外部环境条件的影响，缺乏客观的评价标准，这也成了中医走向世界的"绊脚石"。将红外热成像仪应用于中医诊疗系统，对促进中医诊疗可视化、客观化和标准化，推动中医诊疗仪器、设备的研制具有重要意义，对中医药创新发展意义深远。

　　采集人体温度变化信息，形成红外热图，可以使临床医生和健康管理者的视野拓展到此前未及之处，及时了解患者健康状况，提前发现阳性改变，有助于更加准确地对患者进行分诊分类，进而简化诊疗流程，对人体健康早期预警，提高诊疗质量。

二、原理

　　红外热成像原理并不神秘，从物理学角度分析，人体就是一个自然的生物红外辐射源，能够不断向周围发射和吸收红外辐射。正常人体的温度分布具有一定的稳定性和特征性，机体不同部位具有不同的热场。当人体某处发生疾病或功能改变时，该处组织、血流量会相应发生变化，导致人体局部温度改变，表现为温度偏高或偏低，在红外热图上就会出现热区、凉区的变化。根据这一原理，通过红外热成像系统采集人体红外辐射，并转换为数字信号，形成伪色彩热图，利用专用分析软件，经专业医师对热图分析，便可判断人体病灶的部位、疾病的性质和病变的程度，为临床诊疗提供可靠依据。

三、优势

　　与现有的 X 线、CT、核磁、B 超等影像学检查技术相比，红外热成像检查具有较明显的优势，主要表现在以下几个方面。

NOTE

1. 全面系统

人体体表温度是人体健康的晴雨表，多数病症在体表都会形成特征性温场。通过红外热成像仪对人体进行全面扫描，将人体体表温度情况用伪色彩图显示出来，专业医生可以结合临床上患者的全身情况进行全面系统的分析，克服了其他诊断技术局限于某个局部的片面性。现在应用红外热成像技术已经能够检测炎症、肿瘤、结石、血管性疾病、神经系统疾病等100余种常见病和多发病，涉及人体各个系统，同时也广泛应用于亚健康状态的检测、评估与管理。

2. 疾病早期预警

与X光、B超、CT等影像技术相比，红外热成像检测最重要的一个优势就是早期预警。X光、B超、CT等技术虽各具特点，但它们都属于结构影像技术，只有在疾病形成病灶之后才能发现疾病，而疾病在出现组织结构和形态变化之前，细胞代谢就会发生异常，人体局部会发生温度的改变，温度的高低、温场的形状、温差的大小可反映疾病的部位、性质和程度。红外热成像技术主要是功能状态的影像技术，是根据人体温度的异常来发现疾病的，因此能够在机体只有功能障碍，尚没有明显组织结构异常的情况下解读出潜在的隐患，有助于在疾病预警中更早地发现问题。有资料显示，远红外热图比结构影像可提前半年乃至更早发现病变，为疾病的早期发现与防治赢得宝贵的时间。

3. "绿色"无创

许多影像学仪器或多或少对人体都有不同程度的伤害，而红外热成像诊断通过红外探测器接收人体发出的红外辐射并转换成伪色彩图像来判断疾病，不会产生任何射线，无须标记药物，因此，对人体不会造成任何伤害，对环境不会造成任何污染，而且简便经济。红外热像技术实现了人类追求绿色健康的梦想，人们形象地将该技术称为"绿色体检"。

四、临床应用

医用红外热成像检查作为继X光、CT、MRI、B超之后的一门全新成像技术，已逐渐被人们接受，并越来越受欢迎。红外热成像技术在医学领域上的应用，无疑给亚健康管理和中医可视化带来了一场变革。可以预测，随着红外热成像检测的推广和普及，其应用领域将会越来越广泛。

目前，医用红外热成像技术已运用于中医基础理论研究、亚健康理论研究、辅助医学临床诊疗、大病早期预警，在重点专科、治未病中心、体检中心、亚健康专业调理机构等的建设中发挥出日益重要的作用。

中医理论与红外热成像技术原理具有高度的吻合性，中医学理论认为，人体是一个整体，人体的气血阴阳构成了动态的平衡，而红外热成像技术可以获得人体连续的、动态的功能代谢信息，提示机体的功能状态及发展趋势，因此用红外热成像技术来研究中医学的基本理论具有良好的可行性。而且红外热成像技术的特点是收集和分析人体表面热辐射信息，也符合中医"有诸内，必形诸外""司外揣内，以象察脏"的诊断思想。

红外热成像技术可以将传统千百年来只能通过望、闻、问、切四诊等原始手段获取的人体信息，通过数值化和可视化的影像形式客观地呈现出来，拓展中医四诊，对就诊者的脏腑、气血、阴阳的整体功能状态作出全面的、客观的、综合的评价，从而帮助医生对患者提出合理的治疗措施，对亚健康人群能够制定出"治未病"的调理方案。

红外热成像技术用于中医研究已经有 20 多年的历史，特别是在经络穴位研究中取得了丰硕的成果。许多学者研究发现中医寒热、阴阳证型的变化可以归结为代谢、产热的不同，故我们可以通过红外热图测得的温度分布和温差的不同来分辨不同的中医证型。根据中医基础理论和现代物理理论，建立脏腑定位、寒热秩序偏离定性的红外分析方法，把人体体质、脏腑、经络、穴位、寒热态等与中医证候紧密联系到一起，有利于红外热成像检测辅助中医临床诊疗的实现。

在中医理论的指导下，结合红外成像检测技术，临床上可以诊治许多疾病，如不孕症、感染高热待查、疼痛、乳腺增生、乳腺癌、中风、冠心病、糖尿病足、失眠、疲劳综合征等，都能获得良好的临床疗效，且在红外检测前后的热图对比上亦有客观的、明显的改善，因此还可以用红外来评价药物干预治疗的效果。目前红外成像检测技术在各医院临床科室、治未病中心、体检中心、健康管理中心已逐渐开始应用。

正是由于红外热成像技术的这种功能性影像学的存在，使得我们能对未病状态得以评估和量化，预知人体的疾病发生情况。目前红外热成像技术在亚健康领域得到了广泛的应用：评测亚健康及未病状态、指导亚健康干预调理、对干预前后客观化的疗效评价等，成为目前我们认知亚健康有力的测评手段，其应用前景广泛。

第三节　基于薄膜压电传感技术的睡眠呼吸暂停监测

随着时代的进步，睡眠健康受到越来越多的关注。睡眠呼吸暂停是一种影响人类睡眠健康的常见疾病，然而许多患者通常并不知道他们患有此类疾病。睡眠呼吸暂停疾病分为两种类型：中枢性和阻塞性。中枢性睡眠呼吸暂停（Central Sleep Apnea，CSA）由中枢神经系统疾病引起，由于控制呼吸的大脑中枢障碍，使得胸部和横膈膜的呼吸肌没有收到大脑的信息而导致睡眠过程中出现呼吸停止或减弱；阻塞性睡眠呼吸暂停（Obstructive Sleep Apnea，OSA）涉及夜间危险的呼吸暂停，通常由于喉部肌肉疲劳导致气道狭窄或气道阻塞引起（常见于老年人），是一种更为常见和比较严重的疾病。这些呼吸暂停有时会持续 20 ～ 30s，严重的情形下（阻塞性呼吸暂停），有时会持续几分钟。

患有这种疾病的人在睡眠时呼吸经常是不均匀的。在夜间，他们的呼吸有时会停止数次，导致血液中的氧气含量下降，因此大脑和器官不能获得足够的氧气，此时身体会做出应急唤醒反应，当事人醒来时会大声打鼾并且同时做深呼吸。出现这种情况后，患者会在白天出现典型的症状，如疲劳、精力不足等。这种疾病的诊断通常都比较晚，因为在医生正常的就诊期间无法检测出来，仅有与患者同室的人员才会注意到。

一、睡眠监测的技术背景

睡眠监测是现代医学诊断中不可缺少的内容，也是健康管理与健康监测的内容之一，还是睡眠质量评估的方法之一。目前临床睡眠评估一般采用整晚的多导睡眠图 PSG（含脑电、眼电、肌电、心电等），依据睡眠分期准则进行睡眠分期，同时对心律失常、呼吸事件、觉醒次数进行统计，通过分析以上多种数据进行睡眠质量评估。多导睡眠图获取的信号种类丰富，但需在患者身上粘贴各种电极及众多传感器，给患者造成较大的生理与心理负荷。从某种意义上来说，多导睡眠图监测本身就侵扰了睡眠质量，影响了监测结果的客观性。多导睡眠图监测的高侵扰、高生理负荷特性与"以人为本"的无负荷睡眠监测需求矛盾日益突出，发展低生理负荷甚至无负荷的睡眠监测技术成为睡眠医学发展的必然趋势，同时也非常适合居家健康管理的日常健康监测。

二、基于薄膜压电传感技术的原理

近年来，国内外有多家研究机构采用薄膜压电传感器进行生理信号采集的研究，如鼾声检测、座椅式生理信号检测系统、心冲击信号提取、可穿戴式心率提取设备等。利用薄膜压电传感器采集睡眠期间的心冲击（Ballistocardiogram，BCG）、呼吸和体动信号，相比充气式微动敏感床垫，体积更小，反应更灵敏。使用薄膜压电传感器实现的床垫式无负荷睡眠监测系统，不仅实现了使用者无负荷，同时采用网络化技术实现多用户数据采集和事后分析，可用于普通人群睡眠质量评估。

睡眠中体动常伴随觉醒事件，体动幅度较大、持续时间较长、频度较高时为醒；体动幅度小且持续时间较短、频度不高时为浅睡；无体动时一般为快速眼动期或深睡期。因此体动是睡眠评估的重要指标之一。由于神经系统的调节作用，睡眠期间会伴随心率和呼吸率的变化，检测睡眠期间心率、呼吸率及其变化，结合体动次数和频率，在时域进行统计分析后可对睡眠质量进行评估。睡眠过程中心脏跳动、呼吸时腹部收缩及体动会导致床垫上的压力变化，这些压力变化与心跳、呼吸和体动对应，形成心冲击、呼吸及体动波形。虽然这些因素导致的压力变化叠加在一起，但是其特性相差较大，可根据其特性进行分离。心冲击信号微弱，频率与心率相同，一般在 40 ~ 160 次 / 分钟；呼吸导致的压力变化较大，频率一般在 5 ~ 30 次 / 分；体动导致的压力变化最大、最快，一般在 50Hz 以上。可以采用数字信号处理技术对信号进行处理，分别提取心冲击、呼吸和体动波形，再根据波形计算心率、呼吸率和体动。

压电薄膜是一种新型有机材料，内部含有众多扁平状孔洞结构，孔洞中储存有永久正负电荷。压力变化时，孔洞厚度发生变化，并随之产生电荷转移，在薄膜的上下电极上积聚，通过检测电极上的电荷量即可获得薄膜上的压力变化。压电薄膜具有灵敏度高、超薄、柔软可折叠等特性，非常适合床垫集成，不会给使用者带来不适感觉。床垫式无负荷睡眠质量评估的原理是将薄膜压电传感器集成于床垫中，在正常睡眠中提取集合了体动、心冲击和呼吸波的压力变化波形，经过信号处理计算体动频次、心率和呼吸率，通过对单次睡眠期间的全部数据进行统计分析得到心率、呼吸变异性、体动频率等信息，建立基于上述参数的睡眠质量评价模型，进行睡眠质量评估。

使用时，当受试者模拟呼吸暂停屏住呼吸时，呼吸波形相应变平坦，显示呼吸波形与实际呼吸一致，能反映受试者的实际呼吸状况。受试者采用 4 种姿势睡眠时，呼吸波形均光滑完整。受试者采用左侧卧、仰卧姿势时，心冲击信号较强，可明显看到心跳产生的冲击；采用右侧卧和趴卧姿势时，心脏与床垫的距离最远，传递到床垫的心冲击强度减弱，心冲击信号变差，干扰增多，容易出现非周期信号。但采用结合知识库匹配滤波心拍分割算法，能较好适应随机的干扰，提取的心率与商用心电 holter 测得的同一对象特征心率值误差在 5 以内，趋势与睡眠过程一致。

目前国际上用于睡眠评估最重要的仍是脑电信号，但由于其影响睡眠，不适合普通人群，因此床垫式无负荷的睡眠评估方法有实际意义。该方法在自然睡眠状态下记录受试者的生理信号，不改变睡眠习惯，无任何约束，是一种理想的低负荷睡眠监测方法。基于薄膜压电传感器的睡眠监测床垫系统采用非接触方式测量睡眠过程中心冲击、呼吸和体动导致的压力变化，经过数字信号处理后可提取心率、呼吸率及体动等数据，实现了无负荷睡眠过程中心率、呼吸和体动等参数检测，进行睡眠质量评估，可用于普通人群家庭睡眠质量监测，尤其是睡眠呼吸暂停的监测。

第四节 基于人工智能的肺结节自动阅片及危险度评估

肺癌是威胁人类健康和癌症致死的主要因素之一。肺癌的早发现、早治疗是提高生存率和降低病死率的关键。随着国人对健康体检意识的加强和低剂量计算机断层扫描（Computed Tomography，CT）技术的应用，肺CT在体检中的应用逐渐增多，同时也增加了放射医师的阅片负担，容易导致肺结节的漏诊。近年来，随着人工智能（Artificial Intelligence，AI）技术的不断成熟，其在肺结节筛查中的应用也逐渐被认可。国内有研究报道，基于深度学习的AI软件在肺结节检出中的敏感度为99.1%，而影像科医师在双阅片情况下肺CT结节检出率仅为82.4%，AI阅片不仅能降低肺结节筛查的漏诊率，在肺结节良恶性的判断方面也有很好的诊断效能。

应用于肺结节筛查的AI技术大致经历了图像处理法、经典机器学习法和深度学习法三个阶段的发展过程。随着AI以及机器学习的快速进展，深度学习（Deep Learning，DL）成为目前AI研究的热点。深度学习有多种模型，常见的模型可分为两大类，一类是监督学习包括卷积神经网络（Convolutional Neural Network，CNN）海量训练人工神经网络（Massive Training of Artificial Neural Networks，MTANN），非监督学习则包括自编码器（Auto-encoder，AE）和深度信念网络（Deep Belief Network，DBN），目前最常用的是CNN。

人工智能在肺结节中的应用主要包含两部分：确定肺结节位置的计算机辅助检测（Computer-aided Detection，CADe）系统；区分肺结节良恶性的计算机辅助诊断（Computer-aided Diagnosis，CADx）系统。

一、人工智能在肺结节检测中的应用

辅助检测系统主要有两大功能：一是图像分割，即通过去除图像中非病变的背景，提高肺结节检测的灵敏度；二是候选结节排查，即从可疑肺结节中排查出真正的肺结节，降低假阳性率。

1. 提高医生检测肺结节灵敏度

有学者设计了一种具有肺血管图像抑制功能的CADe系统。在该系统的辅助下，检测肺结节灵敏度增加了10.8%，特异度下降了5.5%，阅片时间减少了26%。在一项使用快速深度卷积神经网络（快速R-CNN）的CADe系统辅助放射科医生检测肺结节的实验中发现，在

CADe 系统的辅助下，放射科医生检测肺小结节（3 ～ 6mm）和中结节（6 ～ 10mm）的灵敏度分别提高了 18.7% 和 14.3%，总灵敏度提高了 17.1%，同时阅片时间减少 11.3%。表明 CADe 系统提高了医生检测肺结节的灵敏度，同时减少了阅片时间。

2. 在结节检出高灵敏度的应用

有人提出了一种基于 3D 张量滤波算法和局部图像特征的 CADe 系统。首先，使用 3D 张量滤波算法和局部图像特征分析检测候选结节。其次，使用 3D 水平集分割方法校正结节边界。然后，使用相关特征选择（Correlation-based Feature Selection，CFS）子集评价器对检测到的结节进行特征提取并选择最优特征。最后，利用随机森林分类器对候选结节进行分类。在 LUNA16 和 ANODE09 数据库中，如果该系统灵敏度为 79.3%，则平均每次扫描有 4 个假阳性；如果该灵敏度为 84.62%，则平均每次扫描有 2.8 个假阳性。

有研究提出采用基于挤压激励网络和残差网络（SE-ResNet）的深度卷积神经网络（Convolutional Neural Network，CNN）进行肺结节候选检测。首先，使用 U-Net 结构的 3D 区域提议网络检测候选结节。然后，使用基于 3D SE-ResNet 的分类器，对候选结节加以鉴别。在 LUNA2016 数据集上，4FPs/scan 的灵敏度为 95.7%，1FP/scan 的灵敏度为 93.6%。有人提出了一种用于自动肺结节检测的新型 CADe 系统，其核心思想是 3D 标记技术将候选结节分为血管组和非血管组，使用多尺度点结节增强滤波器对两组的候选结节进行再次鉴别。使用加权支持向量机从血管组中的血管分叉处筛选真正结节。该 CADe 系统提高了灵敏度（87.81%），同时保持了较低的假阳率（1.057 FPs/scan）。有学者从候选结节中，提取结节内部、外部、形状和局部纹理特征来训练 CNN。该方法在 LIDC-IDRI 数据库中，实现了 1.9FPs/scan 的灵敏度为 88%，4.01 FPs/scan 的灵敏度为 94.01%。

3. 在结节检出降低假阳性的应用

3D 深度卷积模型比 2D 深度卷积模型在假阳性减少方面具有更好的表现。Jin 等构建了一个深度 3D 卷积神经网络来检测肺结节。他们通过使用空间池化和裁剪层（SPC）用来提取 CT 中多级上下文的信息。使用 LIDC-IDRI 数据集进行评估时发现，与其他先进的方法相比，该方法在相同灵敏度的情况下，具有更低的假阳性率。有学者设计了一种基于多层 3D-DenseNet 模型的 CADe 系统来鉴别肺结节和假阳性结节。该方案在 LUNA16 数据集中达到令人满意的检测性能时，可以极大地降低假阳性率。Zuo 等提出了一种新颖的 3D 卷积神经网络。在其结构中嵌入多个分支，每个分支用来处理不同深度层的特征。这些分支在其末端进行级联后，利用来自不同深度层的特征对候选结节加以鉴别。在 LUNA16 数据集上，该方法的准确度为 98%，灵敏度为 88%，特异度为 99%。

4. 在特殊类型结节中的应用

虽然 CADe 系统实现了快速发展，但仍有一些特殊类型肺结节检测的准确性有待提高，如：血管旁结节、胸膜旁结节和磨玻璃结节。有报道设计了一款基于 3D 骨架特征的 CAD，该系统提取了包括一个 3D 骨架化特征、4 个灰度特征和 5 个形状特征在内的 10 个特征用于结节的检测。该方法使用跨尺度局部二值模式（CS-LBP）提取肺结节纹理特征，使用正交边缘方向直方图（ORT-EOH）获得肺结节的边缘特征，并通过这两种方法的联合，使用层次支持向量机（H-SVM）来对可疑结节进行区分，并采用了一种利用 3D 条件随机场（3D-CRF）优化的三维 UNET 网络模型来分割肺结节，同时也利用 3D-CRF 优化训练集的样本输出。经研

NOTE

究发现，以上三种算法，在血管旁结节、胸膜旁结节和磨玻璃结节的检出方面都具有极大的优势。

二、人工智能在肺结节诊断中的应用

肺结节检出后，尽早对其进行良恶性分类有助于下一步治疗。基于影像组学和深度学习的 CADx 系统可以提取肉眼无法辨别的图像信息特征，在肺结节良恶性分类中具有较好的表现。目前，基于影像组学、深度学习和两者融合的 CADx 系统是研究热点。

1. 基于影像组学的 CADx 系统

某项研究从 875 例肺良恶性结节患者的肺部 CT 图像中提取了 1288 个放射组学特征，使用 20 个特征建立模型来鉴别结节的良恶性。训练组的受试者工作特征曲线下面积（AUC）为 0.836，95% CI 为 0.793 ～ 0.879。验证组的 AUC 为 0.809，95%CI 为 0.745 ～ 0.872，表明该模型对良性和恶性肺结节的区分具有一定的优势。另一项研究回顾了病理证实为微浸润腺癌和浸润性腺癌的 100 例亚实性结节患者，提取了 11 个影像组学特征，由这 11 个影像学特征组成的诊断模型，显示出良好的校正和辨别能力。在 197 名患者中 210 个经病理证实的结节中，通过提取影像组学特征和影像科医师观察到的常规 CT 特征构建模型，经验证，其 AUC 为 0.857（95%CI 为 0.723 ～ 0.991），准确度为 84.1%，灵敏度为 85.4%，特异度为 81.8%。

2. 基于深度学习的 CADx 系统

2019 年，有学者使用了一种深度卷积网络研究肺结节的良恶性，从 CT 中提取以肺结节为中心的感兴趣区域，通过轴向切面和数据增强等方法，进一步创建图像。使用生成对抗网络（GAN）生成的图像输入 CADx 系统进行训练，并使用真实的结节图像进行微调，以区分结节的良恶性。通过分析 60 例经活检证实病理诊断的肺结节 CT 图像，该系统可以检出 66.7% 的良性结节和 93.9% 的恶性结节。2020 年，研究者对上述方法进行了改善，将以肺结节为中心的感兴趣区域的分析，由横截面图像进展到了多平面图像，通过多平面图对 CNN 进行分类训练。研究发现，在相同灵敏度的情况下，该方法特异度提高了 11.1%。另一项研究中使用 3D 卷积神经网络。2D 卷积神经网络在肺结节良恶性分类方面效果好于 3D 卷积神经网络。有研究提出了一种使用挤压激发网络和聚合残差变换（SE-ResNext）的算法对结节进行分类。在 LUNA16 数据库上进行评估，AUC 下面积为 0.960，准确率为 91.67%。

3. 基于两种融合的 CADx 系统

一项研究通过将影像组学特征与 3D 深度卷积神经网络特征融合，提出了一种新的预测结节良恶性的算法，与其他结节分类模型相比，它具有较高的 AUC、敏感度、特异度和准确度。另一项研究回顾了有病理结果的 122 个肺结节的 CT 图像，并提取了 374 个放射组学特征，使用 10 倍交叉验证，并重复 100 次评估分类器的准确性，最终选择了 238 个放射组学特征用于肺结节良恶性鉴别的影像组学特征，该分类器的最高准确率为 79%，AUC 为 0.80。有研究设计了一种将 115 个影像组学特征与深度学习特征相融合的算法，在结节的良恶性分类过程中提出级联分类方案，在第一级训练分类器学习结节特征，在第二级将第一级分类器进行组合，用于恶性肿瘤的分类，在 LIDC 数据库中，准确度为 88.8%，灵敏度为 88.41%，特异度为 94.12%。

当前，人工智能在肺结节的检测和诊断中都取得了一定的进展，但该技术依旧存在一定的局限性，研究与解决这些问题是其重要的发展方向。

第五节　基于眼底影像技术的心脑血管疾病的风险评估

眼底影像技术主要包括彩色眼底照相技术、光学相干断层扫描技术和相干光断层扫描血流成像技术。

近20年来，随着眼底影像学技术和图像处理技术的发展及其在临床和科研工作中的广泛应用，对眼底血管改变的记录与评价方法也逐渐得到改进，克服了以往直接眼底镜评价主观性强、随访较困难等问题，而且其操作简单便捷，便于在人群中大规模展开。1990年动脉硬化危险因素社区研究小组（Atherosclerosis Risk in Communities Study，ARIC）提出了利用眼底照相及图像处理技术对眼底照片中的视网膜血管改变进行详细评价的方法，使视网膜血管改变得到了客观、标准和定量的评价。

光学相干断层扫描（Optical Coherence Tomography，OCT）是近年迅速发展起来的一种无创性眼底检查技术，基于弱相干光干涉仪的基本原理检测生物组织不同深度层面的反射或散射信号，从而得到高分辨率的图像。近20年来，OCT通过量化测量视盘周围视网膜神经纤维层（Retinal Nerve Fiber Layer，RNFL）厚度，在评估视网膜神经节细胞轴突损伤方面发挥了重要作用。

相干光断层扫描血流成像（Optical Coherence Tomography Angiography，OCTA）是一种无创性检测视网膜和脉络膜血管结构及循环功能的新方法，能够在活体上分层观察视网膜的各层血流及脉络膜毛细血管血流情况。眼科医生可应用OCTA进行多次筛查，进而及时发现患者视网膜、脉络膜血管的异常改变。OCTA提供了一种快速、非侵入性的手段，可以精确显示视网膜血管系统的细节并进行定量分析，还可发现早期视网膜改变，而这些变化难以通过传统眼底检查或照相发现。因此，OCTA有可能成为发现更早期心脑血管疾病患者视网膜血管改变的检测工具，从而成为精准筛查的重要手段。

一、眼底影像技术对心脑血管疾病的风险评估

1. 冠心病的预警

早期关于视网膜与冠心病相关性的研究侧重于与健康个体相比患者视网膜形态和功能的变化，而近年来由于OCT和OCTA的出现，更多的学者开始关注冠心病相关眼部症状出现之前视网膜结构和微循环的变化。一项基于OCTA的研究发现，与健康对照组相比，冠心病患者的视网膜血流密度显著降低。神经血管耦合缺陷会导致神经元功能障碍及认知能力下降，冠心病患者的视网膜功能缺陷可能与视网膜神经血管耦合受损有关。有研究发现，与对照组相比，冠心病患者闪烁刺激诱发的视网膜静脉扩张显著减少，提示视网膜神经元功能缺陷、视网膜血管功能障碍与冠心病之间存在联系。

中心凹下脉络膜厚度（Subfoveal Choroidal Thickness，SFCT）已被多项研究证实与冠心病的危险因素相关。多变量分析表明，糖尿病与较薄的脉络膜相关，而高血压和高脂血症与

较厚的脉络膜相关。另有研究发现，与健康对照组相比，高胆固醇血症的人群 SFCT 明显增加。然而，在严重颈内动脉狭窄的患者中，SFCT 显著降低，且脉络膜血管指数（Choroidal Vascularity Index，CVI）也较低，提示 CVI 可作为反映颈内动脉狭窄程度的指标。在近期的一项研究中，WANG 等应用 SD-OCT 和经颅多普勒颈动脉超声评估了无症状颈动脉狭窄患者的颈动脉和视网膜结构改变，结果显示其颈动脉狭窄程度与 RNFL 厚度相关，表明 RNFL 变薄可能提示存在颈动脉粥样硬化。另一项大样本人群研究对眼部指标与颈动脉超声确定的动脉粥样硬化指标进行了交叉分析，结果发现视网膜动脉直径与颈总动脉内膜中层厚度呈负相关，揭示了颈动脉粥样硬化与视网膜微血管异常、视网膜静脉阻塞之间的内在联系，提示视网膜中央动脉直径和动静脉比可作为心血管健康状况的评价指标；此外，该研究还发现视网膜静脉直径与脑脊液压力密切相关，进一步证实了视网膜血管与脑血管在解剖和功能上的密切联系，提示脑血管的压力变化可加速或减缓视网膜血管病变的发生发展过程。

2. 脑卒中的预警

长期以来，RNFL 厚度变化尤其是其缺损变薄一直被认为是眼部视神经疾病的特征性表现，非眼部疾病人群中出现的 RNFL 缺损变薄可能提示系统性疾病的存在，如糖尿病、高血压、脑卒中等。相关研究发现，局限性 RNFL 缺损与血压升高程度呈显著正相关，且其相关性高于血压升高程度与血管改变的相关性；此外，对眼部参数与脑卒中、心脑血管死亡等严重终点事件的关系进行研究发现，RNFL 异常薄变可能是无症状脑血管异常特别是轻度颈动脉狭窄的预警指标，而 RNFL 缺损变薄可能是急性脑卒中的独立危险因素。上述结果表明 RNFL 可能是对心脑血管疾病具有提示作用的良好指标。另外，视网膜微血管可因不同的脑卒中亚型而产生相应改变，提示视网膜微血管变化反映了特异性的脑部微血管病变。因此，眼底影像学检查可帮助临床医生更准确地对脑卒中进行分型并与其他局灶性神经系统缺陷性疾病进行鉴别。

二、眼底影像 + 人工智能对心脑血管疾病风险的预测

AI 是用于模拟、延伸和扩展人类智能的一门新技术。医学影像数据和图像资料识别是 AI 研究的热点，尤其在眼科图像识别领域，计算机可以通过对已有图像的学习，完成对医疗影像的判读，给出较为准确的诊断建议，节省了医生大量的时间。有研究纳入 32227 名受试者进行眼底照相和颈动脉超声检查用于建立深度学习模型，结果显示眼底影像不仅可预测颈动脉粥样硬化，还可确定动脉粥样硬化评分是否与冠心病死亡风险评分相关。ZHANG 等的研究纳入了625 名受试者，采用深度学习的方法，基于眼底影像建立了通过视网膜改变预测高血压、高血糖、高脂血症和其他心血管疾病危险因素的模型，该模型预测高血糖的准确度高达 78.7%，预测高脂血症的准确度为 66.7%，预测高血压的准确度为 68.8%；此外，该模型预测年龄、饮酒状况、吸烟状态、盐摄入量和体重指数等其他心血管疾病危险因素的准确度也大于 70%。上述结果提示深度学习可通过眼底图像准确预测心血管疾病的发生风险。

本章小结

基于 PPG 脉搏波特征的功能测评技术主要在智能可穿戴设备中应用广泛，也是目前较为

流行的便携式健康信息采集与监测的技术之一。

医用红外热成像技术在中医舌诊、面诊研究，专科建设，药物研究，疗效评价等方面有良好的应用，也是目前在健康管理机构应用较广的技术之一。

基于薄膜压电传感技术的睡眠呼吸暂停监测主要应用于智能家居，尤其是智能床垫对健康信息的监测，是目前居家健康管理服务的主要应用技术。

基于人工智能的肺结节自动阅片及危险度评估技术在肺部疾病，尤其是肺癌的早期检测与筛查中具有重要的临床意义。

眼底影像技术是对冠心病、脑卒中等心脑血管疾病早期筛查和风险评估的重要手段。

以上常见的健康管理适宜技术与 AI 相结合是实现健康信息自动化识别的重要手段。

练习题

一、填空题

1. 光电容积脉搏波信号是一项反映人体_____血管内血液容积变化的重要生命体征信号。

2. 红外热成像技术与现有的影像学检查技术相比具有以下几个方面的优势：_____、_____、_____。

二、选择题

（　　）1. 采集、处理与分析 PPG 信号可获取诸多与人体健康状况密切相关的生命体征参数，而心率和____是其中最直接相关且应用最为广泛的两项。

　　　　A. 呼吸频率　　　　　B. 血氧饱和度　　　　C. 血糖　　　　　D. 血脂

（　　）2. ____是指 PPG 信号从心脏到人体动脉不同位置传输过程的时间差，该时间差可以反映动脉血流的传输速度。

　　　　A. PTT　　　　　　　B. PPT　　　　　　　C. ECG　　　　　D. PAV

（　　）3. 红外热成像技术是一种____影像学技术。

　　　　A. 结构　　　　　　　B. 功能　　　　　　　C. 疾病　　　　　D. 放射

（　　）4. 国内有研究报道，基于深度学习的 AI 软件在____检出中的敏感度为 99.1%。

　　　　A. 肺癌　　　　　　　B. 肺结节　　　　　　C. 卵巢癌　　　　D. 肝癌

三、判断题（请在正确表述后面的小括号内打"√"，错误的打"×"）

1. 目前临床睡眠评估一般采用整晚的多导睡眠图 PSG，是睡眠监测非常好的检测手段。（　　）

2. 基于影像组学和深度学习的 CADx 系统可以提取肉眼无法辨别的图像信息特征，在肺结节良恶性分类中具有较好的表现。（　　）

3. AI 在肺结节的检测和诊断中都取得了巨大的进展，不再具有局限性。（　　）

4. 光学相干断层扫描（OCT）是近年迅速发展起来的一种有创性眼底检查技术。（　　）

5. 相干光断层扫描血流成像（OCTA）有可能成为发现更早期心脑血管疾病患者视网膜血管改变的检测工具，从而成为精准筛查的重要手段。（　　）

NOTE

四、简答题

1. PPG 信号可以提取哪些生命体征参数？

2. 基于薄膜压电传感技术用于睡眠检测的优势是什么？

3. 基于人工智能技术在肺结节的自动阅片辅助监测系统主要有哪些功能？

五、讨论题

医用红外热成像技术的主要应用场景是什么？

第十九章 互联网健康服务信息平台的应用实践

扫一扫，查阅本模块PPT、视频等数字资源

学习目标

通过本章的学习，你应该能够：

掌握 健康服务互联网信息平台的基本构成，常用健康服务模块与操作方法。

熟悉 健康服务互联网信息平台应用的信息通信技术。

了解 健康服务互联网信息平台的现状与发展趋势。

章前引言

　　健康管理的目标是要构建一个全人、全程、全方位的服务体系，信息系统要成为承载这个健康服务的目标，不是靠一件产品或是单一软件模块，而是需要系统分析、统筹开发，将众多的信息通信技术、硬件和软件集成起来，构建一个互联网信息服务的平台，满足健康管理全部或某一方面的服务需求，达到更好的健康收益，同时提升健康服务的效率，充分利用现代信息通信技术的成果，为健康服务与管理提供强有力的技术支撑。

　　很多公司和组织正在构建和完善这样的信息平台，开发出来的信息平台侧重点不同，也有不同的特色，但大体的架构相似，本章选取某个典型的信息平台为实例，全面深入地试用操作，帮助同学们复习和验证之前学过的内容，同时对健康服务信息平台有一个全面、整体的认识。

　　本章以一家健康信息公司开发的健康服务信息平台为实例，首先介绍了该公司的概况及开发背景，然后介绍了该信息平台用到的软硬件核心技术，最后详细介绍了该平台的功能模块和操作说明。

　　学习本章时，需结合前面所学知识，体会该平台中所应用互联网信息通信技术的种类、应用的原因、所起的作用，熟悉常用的功能模块与操作方法，分析该平台的特色与不足，思考可能的改进措施。本章是全书的实践案例，学习时需要多动手、多操作、多实践。

NOTE

第一节 案例公司简介

案例公司（以下简称 A 公司）是一家集产品研发、生产、应用为一体的健康类高新技术企业，经过几年的发展，已成为一家具有健康管理全产业链的集团型公司。

A 公司紧紧围绕"健康管理"这一核心展开，有自己的硬件产品研发、生产基地，数据的分析与评估中心，线上电商平台，落地各区域的运营中心与合作单位，健康管理平台［包括运营中心管理系统（CRM）、小程序 /APP］。A 公司一次完整的健康管理包含 4 个步骤：监测、评估、干预、反馈。管理过程：通过自研可穿戴设备对人体生物信号进行监测和采集，由健康测评项目组对该用户连续 24 小时数据进行分析和评估，出具中医健康报告和改善建议，用户通过相应的渠道进行干预服务，健康管理平台为其提供信息和结果反馈窗口。

A 公司的健康管理核心包含两个部分：①可穿戴设备。佩戴后形成的"健康可视窗口"，通过设备可以直观查看佩戴者的一些生命体征信息（心率、血氧、体温、运动、睡眠等数据），以及评估后的中医健康报告数据。②健康分析后的干预建议与干预途径。当用户得到自己 24 小时的健康评测结果后，他可以从以下五个层面去管理自己的健康情况：自我管理、家庭管理（监护）、三师管理（健康师、营养师、心理咨询师建议）、医疗管理、康复管理（长期），前三者为非医疗管理（健康管理），后两者为医疗干预。

中国传统文化认为健康是指形体的强健有力和心理的愉悦安康，健康管理归根结底是为人服务的，面对的是人，因此健康管理不仅要关注健康本身，更要关注有健康管理需求的人，不能忽略人的情感需求，"关注自身健康、提升健康管理意识"，为家人、为亲人，为每一个爱我们的人的健康。穿戴设备可以成为佩戴者与其家人间情感交互的纽带，是传递"情"（关心、关爱、关怀）的载体，有助于实现家人间的实时互动，承载中国家庭的核心"孝文化"与"悌文化"。

第二节 A 公司核心技术

一、硬件

A 公司自主研发了一款中医智能手表，其测评原理为某科学院一位教授研究的未病测评原理，通过中医智能手表连续 24 小时对人体的脉搏波进行检测，提取脉搏波信号的特征值，通过建模对人体 24 小时脉搏波特征值进行分析，评判佩戴者"五脏功能态势"，给出相应的中医健康报告。这款中医智能手表主要传感器及其功能如下。

1. 主要传感器及功能

（1）传感器　包括加速度传感器（G-sensor）、温度传感器、血氧芯片、光电容积脉搏波（Photo-plethysmography，简称 PPG）传感器、GPS 芯片。

（2）各传感器功能

G-sensor：是一种能够测量加速度的传感器，传感器在加速过程中，通过对质量块所受惯性力的测量，利用牛顿第二定律获得加速度值。手表中使用的三轴 G-Sensor，人在走动的时候会产生一定规律性的振动，而加速度传感器可以检测振动的过零点，可计算出人的步数和人的位移，并且利用一定的公式计算出卡路里的消耗量，通过 24 小时 G-Sensor 的值分析，可以分析佩戴者一天的运动情况。

温度传感器：能感受温度并转换成可用输出信号的传感器。按测量方式可分为接触式和非接触式两大类，手表使用的是非接触式温度传感器。先测量佩戴处表皮温度，通过建模计算，推算出人体的体温。

血氧芯片：血氧传感器芯片是反射式的，通过芯片将红光和红外光射向腕部，通过另一侧的光电二极管接收反射光线。通过发射与接收的光强差来计算出血氧度。原理：血液里的氧合血红蛋白对红光吸收量较多，对红外光吸收较少；而血红蛋白对红外光吸收较多，对红光吸收较少。

光电容积脉搏波传感器：人体心室周期性的收缩和舒张导致主动脉的收缩和舒张，使血流压力以波的形式从主动脉根部开始沿着整个动脉系统传播，这种波称为脉搏波。脉搏波所呈现的形态、强度、速率和节律等方面的综合信息，很大程度上反映了人体心血管系统中许多生理病理的血流特征。光电式脉搏传感器是根据光电容积法制成的脉搏传感器，通过对腕部透光度的监测，间接检测出脉搏信号。通过对脉搏波信号的分析与计算，可以提取脉搏波的特征值，计算佩戴者心率等信息。

GPS 芯片：室外能够接收 GPS 和北斗信号进行定位；而室内可以通过 Wi-Fi 进行定位。

2. 通讯方式

智能中医手表中内置了一块 eSIM 卡和 4G 天线，可实现采集后的用户体征数据 4G 通讯通道传输。

3. 智能中医手表主要功能

以 100Hz 频率持续采集佩戴者的脉搏波，并按要求提取脉搏波的特征值；通过脉搏波信号计算心率；以 100Hz 频率持续采集运动状态，每隔一小时采集一次体温和血氧值；如果开启了轨迹追踪，每 5 分钟采集一次位置信息。所有信息在采集时均记录了对应的时间标签；以上信息按照一定的传输规则通过 4G 通道经 IOT 平台上传至健康管家云平台。手表上能显示心率、血氧、体温、运动计步结果。

二、软件平台

A 公司自主搭建一个基于智能穿戴设备的健康管理云平台，该云平台主要由以下几部分组成：物联网（IOT）平台、健康管家、健康商城、CRM 系统、三师管理、互联网医院、管理后台。其功能结构图见图 19-1。

NOTE

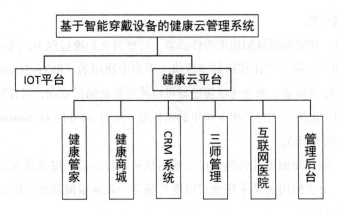

图 19-1　基于智能穿戴设备的健康云管理系统功能结构

1. 物联网（IOT）平台

IOT 平台能将手表数据上传到健康管家平台，并将用户 24 小时有效数据提交至某科学院健康评测中心，再将中医健康报告传回健康管家平台，供用户查看；也可将中医健康报告的相关数据下发至中医智能手表，在手表中显示；如果某些用户或商户自己有展示平台，需要其管理用户的相关信息如中医健康报告数据，可以通过 IOT 平台将其管理用户的相关信息发送到某商户的平台中，供其使用。IOT 平台主要功能见图 19-2。

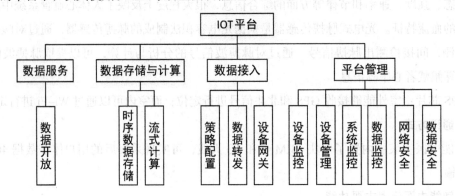

图 19-2　IOT 平台功能结构

2. 健康管家

健康管家的功能有健康报告管理、健康预警、活动范围管理、健康咨询、健康计划等，其功能结构见图 19-3。

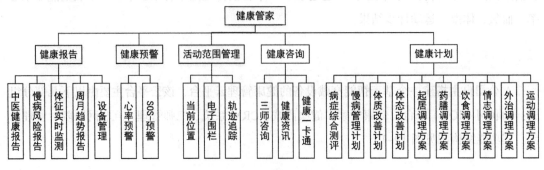

图 19-3　健康管家功能结构

3. CRM 系统

CRM 系统是针对某个健康服务机构的 SaaS 系统，以服务健康管理机构（简称 B 端）为目标，主要功能为赋能健康监测、健康数据及客户服务三大板块，帮助 B 端机构提升客户服务水平和服务效率，实现对自身目标用户健康状况进行实时化追踪、服务和精细化健康管理。系统与健康有关的功能主要包含客户服务、客户管理、系统设置等。客户服务是服务人员的主要操作栏目，可以查看用户的预警待办、健康报告、健康趋势，同时还可以对用户进行标签设置、档案编辑、发送短信、回访登记等系统操作。客户管理负责将 B 端所关联的设备进行导入、客户匹配、客户服务人员分配工作，以及客户在门店之间、公海与私海之间的流转操作。系统设置是 B 端管理账号用以对系统端管理的操作栏目，可以进行系统用户的新增、角色修改、权限调整等操作。其功能结构见图 19-4。

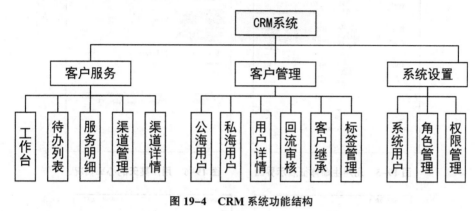

图 19-4　CRM 系统功能结构

第三节　健康管理

　　健康管理主要在于自我管理，如果佩戴了相应的穿戴设备，平时多留意自我生命体征的监测结果，重视中医健康报告分析与解读，当身体出现一些不适或处于亚健康状态时，用户可以通过运动、情志、饮食、外治或依据健康管理师的调理方案来进行自我调理。下面通过几个方面来说明 A 公司的健康管理。

一、健康监测

1. 生命体征监测

　　打开 A 公司 APP，在首页选择生命体征，如图 19-5 所示，可以看到，生命体征中主要信息有心率、体温、血氧、睡眠、记步和血压；由于 A 公司的血压是通过建模计算而得到的，其准确性达不到健康管理的要求，故在本书中不做说明。

　　（1）心率　A 公司穿戴设备每分钟检测一次心率，能将佩戴者从佩戴时刻开始所有检测的心率以图形展示，并展示某段时间的平均心率、最高心率和最低心率。其数据可以按日、周、月三个时间段来展示：①以日为单位。展示从佩戴时刻开始到观察时的所有心率值；如果是连续佩戴，则以每天凌晨 0 点开始展示当天的结果，见图 19-6。②以周为单位。展示佩戴者某周每天的平均心率、最高心率和最低心率，见图 19-7。③以月为单位。展示佩戴者某月每天的平均心率、最高心率和最低心率，见图 19-8。

NOTE

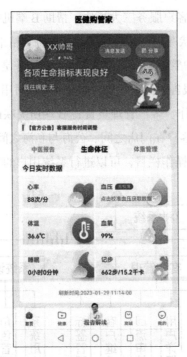

图 19-5　用户生命体征展示界面

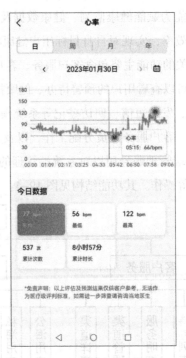

图 19-6　用户某天的心率情况

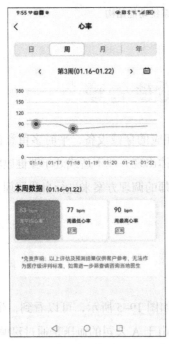

图 19-7　用户某周的心率情况

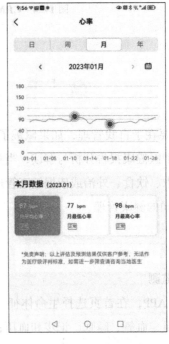

图 19-8　用户某月的心率情况

通过长时程不间断的心率值监测，并以不同时间段展示心率值的变化及其变化趋势，医生或相关专业人员可以分析佩戴者的生理性或病理性特征，为健康管理提供第一手资料。

（2）体温　体温也是人体重要生命体征之一，人体有体温调节中枢，使体温维持在一定范围之内，如果体温过高过低对身体都会造成一定的影响。A 公司穿戴设备每小时自动检测一次佩戴者体温，能将佩戴者从佩戴时刻开始所有检测到的体温以图形展示，并展示某段时间的平均体温、最高体温和最低体温。其数据可以按日、周、月、年四个时间段来展示：①以日为单位。展示从佩戴时刻开始到观察时的所有体温值；如果是连续佩戴，则以每天凌晨 0 点开始展示当天的结果，见图19-9。②以周为单位。展示佩戴者某周佩戴后每天体温的平均值、最高体温和最低体温，见图19-10。③以月为单位。展示佩戴者某月每天体温的平均值、最高体温和最低体温，见图19-11。④以年为单位。展示佩戴者某年每月体温平均值，全年的最高体温、最低体温，见图19-12。

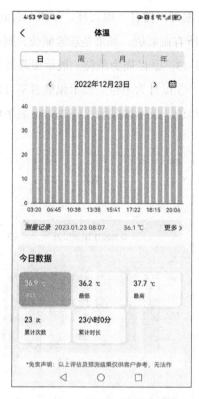

图 19-9　用户某天的体温情况

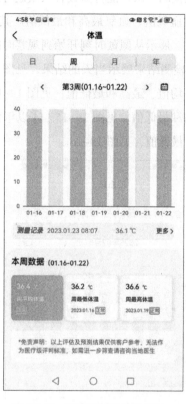

图 19-10　用户某周的体温情况

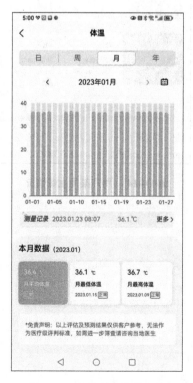

图 19-11　用户某月的体温情况

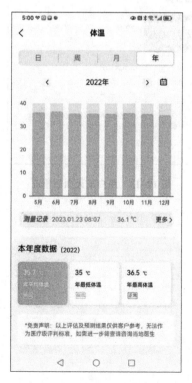

图 19-12　用户某年的体温情况

（3）血氧　血氧是指血液中的氧气，人体正常血氧饱和度为95%以上。血液中含氧量越高，人的新陈代谢就越好。当然血氧含量高并不是一个好的现象，人体内的血氧具有一定的饱和度，过低会造成机体供氧不足，过高会导致体内细胞老化。A公司穿戴设备每3小时自动对佩戴者的血氧检测一次，能将佩戴者从佩戴时刻开始所有检测的血氧值以图形展示，并展示某段时间的平均血氧值、血氧最高和最低值。其数据可以按日、周、月、年四个时间段来展示：①以日为单位。展示从佩戴时刻开始到观察时的所有血氧值；如果是连续佩戴，则以每天凌晨0点后第一次检测结果展示当天的结果，见图19-13。②以周为单位。展示佩戴者某周佩戴后每天血氧的平均值、最高和最低值，见图19-14。③以月为单位。展示佩戴者某月每天血氧的平均值、最高和最低值，见图19-15。④以年为单位。展示佩戴者某年每月血氧平均值，全年血氧的最高、最低值，见图19-16。

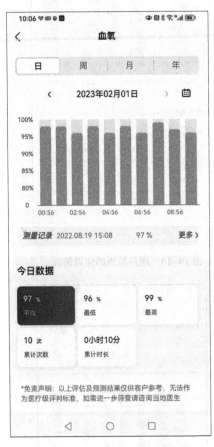

图 19-13　用户某天血氧情况

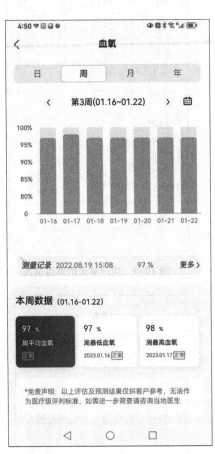

图 19-14　用户某周血氧情况

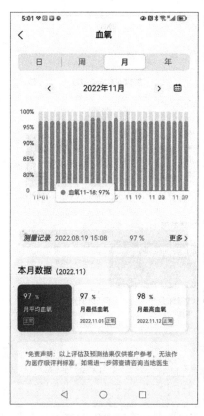
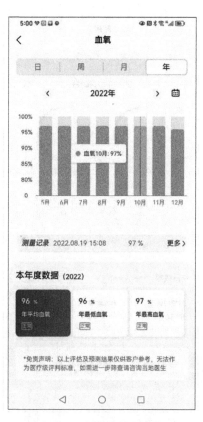

图 19-15　用户某月血氧情况　　　　图 19-16　用户某年血氧情况

（4）睡眠　睡眠是人体处于正常状态时非常重要的生命活动，有消除身体疲劳、美容养颜、提高免疫力的作用。A 公司穿戴设备能对用户的睡眠情况进行检测与分析，主要分析用户深睡时长、浅睡时长、REM 睡眠（快动眼睡眠又叫快波睡眠、失同步睡眠或异相睡眠，是睡眠的最后一个阶段）、清醒时长，一个晚上的整体睡眠时长，入睡时间和起床时间，见图 19-17。另外还可以展示周、月、年三个时间段的睡眠数据：①每周的睡眠数据。显示佩戴者某周佩戴后的每天睡眠总时长，并展示该周睡眠时长的平均值、最长睡眠的时长、最短睡眠的时长、以每晚睡眠 7 小时为基准没有达到标准的天数，见图 19-18。②每月的睡眠数据。显示佩戴者某月佩戴后的每天睡眠总时长，并展示该月睡眠时长的平均值、最长睡眠的时长、最短睡眠的时长、以每晚睡眠 7 小时为基准没有达到标准的天数，见图 19-19。③每年的睡眠数据。显示佩戴者某年佩戴后每月睡眠时长的平均值，该年份最长睡眠时长、最短睡眠时长、以每晚睡眠 7 小时为基准没有达到标准的天数，见图 19-20。

（5）记步　生命在于运动，适量运动有益于人体健康和疾病的康复，A 公司的穿戴设备能够记录佩戴者一天的运动步数，用户可以根据自己的身体状况和专业人士对运动的要求，设定自己每天需要完成的运动步数，见图 19-21。还可以显示佩戴者某周、某月和某年的运动状况：①某周的步数。显示佩戴者某周佩戴后的每天步数，并展示该周总步数、佩戴后步数的平均值、本周完成设定日目标的比例，见图 19-22。②每月的步数。显示佩戴者某月佩戴后总步数，并展示该月佩戴后每天步数的平均值、本月完成设定日目标的比例，见图 19-23。③每年的步数。显示佩戴者某年佩戴后总步数，并展示该年佩戴后每天步数的平均值、本年完成设定的日目标的比例，见图 19-24。

NOTE

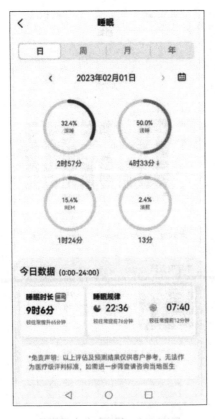

图 19-17　用户某日睡眠情况

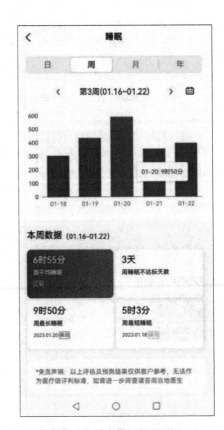

图 19-18　用户某周睡眠情况

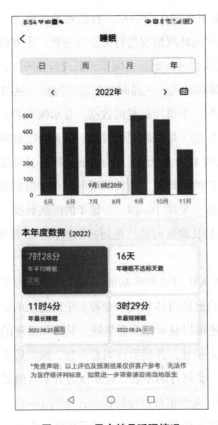

图 19-19　用户某月睡眠情况

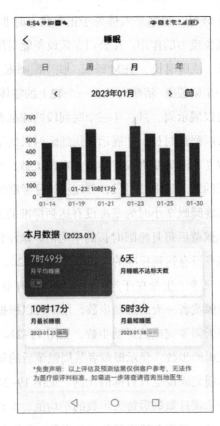

图 19-20　用户某年睡眠情况

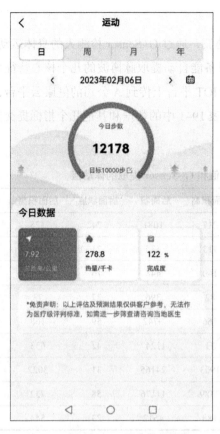

图 19-21　用户某日步数

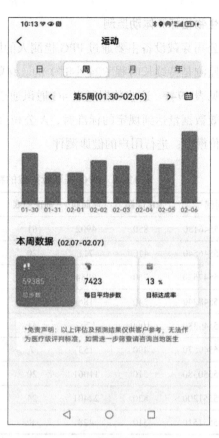

图 19-22　用户某周步数

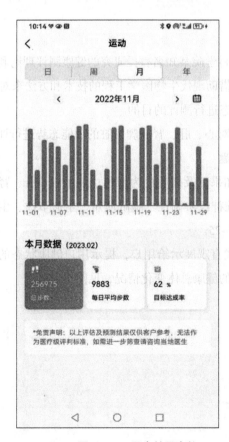

图 19-23　用户某月步数

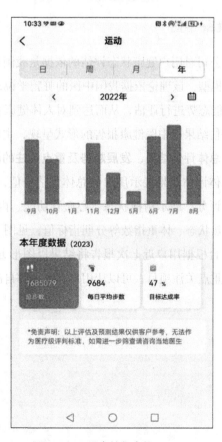

图 19-24　用户某年步数

2. 生物指标和体动监测

A 公司穿戴设备主要通过 PPG 检测人的脉搏波，通过 G-Sensor 检测人的身体运动幅度，而这些监测是持续长时程（24 小时）的。穿戴设备能自动提取脉搏波的几个核心特征值和体动值，见表 19-1。这些数据通过 4G 通讯通道经 IOT 平台上传到 A 公司的健康云平台，当用户的有效数据量达到规定的标准时，A 公司会将表 19-1 中的数据和其他几个指标提交给脏腑功能评价模型，进行用户的健康测评。

表 19-1　PPG 提取脉搏波的特征值和 G-Sensor 提取的体动值

时间	RR 间期	前面积	前面积底	前面积高	后面积	后面积底	后面积高	体动
1675845546130	850	4902	61	217	1081	24	125	12
1675845546540	410	711	20	113	535	21	99	2
1675845547670	760	2854	60	140	448	16	82	0
1675845548240	340	186	7	82	396	27	73	0
1675845549380	1000	1297	41	166	3742	59	168	4
1675845549870	490	153	7	71	11247	42	633	0
1675845550380	510	11061	20	1903	24165	31	3022	106
1675845551200	820	22401	24	2389	11176	58	732	1054
1675845551510	310	428	8	188	4512	23	544	274

二、健康评估

A 公司对用户健康状态评估的依据是我国某科学院某知名教授研究的健康测评理论和相应的测评模型，该理论依据我国中医的脏腑学说，借助现代生物医学工程的技术和方法来对人体脏腑功能态势进行评估，从而达到对人体健康状态进行测评的目的。

评估结果以中医健康报告的形式呈现，主要对心、肝、肾、脾四脏的功能态势进行评估。

1. 总体评估结果、发展趋势及重点关注的问题

总体评估结果展示用户的总体评估分值，如果不及格底色为红色；展示心、肝、肾和脾的功能评分；展示精神状态、心血管功能、内脏神经协调性、睡眠质量、生命节律、生命活力、寒热状态、体重指数等分期指标值，见图 19-25。

平台根据用户近七次报告将结果以图形方式直观展示给用户，提示用户健康状态的发展趋势与重点关注项目，可以让用户直观了解自己的健康总体变化情况，见图 19-26。

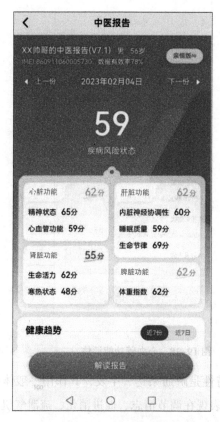
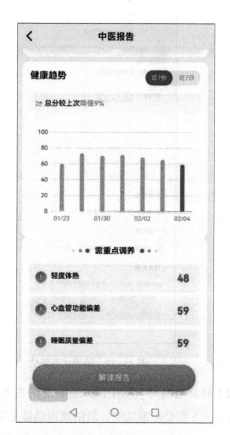

图 19-25　中医健康报告的总体指标　　**图 19-26　健康变化趋势与重点关注项**

每一次监测结果都会将用户健康指标中不达标的信息直接展示给用户，提示用户必须认真关注这些指标，对于评分非常低的指标，平台会直接提示用户到医院相关科室进行疾病诊断，以免引发疾病。

2. 脏腑功能态势评估

（1）心功能测评　中医理论中，心主血脉，主藏神。起着主宰整个人体生命活动的作用，故称心为"君主之官"，是"五脏六腑之大主"。心主血脉，是全身血脉的总枢纽，心通过血脉将气血运送至周身；心又主神志，是精神、意识和思维活动的中心，在人体中处于主导地位。该科学院教授对于心藏神功能的测评就是测评人的精神状态，该项测评包括评估结果、常见症状、好发疾病，见图 19-27；对于心主血脉功能的测评就是测评心血管功能，其测评包括测评结果、常见症状、好发疾病，见图 19-28。

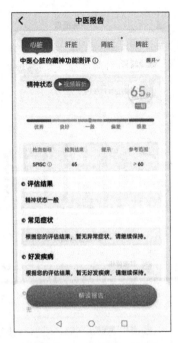

图 19-27　精神状态评估　　图 19-28　心血管功能评估

（2）肝功能测评　从中医来看，肝的主要特性是疏通条达、生发，其作用一般体现在两大方面：一方面是疏泄功能。肝的疏泄功能主要表现在调节情志、促进消化、疏泄气机、疏泄津液等方面。另一方面是藏血功能，可以帮助机体提供足够的血液。该科学院教授肝的评估模型结果主要有疏泄功能、睡眠质量和你的生命节律，该项测评内容包括评估结果、常见症状、好发疾病，见图 19-29。

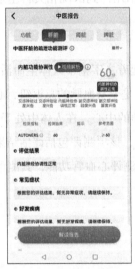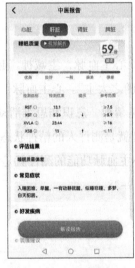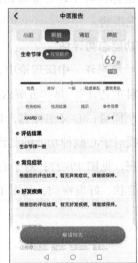

图 19-29　肝功能测评结果

（3）肾功能测评　在中医理论中，肾为"先天之本"，主要功能是藏精，主生长、发育与生殖，主骨生髓，其华在发，开窍于耳和二阴。由于 PPG 采集信息有限，该科学院教授对肾的评估模型主要有生命活力、寒热状态，该项测评内容包括评估结果、常见症状、好发疾病，见图 19-30。

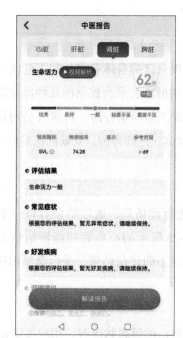
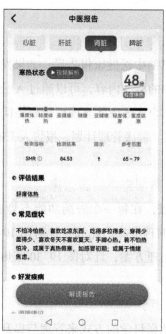

图 19-30　肾功能测评结果

（4）脾功能测评　中医上，脾主运化、主统血、主升。主运化是指脾具有把饮食水谷转化为水谷精微和津液，并把水谷精微和津液转输到全身各脏腑的生理功能，其主要体现在两个方面，运化食物及运化水液。主统血是指脾气有统摄、控制血液在脉中正常运行而不溢出脉外的功能。脾气主升，是指脾气的运动特点，以上升为主，具体表现为升清和升举内脏两方面生理作用。该科学院教授对脾的评估模型为体重指数，测评内容包括：评估结果、常见症状，见图 19-31。

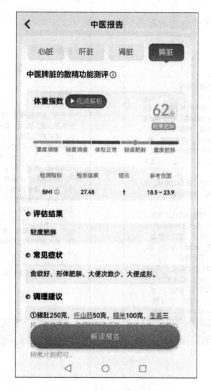

图 19-31　脾功能测评结果

三、健康干预

用户收到自己的中医健康报告后，如果发现自己的身体存在一些不健康因素或者不能理解中医健康报告中的某些内容，可以通过 A 公司健康云平台提供的几种途径进行咨询或疾病诊断，基本满足用户亚健康状态或病情较轻情况下的问题咨询。目前 A 公司提供了中医健康报告中的调理建议、健康管理计划、报告人工解读、三师咨询、互联网医院问诊五种干预方案供用户选择和使用。

（一）中医健康报告中的调理建议

科学院的教授，在每一个脏腑功能态势进行评估后，通过平台对每一个可能存在的问题均给出相应的调理方案。比如：针对图 19-28 所示的心血管功能评估结果，平台会给出图 19-32 所示的调理方案；针对图 19-30 寒热状态的评估结果，平台会给出图 19-33 的调理方案。

（二）健康管理计划

当用户需要依据科学的方式来管理与提升自己的健康状况时，用户可以在 APP 或微信小程序上选择健康管理计划，见图 19-34。A 公司的云健康管理平台为用户提供健康管理计划，用户进行自我测评后，可依据测评结果选择相应健康管理计划，通过一段时间的计划执行（如控制自己的饮食、完成一定的运动及中医外治疗法）以使健康状态得到保持，亚健康状态得到好转。

A 公司提供了高血压、高脂血症、高尿酸血症、慢性乙肝、糖尿病、肥胖症、抑郁症七种常见慢性病的中医健康自我测评。下面以高脂血症为例来讲述健康管理计划的执行过程。

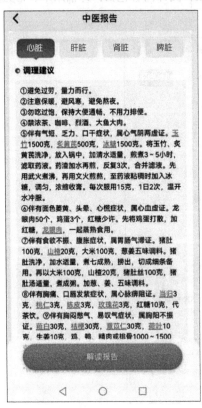
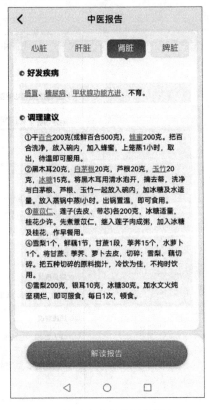

图 19-32　针对心血管功能调理建议　　图 19-33　针对寒热状态调理建议

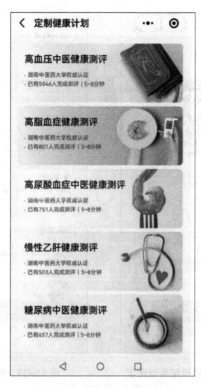

图 19-34　健康管理计划列表

　　用户选择高脂血症健康测评后出现图 19-35 所示的分项测评界面。选择"开始测评"按钮，系统则展示参与测评的用户信息，见图 19-36；用户选择"下一步"就开始对自己相应的身体状态进行测评，图 19-37 为其中一个测评问题。当用户完成所有测评问题后，系统会给出一个测评结果，如 ×× 帅哥，其测评结果为"痰湿内阻型高脂血症"，见图 19-38，此时系统会根据测评结果给用户相应的建议，如健康改进建议、营养建议、运动建议等，见图 19-39。

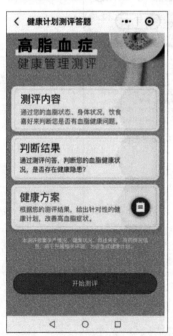

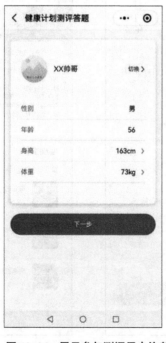

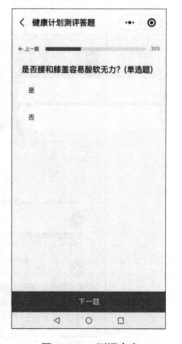

图 19-35　高脂血症测评的开始界面　图 19-36　展示参与测评用户信息　图 19-37　测评内容

NOTE

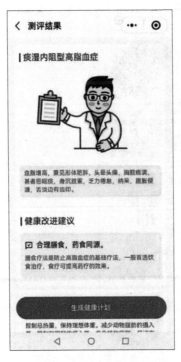
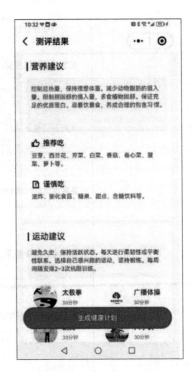

图 19-38　测评结果与建议　　　　图 19-39　健康改进建议

　　前面的这些建议比较简略，如果需要更详细可行的健康计划，用户可以选择"生成健康计划"按钮，此时，系统给用户提供一个 7 天的健康管理计划，内容包括健康管理计划执行的日期，见图 19-40；健康管理计划的食谱，见图 19-41、图 19-42；健康管理计划中的运动和运动教程，见图 19-43；健康管理计划中的外治法，如穴位按摩、艾灸等，见图 19-44。每天内容均有所区别。

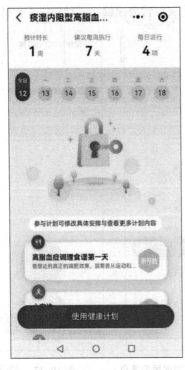
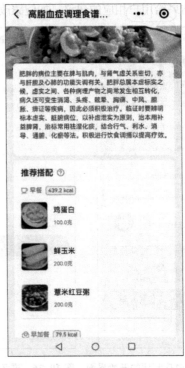

图 19-40　健康管理计划日期范围　　　图 19-41　健康管理计划食谱（早餐）

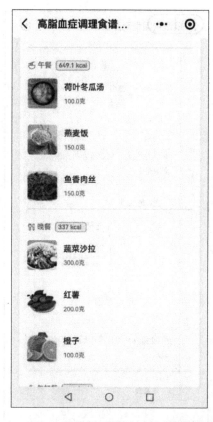
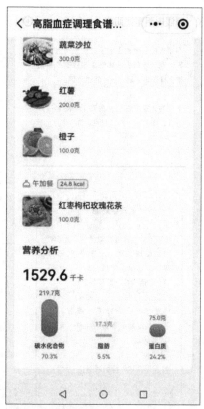

图 19-42　健康管理计划食谱（中、晚餐）

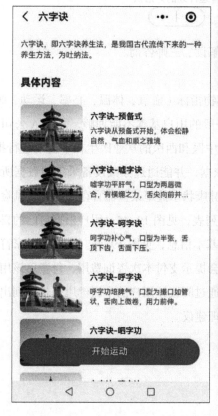
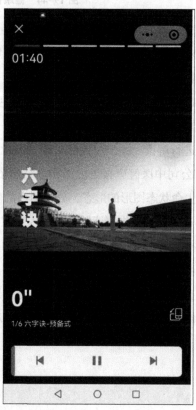

图 19-43　健康管理计划运动和运动教程

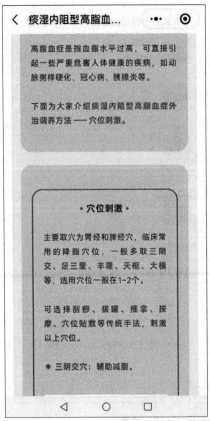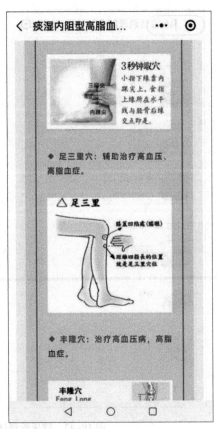

图 19-44　健康管理计划的外治法

（三）健康咨询

A 公司对于健康咨询主要内容有健康报告解读、三师咨询。

1. 健康报告解读

云平台出具的中医健康报告，除直观的生物指标（血氧、体温、心率、运动、睡眠）外，还包括其他具有中医特性的结论，这些结论一般的用户基本不能理解，需要 A 公司的专业报告解读师来进行解读。A 公司自己培养了一批中医和西医的从业医生在平台上进行报告解读，他们熟悉 A 公司中医健康报告的结构、结论依据，并能通过穿戴设备采集的数据所形成的某些反映用户生命状态图形的形态，分析用户的健康状态甚至某些器官存在的患病风险。

用户通过选择"报告解读"按钮进入专家列表，见图 19-45；用户根据自己的喜好或专家的特点，选择某位专家，平台会展示该专家的基本信息，见图 19-46。如果该专家符合用户的要求，用户可以选择"立即咨询"按钮，系统会提示支付本次咨询费用，付费后该用户的中医健康报告就直接提交至该报告解读专家，专家通过阅读该用户的中医健康报告，列出该用户报告中存在的健康问题，并给出用户一些健康管理建议。

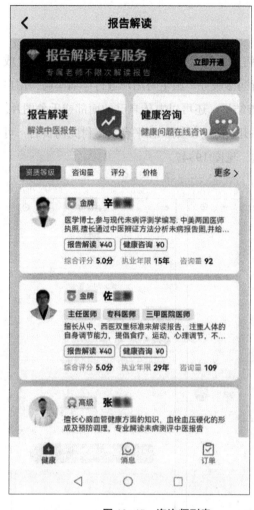

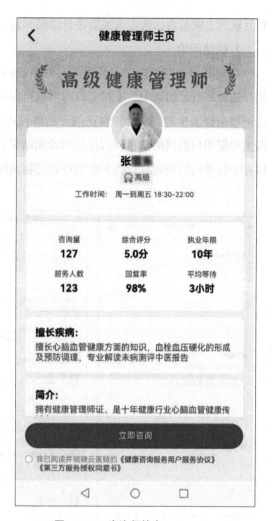

<table>
图 19-45　咨询师列表　　　　　　图 19-46　咨询师简介
</table>

2. 三师咨询

A 公司服务的对象大部分是中老年人或有基础疾病的人，这些人在日常生活过程中会对自己的健康状况、饮食甚至心理问题进行在线咨询。A 公司云健康平台已搭建了一个三师咨询系统，该系统已入驻一批经验丰富的健康管理师、营养师和心理咨询师，用户通过选择"健康咨询"按钮进入专家列表，之后根据自己的喜好或专家的特点，选择某位专家，平台会展示该专家的基本信息。如果该专家符合用户的要求，用户可以选择"立即咨询"按钮，系统提示用户将自己的中医健康报告提交给该健康咨询专家，专家通过阅读该用户的中医健康报告来了解该用户的健康问题，并通过平台与该用户进行文字或语音甚至视频通话进行沟通。因为三师平台没有处方资质，且一般的健康管理师、营养师或普通的心理咨询师没有处方权，当三师专家明确掌握该用户的健康状态或营养状态后，给用户出具包括运动、情志、饮食甚至一些药食同源食品服用等健康管理建议。具体操作与报告解读类似。

（四）互联网医院问诊

对于亚健康调理和慢病的管理可以通过三师平台的干预达到健康管理的目标，但对于一些疾病状态，必须通过医疗手段才能满足要求。A 公司已申请了互联网医院牌照，并自主开发了一套互联网医院系统。

用户首诊面诊后，只要在互联网医院上注册成功，后续的复诊和慢病治疗过程中就可以

NOTE

在互联网上联系自己选定的医生进行诊断和治疗。

1. 快速问诊

用户登录互联网医院，认真填写好自己问诊信息，系统根据所填写信息自动匹配医生或用户选择好自己的医生，支付完订单后就可以进行问诊服务。医生与用户进行详细沟通，用户还可以根据医生的要求上传自己线下的体检或检查结果，还可以上传自己的面部或舌象图片。医生根据用户提供的材料和信息给出诊断结果，并开具处方。用户在平台上支付完药费后，可以在平台签约的药店自行线下取药或通过物流配送，见图 19-47。

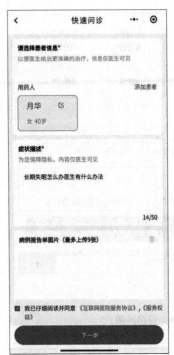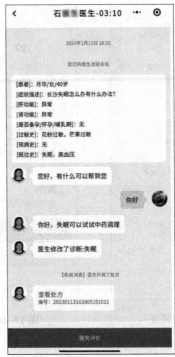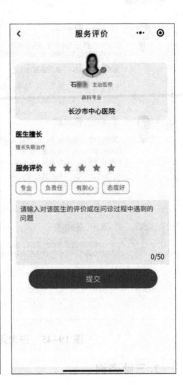

图 19-47　快速问诊

2. 复诊开药

复诊患者可进行复诊下单，医生接单后可快速复诊开方。

用户登录互联网医院，选择复诊开药，系统会自动匹配医师。根据需要，用户认真填写好自己的疾病信息，还可以根据医生的要求上传自己线下的体检或检查结果，还可以上传自己的面部或舌象图片。医生根据用户提供的材料和信息给出诊断结果，并开具处方。用户在平台上支付完药费后，可以在平台签约的药店自行线下取药或通过物流配送，见图 19-48。

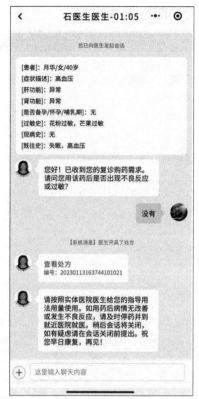
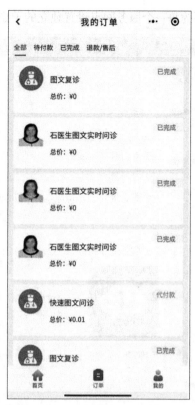

图 19-48　复诊开药

四、健康管理机构对用户的健康管理

绝大多数用户的健康知识是相对匮乏的，当一个人的健康真正出现问题后，需要健康管理机构专门的健康管理师等专业人员进行管理和服务。A 公司开发了一套专门为健康机构服务、用于管理服务对象的 CMRM 系统，利用该系统，健康管理机构的健康管理人员可以方便地管理和服务自己的客户。

1. 加盟

健康管理机构首先要加盟 A 公司，加盟成功后，健康管理机构将相关资料提交 A 公司审核，通过后 A 公司为该机构在 CRM 系统中开设 B 端账号，并为该 B 端账号设置几个相应的角色，并定义每一类角色的权限，见图 19-49。

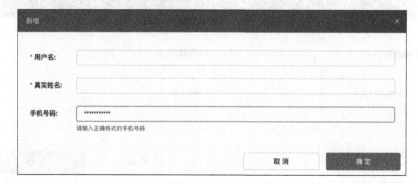

图 19-49　新增 B 端账号

一般健康管理机构会有多个服务网点，如多个中医馆，每一个服务网点均独立经营，健康管理机构要为每一个服务网点设置独立的子账号，见图 19-50。

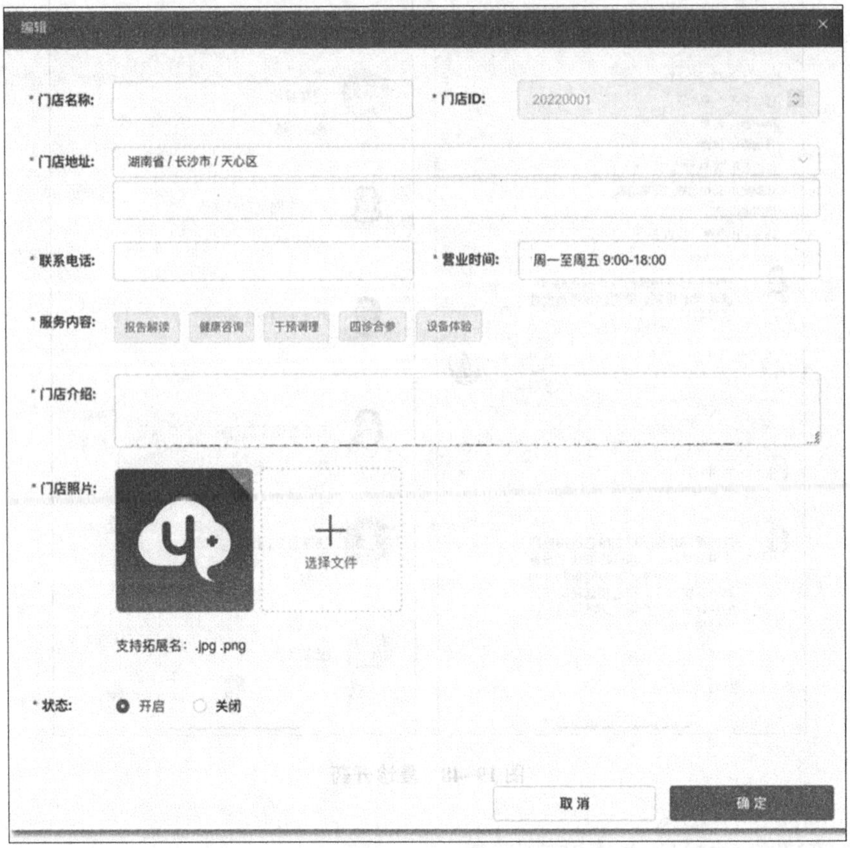

图 19-50　新增门店

2. 设备与客户数据录入

每个门店需要管理自己的客户以及客户所佩戴的穿戴设备，平台提供了用户及设备批量导入模板，门店可以将原有用户和设备数据填入模板，通过接口一次性将所有客户和设备信息导入 CRM 系统中。

对于新加入的客户及客户新佩戴的设备，CRM 系统提供了单个用户和设备录入的窗口，见图 19-51。由于客户与设备是绑定关系，只要录入相应的设备信息，该用户信息就会自动归为该门店。

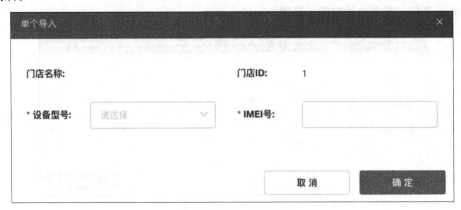

图 19-51　单个设备录入

3. 用户信息管理

一个健康管理机构或一个门店，需要对自己的客户和设备进行管理，以确定自己服务的对象情况，图 19-52 为一个门店管理的客户和设备信息。

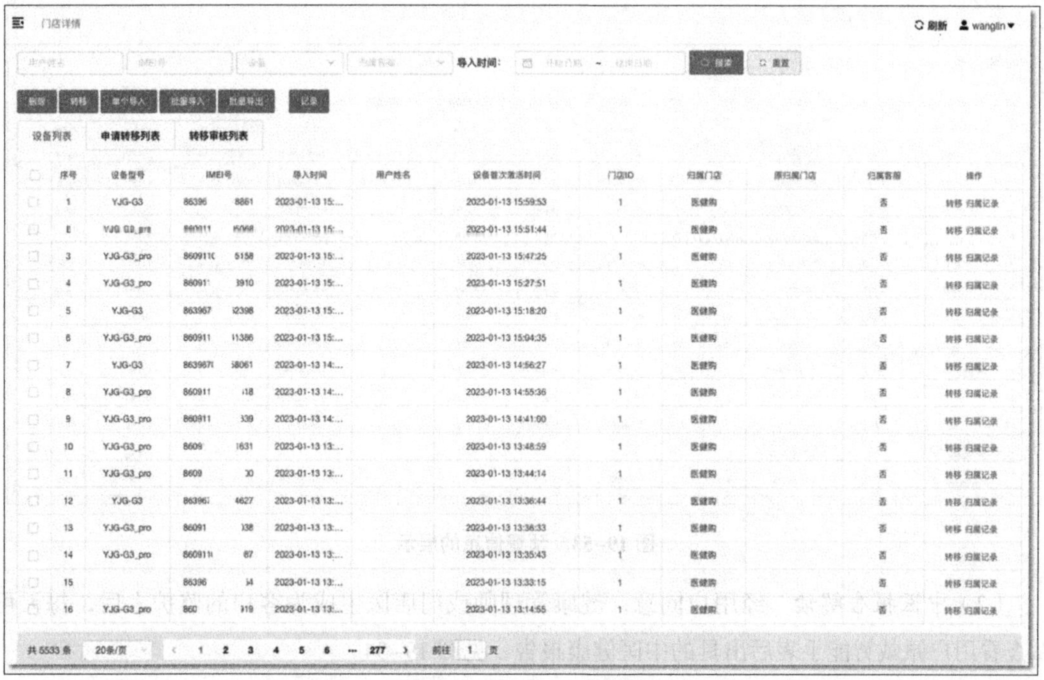

图 19-52　门店服务的客户和管理的设备信息

4. 客户的健康跟踪与管理

门店的健康管理师或医生对自己服务客户的健康情况应及时跟踪，一般情况下，对客户的健康状况主动关注主要有两个方面：预警信息的及时处置、中医健康报告的解读与服务。

（1）预警信息的及时处置　为了对客户的一些异常值进行及时跟踪，并处理一些较为紧急的情况，CRM 系统将监管客户的健康管理师或医生设定为监护人。A 公司预警主要有三类。第一类：智能手表对心率的预警。当智能手表检测到客户的心率异常时，会直接向平台发送预警信息，平台接收预警信息后，根据预警的类型，及时向监护人的手机发送警示短信，并通过监护人的微信小程序和 APP 发送被监护人的警示信息；如果预警级别较高，平台还会直接向监护人拨打电话，通知监护人，其被监护人心率值已超过某一危险值，请及时救护。第二类：中医健康报告预警。如果中医健康报告中某单项或某几项评估结果较差，在中医药健康报告中其单项分数会以黄色或红色标注以警示，客户本人或监护在阅读中医健康报告时会引起注意，而 CRM 系统会将所有标注为黄色或红色的项全部列出来并展示给对应的健康管理师或医生。第三类：SOS 求救。用户长按 SOS 键，智能手表发出 SOS 求救信息，并将用户当时的 GPS 位置、心率、体温、血氧等信息同时发送云管理平台，平台接收到 SOS 求救信息后，立即向所有监护人的手表发送求救短信，并通过平台自动向所有监护人拨打求救电话，而且监护人的微信小程序和 APP 会收到求救信息，对应被监护人的界面呈现红色，监护人可以通过微信小程序或 APP 查看被监护人求救时的位置及当时的心率、体温、血氧等生命体征信息，方便监护人及时赶往被监护人所在位置或呼叫专业救护人员进行救护图 19-53。

NOTE

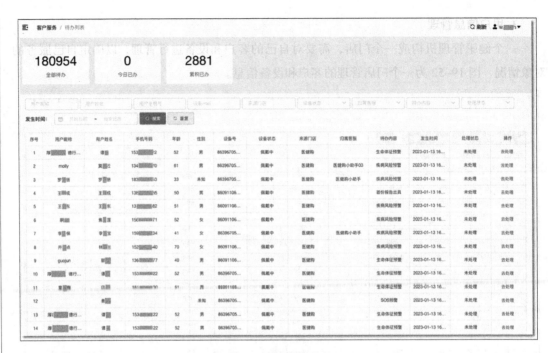

图 19-53　预警信息的展示

（2）中医报告解读　经用户同意，健康管理师或门店医生成为客户的监护人后，每天可以查看用户佩戴智能手表后出具的中医健康报告，见图 19-54。

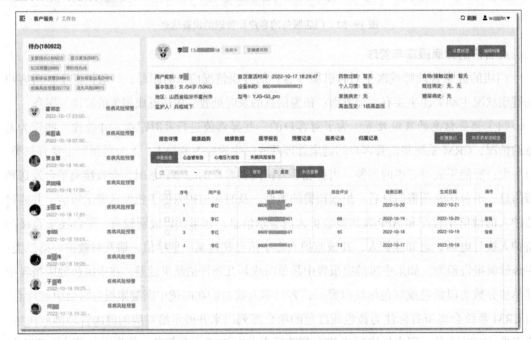

图 19-54　所负责的客户中医健康报告列表

健康管理师或医生可以查看报告的结果，对于一些受过专业培训的健康管理师和医生，他们还能对智能中医手表检测的几项生命特征指标生成的图形进行进一步分析，深入分析客户的健康状态或有可能存在的疾病风险。A 公司中医智能手表监测的生命体征在中医健康报告中会有 4 种图形：图 19-55 记录了用户 24 小时心率分布图，展示了用户各个状态下的心率情况；图 19-56 记录了用户 24 小时脉搏波的信息，展示了用户不同时间段和状态下的外周阻力和心肌收缩力情况；图 19-57 记录了用户 24 小时体动信息，展示了用户一天的运动量和运动强度；图 19-58 记录了用户的心率变化情况，展示了用户 24 小时心率的变异性。专业人士单独通过某一张图或这些图的组合分析，便可以分析用户的健康状态，甚至可以分析用户潜在的健康问题。

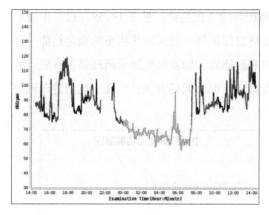

图 19-55　用户 24 小时心率分布图

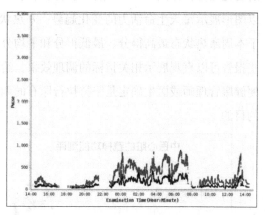

图 19-56　用户 24 小时脉搏波变化图

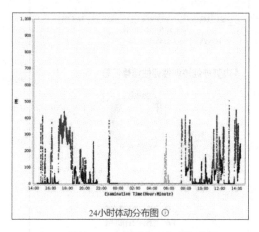

图 19-57　用户 24 小时体动图

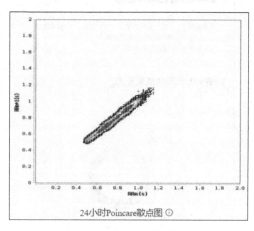

图 19-58　用户 24 小时庞氏散点图

五、效果反馈

无论是用户本人还是健康管理机构，在进行健康管理特别是进行了健康调理后，必须清楚一段时间后干预和调理的效果。A 公司对于佩戴了中医智能手表的健康管理用户，每周出具一份周健康趋势报告，每月出具一份月度健康趋势报告，每份趋势报告均给出了对应指标的发展趋势，用户本人或健康管理师通过各项分值的变化趋势，基本上可以看出用户的身体变化趋势；而专业的健康管理师或医师，还可以通过对用户某项或某几项生命体征的 24 小时分布图进行对比分析，更加直观和准确地分析用户的身体变化趋势。

以周健康趋势报告为例来分析健康变化趋势分析的内容。A 公司每周健康趋势报告的主要内容：精神状态调理后的变化趋势，见图 19-59，报告中展示了本周精神状态最高得分、最低得分和平均分，最终以图形展示每天精神状态的变化趋势；内脏神经协调性调理后的变化趋势，见图 19-60，报告中展示了本周内脏神经协调性调理后的最高得分、最低得分和平均分，最终以图形展示每天内脏神经协调性的变化趋势；睡眠质量调理后的变化趋势，见图 19-61，报告中展示了本周睡眠质量的最高得分、最低得分和平均分，最终以图形展示每天睡眠质量的变化趋势；生命节律调理后的变化趋势，见图19-62，报告中展示了本周生命节律调理过程中的最高得分、最低得分和平均分，最终以图形展示每天生命节律的变化趋势；生命活力调理后的变化趋势，见图19-63，报告中展示了本周生命活力的最高得分、最低得分和平均分，最终以图形展示每天生命活力的变化趋势；寒热状态调理后的变化趋势，见图19-59，报告中展示了本周寒热状态最高得分、最低得分和平均分，最终以图形展示每天寒热状态的变化趋势。这些报告可以直观展示相关指标的调理效果，给用户和健康管理师或医生展示调理是否有效，方便健康管理师或医生确定是坚持执行原有的调理方案还是调整调理方案，以真正达到健康调理的目的。

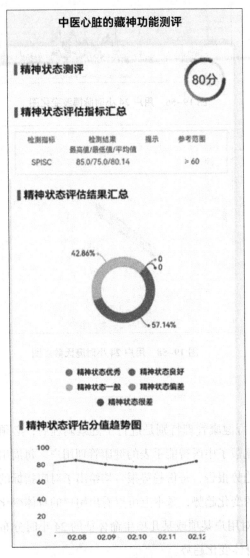

图 19-59　精神状态评估趋势图

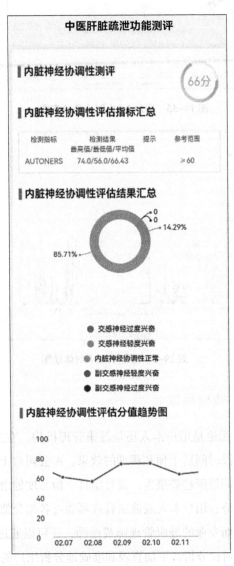

图 19-60　内脏神经协调性评估趋势图

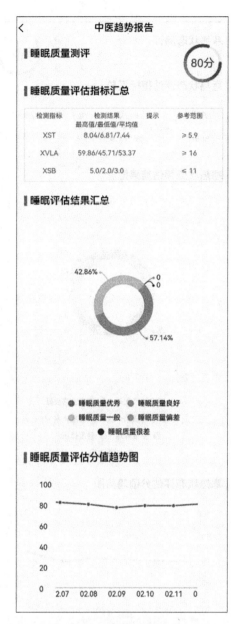

图 19-61 睡眠质量评估趋势图

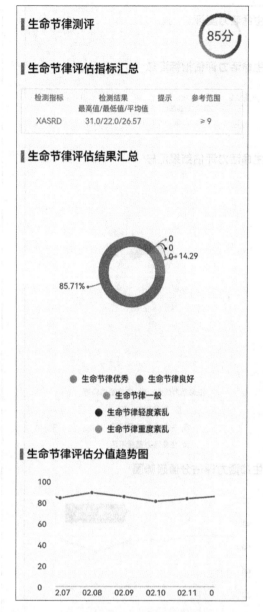

图 19-62 生命节律评估趋势图

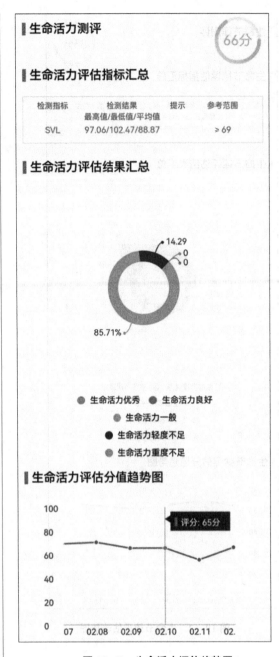

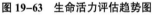

图 19-63　生命活力评估趋势图

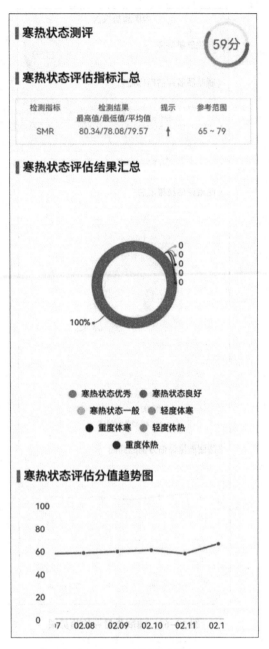

图 19-64　寒热状态评估趋势图

本章小结

　　医疗是以治病为主，而未病先防、既病防变、瘥后防复则是健康管理的核心理念，要想做到这一点，必须对人的身体状态进行持续有效的监测，以某种理论或评价体系进行健康状态的评估，对于出现的问题或问题趋势进行有效干预，以某种手段完成干预效果的评估，真正满足健康管理的需求。

　　A公司是一个从事健康智能监测设备研发、生产、销售，健康平台自主研发并运营该平台达到对自己用户进行有效监测、评估、干预与效果评价的高新技术企业，已构建了一个完整的健康管理生态链。

中医智能手表对用户进行 24 小时持续监测，某科学院的评估模型对用户健康状态进行评估并得出相应的中医健康报告，普通用户查看报告的分值可基本了解自己的健康状态，用户也可以通过中医健康报告解读师、三师平台的健康管理师或互联网医院的医生对报告进行进一步解读或咨询，也可以参照中医健康报告中的调理方案或健康管理师等专家的调理方案进行健康自我调理，借助中医智能手表的监测完成效果评价。

目前国内健康管理还没有统一模式和技术方案，但国内已有许多高科技公司参与健康管理的技术研发与健康管理服务。本章案例以国内一家企业的服务技术和服务模式为蓝本撰写，相关技术、方法和手表仅代表该公司的研发成果，可以作为健康管理行业各类技术人员的借鉴与参考，为行业内各类技术人员在思考健康管理技术、方法时起到抛砖引玉的作用。

练习题

一、填空题

1. 完整的健康管理包含 4 个步骤：_____、_____、_____、_____反馈，可以通过实现对人体生物信号的连续监测和采集，经过分析和评估，出具中西医的_____和_____，信息平台同时也是提供信息和结果的窗口。

2. 便携和可穿戴设备使用传感器采集健康相关的信号，G-Sensor 是用于测量_____的传感器，智能手表和测温枪使用_____式的温度传感器，血氧芯片是_____，根据对红光吸收多少计算氧合血红蛋白的_____含量，室外使用_____和_____进行定位，室内可通过_____进行定位。

二、选择题

（　　）1. 可穿戴设备最常采用_____检测脉搏波。

    A. 光电容积传感器   B. 压力感受器

    C. 温度感受器   D. 湿度感受器

（　　）2. 健康干预中的三师咨询指是_____。

    A. 医师、护师、检验师   B. 咨询师、干预师、回访师

    C. 医师、康复师、治疗师   D. 健康管理师、营养师、心理咨询师

三、判断题（请在正确表述后面的小括号内打"√"，错误的打"×"）

1. 健康管理的目标是管理人们的健康，其他事项会分散工作目标，因此不必关注人们的情感需求。（　　）

2. 智能手表可以实现连续的心率、体温、血氧等重要生命体征的监测。（　　）

四、简答题

1. 本章案例公司实现的健康管理包括几个步骤，其管理过程是怎样的？

2. 本章案例公司实现的预警有哪几类？

五、讨论题

本章案例公司实现的信息平台有哪些特色和不足，结合前面学过的知识，谈谈可以从哪些方面进行改进。

NOTE

关键术语

AEV Averaged Evoked Response，时域滤波法

AI Artificial Intelligence，人工智能

AIGC Artificial Intelligence Generated Content，生成式人工智能

ANNS Artificial Neural Networks，人工神经网络

AP Access Point，接入点

API Application Programming Interface，应用程序接口

APP Application，应用程序，多特指手机或平板上的应用程序

B/S Browser/Server Architecture，浏览器和服务器架构模式

BAN Body Area Net-Work，体域网

BDS Beidou Navigation Satellite，北斗卫星导航系统

C/S Client/Server Architecture，客户机和服务器架构模式

ChatGPT Chat Generative Pre-trained Transformer，一款聊天机器人程序

CIS Clinical Information System，临床信息系统

CSS Cascading Style Sheets，层叠样式表

DES Data Encryption Standard，数据加密标准

DICOM Digital Imaging and Communications in Medicine，医学数字成像与通信标准

DIKW Data-Information-Knowledge-Wisdom，数据 – 信息 – 知识 – 智慧

DOM Document Object Model，文档对象模型

DoS Denial of Service，拒绝服务攻击

EHR Electronic Health Record，电子健康档案

EMR Electronic Medical Record，电子病历

EPC Electronic Product Code，产品电子代码

ER Evoked Response，频域滤波方法

ETL Extract-Transform-Load，数据仓库技术

GMIS Geographic Medical Information System，区域医疗信息系统

GNSS Global Navigation Satellite System，全球导航卫星系统

GPS Global Positioning System，全球定位系统

HER Electronic Health Record，电子健康档案

HIM Health Information Management，健康信息管理

HIS Hospital Information System，医院信息系统

HTML Hyper Text Markup Language，超文本标记语言

HTTP   Hyper Text Transfer Protocol，超文本传输协议

IaaS   Infrastruc–ture as a Service，基础设施即服务

ICD   the International Classification of Disease，国际疾病分类标准

ICT   Information and Communication Technology，信息和通信技术

ICVD   Ischemic Cerebral Vascular Disease，缺血性脑血管病

IoT   Internet of Things，物联网

ISO   International Organization for Standardization，国际标准化组织

JS   JavaScript，一种具有函数优先的轻量级，解释型或即时编译型的编程语言

Midjourney   一款智能 AI 绘图软件

MIS   Management Information System，管理信息系统

NFC   Near Field Communication，近场通信

OCR   Optical Character Recognition，光学字符识别技术

OPC   Open Platform Communications，开放平台通信

PaaS   Platform as a Service，平台即服务

PHIM   Personal Health Information Management，个人健康信息管理

PIM   Personal Information Management，个人信息管理

RFID   Radio Frequency Identification，射频识别

SaaS   Software as a Service，软件即服务

SDK   Software Development Kit，软件开发工具包

SQL   Structured Query Language，结构化查询语言

SVG   Scalable Vector Graphics，可缩放的矢量图形

TLS   Transport Layer Security，安全传输层

UA   Unified Architecture，统一架构

UI   User Interface，用户界面

URI   Uniform Resource Identifier，统一资源标识符

VBA   Visual Basic for Applications，Visual Basic 的一种宏语言

WBAN   Wireless Body Area Network，无线体域网

WebGL   Web Graphics Library，一种 3D 绘图协议，用于具有复杂 3D 结构的网站页面

WHMS   Wearable Health Monitoring System，可穿戴式健康检测系统

WHO   World Health Organization，世界卫生组织

WWW   World Wide Web，万维网

NOTE

主要参考文献

［1］柯平，高洁.信息管理概论［M］.北京：科学出版社，2007.

［2］马费成，宋恩梅.信息管理学基础（第2版）［M］.武汉：武汉大学出版社，2011.

［3］严振国.正常人体解剖学（第2版）［M］.北京：中国中医药出版社，2006.

［4］汪传雷，谢阳群.个人信息管理的理论与实践［M］.合肥：合肥工业大学出版社，2012.

［5］罗爱静.卫生信息管理学（第4版）［M］.北京：人民卫生出版社，2017.

［6］刘德培.中华医学百科全书医学信息学［M］.北京：中国协和医科大学出版社，2017.

［7］健康管理师职业资格考试研究组.健康管理师（国家职业资格三级）考试精讲（第2版）［M］.北京：中国医药科技出版社，2021.

［8］王健，崔春生，句全等.管理信息系统原理方法及新技术［M］.北京：清华大学出版社有限公司，2022.

［9］陈晶.卫生健康事业有了数字技术的"翅膀"［N］.人民政协报，2022-09-07（006）.

［10］洪蕾.全民健康信息化提档升级［N］.中国信息化周报，2022-11-21（008）.

［11］EdwwardH，Shortliffe.生物医学信息学（第3版）［M］.北京：科学出版社，2011.

［12］陆泉，陈静，刘婷.基于大数据挖掘的医疗健康公共服务［M］.武汉：武汉大学出版社，2020.

［13］坎丹·雷迪，查鲁·阿加瓦尔.健康数据分析［M］.南京：东南大学出版社，2021.

［14］陈敏等主编.医疗健康大数据安全与管理［M］.北京：人民卫生出版社，2020.

［15］姚琴.面向医疗大数据处理的医疗云关键技术研究［D］.浙江大学，2015.

［16］高燕婕.物联网与智慧医疗［M］.北京：电子工业出版社，2022.

［17］刘驰.物联网技术概论［M］.北京：机械工业出版社，2021.

［18］季顺宁.物联网技术概论［M］.北京：机械工业出版社，2020.

［19］中国电子技术标准化研究院.健康物联网白皮书［R］.2020.

［20］StephenLucci，DannyKopec.人工智能（第2版）［M］.北京：人民邮电出版社，2018.

［21］李德毅.人工智能导论［M］.北京：中国科学技术出版社，2018.

［22］唐聘，白宁超，冯暄，等.自然语言处理理论与实战［M］.北京：电子工业出版社，2018.

［23］王昊奋，漆桂林，陈华钧.知识图谱：方法、实践与应用［M］.北京：电子工业出版社，2019.

［24］张学高，周恭伟.人工智能＋医疗健康：应用现状及未来发展概论［M］.北京：电子工业出版社，2019.

［25］王秋月，覃雄派，赵素云，等.人工智能与机器学习［M］.北京：中国人民大学出版社，2020.

［26］宋正云.基于卷积神经网络的跌倒检测方法及系统研究［D］.济南：山东大学，2022.

［27］王继林，苏万力.信息安全导论（第2版）［M］.西安：西安电子科技大学出版社，2015.

［28］杨善林，刘业政.管理信息学［M］.北京：高等教育出版社，2003.

［29］武留信，曾强.中华健康管理学［M］.北京：人民卫生出版社，2016.

［30］武留信.中国健康管理与健康产业发展报告［M］.北京：社会科学文献出版社，2018.

［31］郭清，王培玉，闻德亮，等.健康管理学［M］.北京：人民卫生出版社，2015.

［32］袁贞明，汪旦华，陈康，等.医学信息技术基础教程［M］.北京：清华大学出版社，2022.

［33］薛华成.管理信息系统［M］.北京：清华大学出版社，2012.

［34］陈为，沈则潜，陶煜波.数据可视化［M］.北京：电子工业出版社，2016.

［35］梅挺，时松和，牟忠林，等.健康信息管理［M］.北京：人民卫生出版社，2020.

［36］安辉.健康评估中医学知识的可视化呈现与交互［D］.杭州：杭州师范大学，2019.

［37］卢祖洵，姜润生，鲍勇，等.社会医学［M］.北京：人民卫生出版社，2013.

［38］许亮文，关向东，王淑霞等.健康服务与管理技能［M］.北京：人民卫生出版社，2020.

［39］中国营养学会.中国居民膳食指南（2022）［M］.北京：人民卫生出版社，2022.

［40］吴兴海，杨家诚，张林.互联网＋大健康重构医疗健康全产业链［M］.北京：人民邮电出版社，2016.

［41］许利群.移动健康和智慧医疗互联网＋下的健康医疗产业革命［M］.北京：人民邮电出版社，2016.

［42］曾兴炉，吴国平.小程序大未来［M］.杭州：浙江工商大学出版社，2020.

［43］吕耀怀.信息伦理学［M］.长沙：中南大学出版社，2002.

NOTE